ヒュー・スモール

ナイチンゲール 神話と真実

新 版

田中京子訳

みすず書房

A BRIEF HISTORY OF FLORENCE NIGHTINGALE

by

Hugh Small

First published by Constable, 1998
Revised and updated edition published by Robinson, 2017

ナイチンゲール　神話と真実

目　次

二一世紀――ナイチンゲール像への接近

川島みどり

少年・少女時代に一度は聞くであろう名、ナイチンゲール。その名前を、自己主張とは無縁の、犠牲・献身の代名詞のように用い、偉大というオブラートにくるんで、看護という職業の神として祭り上げた時代が長く続いた。彼女の死後一〇〇年近くの間に多くの人々によって語り伝えられる過程で、いつの間にかその生きざまも業績も歴史的事実からは一定の距離をおき、つくられたナイチンゲール像が一人歩きしてきたようである。だが、幼いころに抱いた憧憬のイメージを部分的に修正しながら、私の中にある彼女の偉大さは今もなお続いている。

私とナイチンゲールとの出会いは、小玉香津子訳による『看護覚え書』(1)で、初版の『ノーツ・オン・ナーシング（*NOTES ON NURSING : What It Is, and What It Is Not.* 1859)』であった。当時外来耳鼻咽喉科のナースであった私は、一〇〇年の時間を感じさせない新鮮さに驚きをおぼえながら一字一句をむさぼるように読んだことを記憶している。何が新鮮だったかといえば、そこには現代に通じる論理の新しさと、国や民族を越えて共通の、看護哲学に支えられた看護の本質があるということであった。

実はこれに先立ち、わが国の近代看護教育草創期（一八八〇年代）には、ナイチンゲールの影響を受けたリンダ・リチャーズ（Linda Richards, 1841–1930）、アグネス・ベッチ（Agnes Vetch, 1842–1942）らによる教育が行われ、一九一三年には上記の訳本（岩井禎三訳）が『看護の栞』[2]として日本赤十字発行所から出版されている。だが、彼女の思想は、残念ながらわが国の看護教育の場で正しく継承されたとは言えなかった。一つには、その後のわが国の看護婦養成は医師によって行われ、医師の手足となって働く看護婦への期待が主流となったこと。また、日清・日露戦争から太平洋戦争終結まで、男性兵士に伍して戦場に赴く従軍看護婦らを鼓舞するツールとしてのナイチンゲール像が、当時の国策推進のために都合よく神格化されたことによると思われる。それは、犠牲的献身こそ最大の美徳であるとして、国家大事に身を挺する果敢な女性像にほかならない。

それへの批判を含め戦後になってさまざまなナイチンゲール観が、その時々の世界各国の伝記作家による新しい解釈を加えながら語られてきた。だが、現存する膨大な資料を史実と照合しながら、いずれが真実かを評価することは誰にとっても至難のわざである。何しろナイチンゲール自身が書き残した著作数は約一五〇点、手書き文献は書簡を含めて一万二〇〇〇点余もあるという。そのうえ、彼女自身の並はずれた資質と特異なパーソナリティに加えて、王室を中心とした大英帝国の歴史や、複雑な政治的背景と彼女をとりまく多様な人間関係が錯綜しているのだから。

いずれも、さまざまな切り口から独自にナイチンゲールの実像に迫ろうとしているが、必ずしも好意的なものばかりではなく、中には彼女の性格上の欠点をあしざまに取り上げて論じた評伝まで紹介されて、真偽を確かめるよりも当惑が先だったこともあった。だが、「従僕の目に英雄なし」の諺のように、日常些末のあれやこれやの欠点をあげつらうのではなく、世界史的な視点で彼女が成し遂げた偉業は何であったかということを、事実を通して評価すべきであると思う。

そこで、過去の伝記とは異なった立場からナイチンゲール像に迫ったヒュー・スモールの著書『ナイチンゲール　神話と真実』から、一九世紀、彼女の苦悩をはらんだ果敢な行動が、二一世紀の今の時代にどのようなメッセージをもたらしているかを、看護の視点から考えてみたいと思う。

まず本書の背景と特徴を理解するためには、訳者のあとがきを一読されたい。訳者ならではの要約を通して、ナイチンゲールを取りまく複雑な人間関係や、当時の英国政界事情の概要も手にとるように理解できると思う。これによっても明らかなように、本書で論じられているのは九〇年の彼女の生涯の中の約一〇年に過ぎない。しかも、クリミア戦争の後、ほとんど自室に閉じこもりがちの生活をしていた一〇年である。ところが、前述の膨大な著作のほぼ三分の一に当たる四八編はこの時期に書かれていて、この時代におけるナイチンゲールの思考を分析することを抜きに彼女を語ることはできないほど、ナイチンゲール研究者にとっては「特別の一〇年」[(3)]として位置づけられてもいる。

最近、欧米ではナイチンゲール研究が再びテーマとして取り上げられるようになったというが、わが国では、一九八〇年、ナイチンゲール研究会が誕生して組織的な研究が始まった[(4)]。彼女の著作や新しい資料を通して、その思想——生命、人間、健康観——とその形成過程、ならびに彼女の生きざまに至る研究の成果が随時発表され、多くの看護師たちにナイチンゲールの理念を広めている。

1　謎解きの推理から新たな研究課題を

従来の伝記でも、スクタリの兵舎病院の悲惨な状態については、彼女の言葉を引用しながらしばしば述べられてきた。「屋根が風で飛んだり窓が壊れたりすると、部屋は夜っぴて水浸しという状態」「痩せ衰えて骨ばかりになった兵士たちが蛆にたかられ、皮膚はただれ、望みも果て、口もきけず……」。実際のところ、兵舎はばい菌の巣窟であり、水の流れが悪くまさに不潔な下水溜にひとしく、風が吹き込むと多くの便所の臭気をまじえた汚れた空気が廊下や病室に漂うありさまであったという。そのうえ、医療品のみならず、傷病兵士らの生活必需品すら不足していた。赴任したばかりのナイチンゲールが見たのは、戦場で死んだ兵士の数倍にのぼる兵士らが病気で死んでゆく姿であった。彼女はその要因について瀕死の状態で送り込まれたゆえの死亡率の高さであると信じ、悲惨な状況をさらに悪化させたのが軍の最高司令部の無能さと非情さによる食料や物資不足が原因であるとして、誹謗や中傷にさらされながら物資調達のために身を挺して軍官僚と戦った。その結果死亡率を著しく減少させたとは、いずれの伝記にも述べられていることである。

しかし、戦いが終わった後の長期にわたる病臥の真因や、その間、病人とは思えぬ精力的な執筆活動や多くの政治的な啓蒙活動をおこなってきた原動力は何であったかについては、推論や憶測の域を出ず、確かな例証のないままにされてきた。スモールによる本書執筆の動機が、偶然残されていた生前の彼女の二通の手紙からの謎解きであると聞けば、冒頭の実にミステリアスな書き出しも納得できると思う。「これまでほとんど注目されなかった領域の探求」によって、彼女の九〇年にわたる生涯の二つの矛盾（謎）に接近しようというのだから。その謎とはいったい何か。過去の多くの伝記とはやや異なった展開を予感しながらページをめくり、謎解きの推理のプロセスを著者とともに共有し、その根拠を解き明かしてみることで、次の研究課題が見つかるかも知れない。

2　事故（過誤）論のモデル

ナイチンゲールは、スクタリの彼女の病院で亡くなる兵士のあまりの多さについて、軍司令部の無能さと非情さが物資の補給を滞らせ、そのため極度の栄養失調と疲労困憊のすえ、手遅れとなって搬送されてきたためであると、かたく信じていた。戦後になってこれを実証しようとして、統計学者ウィリアム・ファーとの共同作業を始めたのだったが、二五〇〇〇人の兵士のうちの一八〇〇〇人を死なせた主な原因は彼女がそれまで確信していたこととは異って、兵舎病院の過密さと不衛生な状況が病気を蔓延させ死者を増やしたとの結論を得た。しかも、最も死者の多かったのがスクタリの彼女の病院であり、初歩的な衛生事項の注意を怠ったがための惨事であった事実を認めることは、政府や軍当局を激しく非難し、彼女に敵意を持つ管理者たちを批判した理由そのものを、自ら否定しなければならないことに通じる。

クリミアから帰還した彼女が、国民的支持や賞賛の蔭で、しばらくのあいだひっそりと沈黙を守ったことは、戦時救護の疲労からの心身の不調と、何よりも彼女の謙虚さゆえとする向きもあろう。しかし実際は、真実を知って虚脱状態になるほどの衝撃と屈辱に耐えていたナイチンゲールがいた。学ぶべきはその先である。彼女は、知り得た事実——異常な死亡率の要因——をできるだけ多くの人々に知らせることで、再び同質の過ちの反復を避けようと強く決意したのであった。のみならず、女王や政治家を巻き込んだ隠蔽工作に対して、「真実の公開」への闘いを挑み、歴史的事実を後世に残すために文字通り生命をすり減らす思いで立ち向かったのである。そうすることによって、自らの責任をとろうとした。このことこそまさに、今、わが国の医療界が直面している事故や過誤の事実公開、情報開示への教訓でなくて何であろう。

統計的手法による分析で真実を解明しようとの姿勢は、二〇世紀になって、英国のコメット機墜落の科学的な事故調査が、今日の航空機技術を発展させる契機になったことと同質の、まさに事故論の真髄であるといえよう。また、著者の「裁くのではなく、ナイチンゲールの意見を検証する」というスタンスも、再び事故を起こさないための事故分析の基本に通じるものである。とするなら、本書はすぐれた「事故（過誤）論」あるいは「失敗学」のモデルでさえあるという読み方も可能になるのではないだろうか。

3　失敗の分析から経験知へ

小さな失敗でも、率直にこれを認めるということは勇気の要ることである。まして、いまや英国民の栄誉としてのナイチンゲールであったから、自分の患者たちの多くが、自分の否定し続けていた原因で死んだことを認めざるを得なかった苦悩は想像にあまりある。しかし、彼女は多くの兵士らの死に報いるために、失敗の教訓を限りなく活かしてその後の人生を生きたと思う。心身ともによい状態ではなかった十年にしぼってみても、その仕事の多様さと質の高さに驚くが、「人間のために何事かをなし得た人々は、今も昔も極めて人間らしさの激しくきつい人々、その情熱も知力も意志もひとしおつよい人々ではなかったのだろうか」(5)という宮本の分析したナイチンゲール像が浮き彫りとなって迫ってくる。

失敗の教訓を活かした一つは『病院覚え書——第一版　一八五八年』(6)の執筆である。これは、英国の病院における死亡率の高さの真の要因を探るため、統計学と帰納的推理を用いて分析した結果、死亡率に影響する条件として、立地条件の悪さに加えて衛生状態の欠陥があるといい、「ひとつ屋根のもとに多数の病人が密集」「ベッドひとつあたりの空間の不足」「換気の不足」「光線の不足」の四点を挙げている。なかでも多数の患者を詰め込んだ病院におけるすさまじい死亡率の例として、スクタリの病院で五人のうち二人が亡くなったことを示しながら、比較対象としてのクリミアのテント病院では、整った建物も毛布もなく食物や薬品まで不足していたのに、死亡率はスクタリの半分であったとして、過密現象がいかに危険かを述べている。そして、「たとえどんなに小規模病院であろうと、このように恐ろしい生命無視の事態をもたらす構造上の欠陥や管理の誤りを繰り返さないようにしたい」(7)と述べている。この覚え書の内容は、一八五七年の五月から七月まで開催された王立委員会が、軍の建物の衛生に関する問題に的をしぼり、スクタリの病院での高い死亡率をおおやけにしようと意図したことと無関係ではないと思われる。

4 『看護覚え書』の二一世紀に通じる論理

さて、「われわれは病院においてはたして患者をケアしているであろうか」とは、一八八〇年に書かれた「病院と患者」(8)の冒頭の問いである。私は日本の看護の現状を思い浮かべるとき、いつもこの言葉を反芻する。「ハイ! ケアをしています」と、目を高く上げて答えることのできる職場が果たしてあるのだろうかと。一二〇年以上も前のこの問いへの真摯で確かなイエスこそ、国民の信頼に応え得る専門職看護としての質の保障とも言うべきものであり、そこに向かう努力を惜しんではならないと心から思う。

私は、彼女の成し遂げた偉業のなかでも、とりわけ日々の看護実践に直結する内容を持った『看護覚え書』から多くを学んできた。したがって本書の中での『看護覚え書』の評価については、必ずしも賛成できない面があると感じる。幾分の誤解もあるようだが、なかでも「この本はまた、こんにちではかつてほど有益ではなくなっている。どんな家庭にも死にいたる病が身近に存在していた時代に書かれたものだからだ」(第6章「復讐」、三五五頁)については疑義を挟まないわけにはいかない。

このことは、「ここに示す覚え書は、看護婦が自分で看護の仕方を学ぶための考え方を示そうとしたものでは決してありません。また、看護婦から看護婦へと教えるための手引きでもありません」とのナイチンゲールの言葉を引用して、「それなら、この本はいったい何のためのものなのだろうか」というスモールの疑問に答えるためにも、『看護覚え書』の出版された事情を共有しておくべきだろう。本文にある最初の二ヶ月で一五〇〇〇部売れたという初版本は一八五九年の出版であり、確かに看護婦のために書かれたものではなく、家族の健康に責任を負っている女性たちに対する家族ケアの入門書として書かれたのであった。今日広く看護界でよまれている『看護覚え書』は、「看護婦とは何か」で始まる補章が加わった一八六〇年刊のいわゆる増補改訂版である。

金井によれば、「当初からナイチンゲールが著作を通して世に訴えたかった真意は、殆ど汲みとられることなく経過し、その著作から〈看護の本質〉が掘り出されるようになったのは、出版以来一〇〇年を経過したわが国においてであった(9)」ということから考えると、スモールのような看護以外の領域の人からはこの本が評価されにくいのも、当然といえば言えるだろう。

そこで、ナイチンゲールの著作の翻訳を多く手がけてきた小玉の指摘、「日本の看護師は、『ノーツ・オン・ナーシング』を、看護学原論の比類なき典拠として、看護というよりは看護学の当代の成果に立脚して読んできた様子がある。その結果、時には解釈し過ぎのような読み方をしてきたのではないか(10)」をふまえつつ、『看護覚え書』にのめり込みすぎないよう自らを戒めながら、そこに書かれたナイチンゲールの論理の鋭さと、現代に通じる真理について、若干の考察をしてみたい。『　』が『看護覚え書(11)』からの抜粋である。

1　「看護婦さんお腹がすいた(12)」

少女は九才だった。脊髄の悪性腫瘍で入院してきた。腫瘍のために仰向けになれないため胎児のように背中を丸めて側臥位で休んでいた。全身垢に覆われ悪臭が漂い、土気色をした表情は暗く小さな声でうめき声を上げていた。脈拍も触れにくいほど微弱でリズムの不整があり、全身状態は終末期の様相を呈していた。

その頃未熟な新人看護師であった私は、ともかく身体の清潔を図ろうと、ベースンに熱湯を準備し、四肢の末端から拭き始めて、毎日少しずつ拭いた。タオルをゆすいだ湯の中に毎回両手ですくいとることができるほどの垢が浮いていた。一週間かかって全身を拭き終えたその日、うっすらとピンク色の少女の頬に笑顔が浮かんだ。「看護婦さんお腹がすいた」と小さな声で。私は配膳室に駆け込み、戸棚の中に残っていたご飯を少量鍋に取り、粥にして卵を落として少女にすすめた。小さな声で「美味しい」といった少女の脈は、何とレギュラーな緊張した脈となっていた。

奇跡的ともいえる少女の反応に喜びと驚きがないまぜになったが、当時の私の知識の範囲では、少女の身体に何が起きたのか理解できず、先輩たちも事実を認めたものの何のコメントもなかった。それから二―三ヶ月の短い人生ではあったが、あの重症感を呈していた少女とはまるで別人のように、同室の子どもたちと談笑する姿さえ見られたのだった。

その時から一〇年を経て、この場面への回答を与えたのが、『看護覚え書』であった。そこには、このような記載がある。『皮膚を丁寧に洗ってもらい、すっかり拭ってもらった後の病人が、解放感に満たされている様子は、臨床ではよく見かける日常の光景である……その解放感や安らぎは、生命力を圧迫していたものが取り除かれて生命力が解き放たれた、まさにその徴候のひとつなのである』(一四九―一五〇頁)と。そう、少女のあの重症感をもたらしていたものは、脊髄の悪性腫瘍というよりも、全身を覆っていた垢なのだ。少女の生命力を圧迫していたその垢を、清拭によって取り除いたために、あのような少女の変化がもたらされたといえよう。健康人にとってはごく日常的な習慣ともなっている身体の清潔の保持が病者にもたらす影響の大きさを示唆していると思われた。

こうして、当時の感動とこれを裏付けたナイチンゲールの論理は、一人の看護師の職業への強い信念と継続の意志を動機づけたことは事実であり、この一例をもってしても、『看護覚え書』が現代の看護に通じる内容を含むものであるということが言えると思う。

2　看護の独自の機能を考える上で

始まって以来、延命と救命をモチーフにしてきた医学・医療であったが、看護はその領域を支えつつ、生命ある人の人間らしく生きていくことを支援する。たとえ、現代医学で治癒不能であったとしても、決して希望を捨てず、その人の可能性に挑戦する。『すべての病気はその経過のどの時期をとっても、程度の差こそあれその性質は回復過程である』（二頁）とのナイチンゲールの言葉の真実を噛みしめながら。

そして、健康な時にはあまり意識せずに行っていた日々の暮らしのなかの個別の営みが、心身の不具合でうまくできなくなった場合の当惑や、その営みを行うために他人の援助を受けなければならなくなった時のつらさを理解することなしには、看護そのものの専門性を発揮することはできない。そこで、『その病気につきものであると一般に考えられている症状や苦痛などが、実はその病気とはまったく別のことからくる症状――新鮮な空気、陽光、暖かさ、静かさ、清潔さ、食事の規則正しさと食事の世話などの何れかが欠けていることから来る症状』（二頁）という言葉は、深い意味を持っていると思う。

3　安全性、事故防止の論理

看護に関する多くの事故事例の中でも看護体制や人手不足が直接・間接要因となっている場合は少なくない。もしそこに誰かがいたら事故は起きなかったか、あるいは、もっと早く発見できて事故には至らなかったという場合等である。看護の事故でなくとも、車に置き去りにされて脱水死した乳児や、大人が目を離したすきに転落した幼児などの報道は後を断たない。まさに、『不慮のできごとや事故などを調べて見ると、ある人が「そこに不在であった」がために起こった何事かに原因のすべてが帰するといった例が多い』（五九頁）。

これは、小管理の章で述べられているのだが、『病院においても家庭においても、責任者は誰も、次の自問を頭に入れておこう。それは（どうしたらこの職務を何時も自分の手で果たせるか、という自問では《なく》）、この職務が何時も果たされているようにするために、自分はどのような準備をすることができるか、という自問である』（六三頁）。つまり、自分がその場を離れないようにするのではなく、離れた際に起こり得るハプニングに対応するために何をしておくかということを意味している。真のナイチンゲール精神は犠牲的精神ではなく、合理的精神であることを示しているとも言えよう。

また、高度医療技術の普及は、小さなミスやエラーが発端であっても大事故につながる。記憶に残る印象的な事故として、吸引とネブライザーの回路接続ミスによる、健康な新鮮血輸血ドナーの死亡事故があった。これはまさに、『かって建造された船のうちでも最も性能優秀でかつ頑丈な船が、試験航海中に爆発を起こし死者が出たが、その原因ははじめて試用された新式装置の欠陥ではなく、何と閉じてはならないコックがひとつ閉じられていたことによる』（六五頁）もので、単純ミスが大型事故に発展し得る構造を示している。

患者にとっての安全とは、一〇〇パーセントの安全性を意味する。たとえ九九パーセント安全でも、残りの一パーセントで事故は発生するのだし、その一パーセントに出会った人は一〇〇パーセントの危険に出会ったのに等しい。これは、三〇年来、事故事例分析を行ってきた過程で学んだことであるが、ナイチンゲールは、『使命感を持つ看護婦は、自分の受け持ち患者用に手渡された薬びんを全部調べ、においを嗅ぎ、気になれば味わってもみる。九九九回まで間違いはないであろうが、丁度一〇〇〇回目に看護婦のこの方法によって重大な間違いが発見される可能性もある』（二二二頁）と述べている。

4　現代へのメッセージ――ナイチンゲールの神話と真実から

自らの失敗を個人のものとせず、法則化して公衆のものとするために費やしたエネルギーは、その時代や社会の背景から想像に余りあるものである。本書の全ページにわたる苦闘のありさまと、改革を阻む勢力、ともに推進する友人たちの姿から、今世紀に生きる私たちが受け継ぎ発展させなければならない課題は何か。現代に通じる彼女の発想の新しさと、当時としては最新の統計学を用いた、根拠にもとづく緻密な分析力、そして信念のためには相手を恐れぬ闘争心を再認識しておきたい。クリミア戦争の終戦から始まった真理探究の熱意は、二〇世紀の太平洋戦争の敗戦処理と重なる。わが国の場合、戦没者らの死因の正しい分析ははたして行われたのだろうか。マクロな死者の数は明らかでも、大半の家族は、一通の「戦死通知」の本当の死因を知らされぬままに悲しみを秘めて敗戦を迎えた。従軍した看護婦らも戦争の被害者であり犠牲者であったし、終戦ののちも占領下であったから、クリミアの戦後検証のようなわけにはいかなかったかも知れない。平和憲法のもとで、二度とあってはならない戦争である。だが、現実にイラクをはじめ、世界の国々で生命を落とす人々のある今、いみじくも、「今や知ることではなく行うことである」と言った彼女の言葉を、「生命と健康を守る専門職」と自負する看護師たちはどう受け止めるべきだろうか。

また、ナイチンゲールが一〇〇年以上前に意図した公衆衛生改革を阻んだ要因は、現代の状況とは無縁であろうか。地球規模で考えてみても、開発途上国の乳幼児死亡率の高さは、食料難とともに衛生状態の悪さに起因していることは間違いないだろうし、エイズをはじめ目下進行中のＳＡＲＳの感染拡大はとどまるところを知らない。やみくもに不安を煽るだけではなく、感染をストップさせるためのエビデンスにもとづく思慮深い行動こそ、現代に生きる多くの人々のナイチンゲールのメッセージと受け止めたい。

参考文献

（1）ナイチンゲール、小玉香津子訳『看護覚え書』（現代社、一九六八年）
（2）ナイチンゲール、岩井禎三訳『看護の栞』（日本赤十字発行所、一九一三年。本書復刻版として、坪井良子編『近代看護名著集成　第10巻』（一九八八九年）［その後、大空社、二〇一四年］に収録されている）

（3）金井一薫『ナイチンゲール看護論・入門』（二七〇頁、現代社、一九九五年）
（4）薄井坦子「ナイチンゲール研究　第1号」まえがきより（ナイチンゲール研究会、一九九〇年八月）
（5）宮本百合子『ナイチンゲールの生涯』（『宮本百合子全集　第14巻』二四五—二五七頁、新日本出版社、一九七九年）
（6）湯槙ます監修、薄井坦子・小玉香津子他訳『ナイチンゲール著作集　第2巻』（一八七—三三三頁、現代社、一九七四年）
（7）同書、「病院覚え書」（二〇六頁）
（8）同書（六七頁）
（9）金井一薫、前掲書（二七四頁）
（10）小玉香津子、尾田葉子訳『ノーツ・オン・ナーシング　1859』（日本看護協会出版会、一九九七年）
（11）ナイチンゲール、湯槙ます、薄井坦子、小玉香津子他訳『看護覚え書』（第四版一刷、現代社、一九八三年）
（12）川島みどり『キラリ看護』（医学書院、一九九三年）

ナイチンゲール　神話と真実

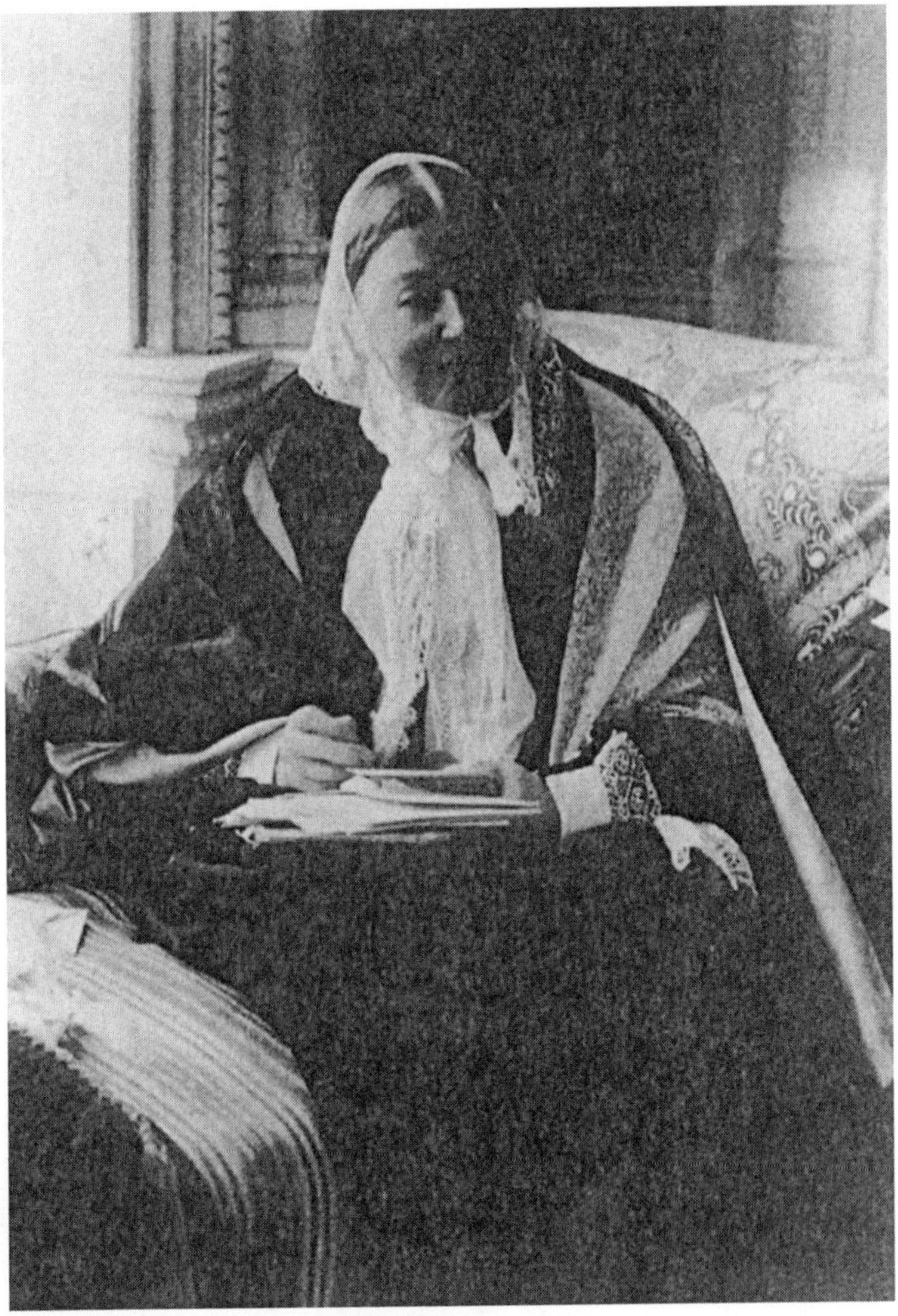

晩年のナイチンゲール

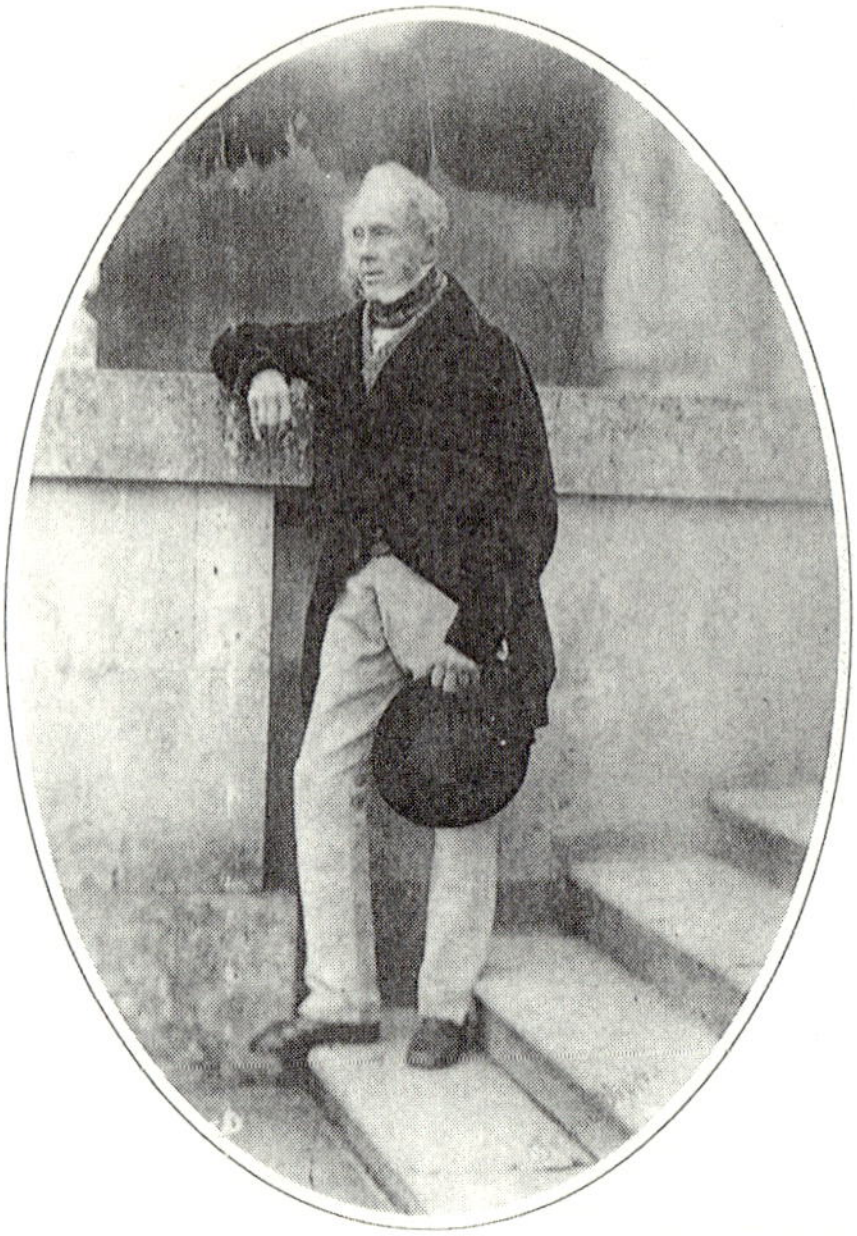

パーマストン卿

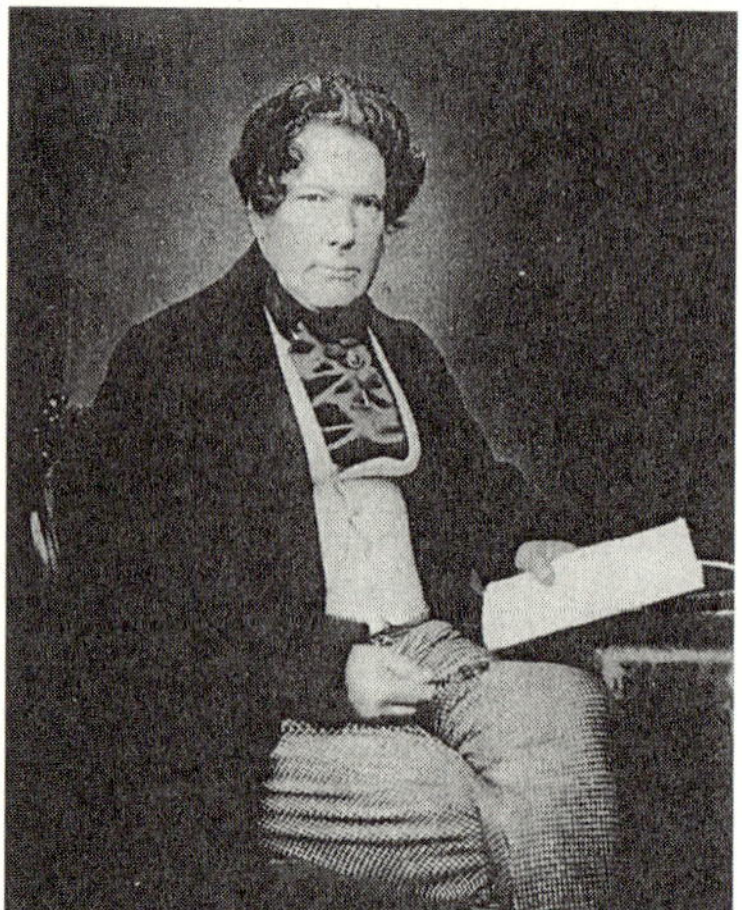

パンミュア卿

シドニー・ハーバート

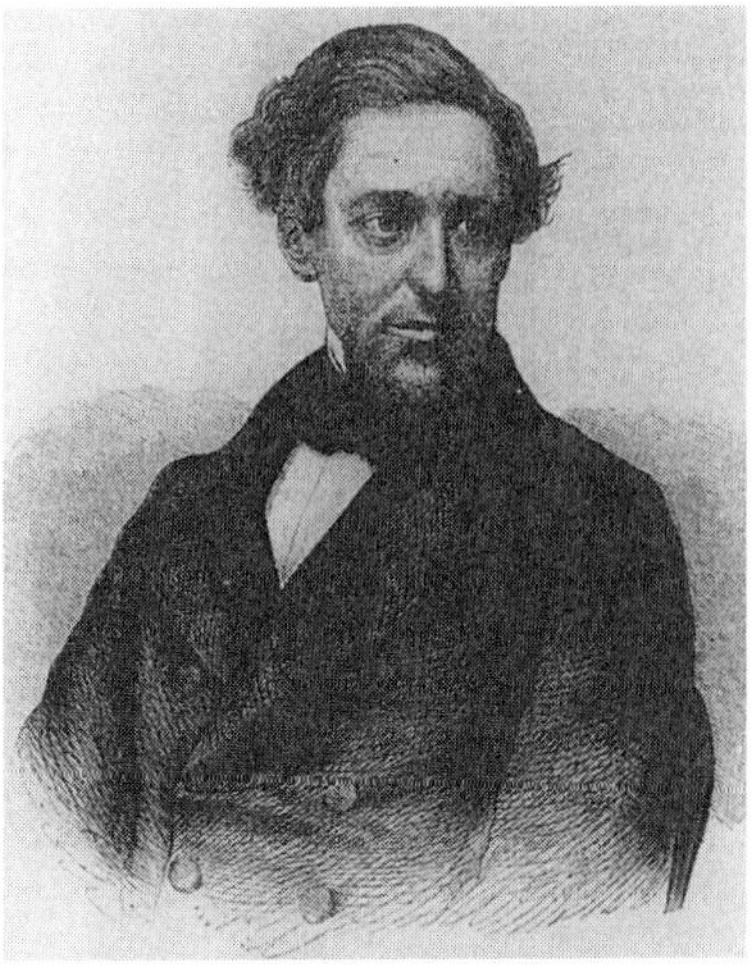

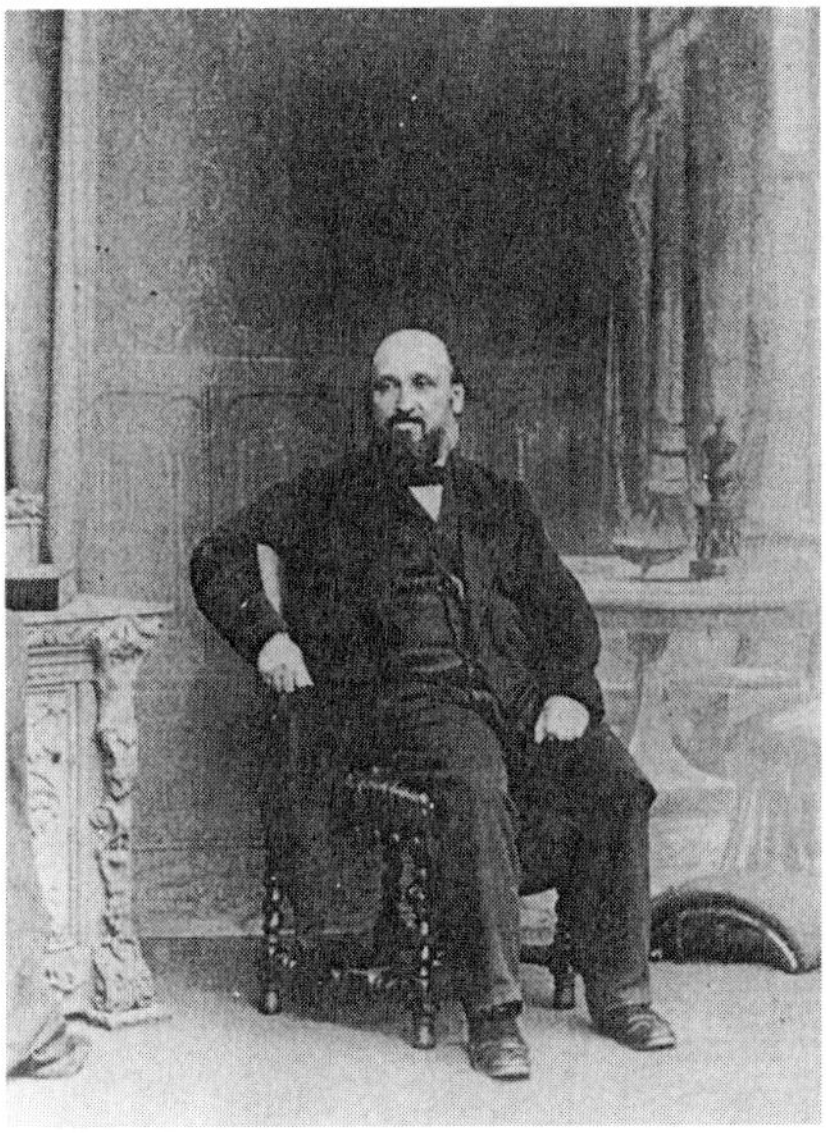

ウィリアム・ファー博士

（父）ウィリアム・ナイチンゲール
（ウィリアム・エドワード・ショア）

（母）ファニー
（フランシス・スミス）

家族

（姉）パーセノピ

フローレンス・ナイチンゲール

ナイチンゲールに協力する「小さな軍団」

アレクシス・ソワイエ
軍の厨房を改良．

トーマス・アレクサンダー
軍医総監

アーサー・クラフ
ナイチンゲールの従姉妹の夫．ナイチンゲールの秘書をつとめ，統計図表作成を手伝う．

シドニー・ハーバート
クリミア戦争時，戦時大臣．スクタリの病院にナイチンゲールを派遣．閣僚でなくなった後もナイチンゲールと内閣の間の仲立ちとして彼女に助言を与えた．1855年11月，病院看護婦を養成するための〈ナイチンゲール基金〉の創設を国民に訴えた．1857年，〈軍の健康を調査する王立委員会〉の議長．パーマストンが首相に返り咲いた内閣で，陸軍大臣．1861年8月，51歳で死去．

友人

エイミー・ヒューズ
看護婦．セント・トーマス病院で看護訓練を受け，地域看護についての自著の改訂にナイチンゲールの助けを借りる．

ハリエット・マーティノー
ジャーナリスト．ナイチンゲールが極秘報告書の写しを送ったひとり．『イギリスとその兵士』という本を出版した際に，ナイチンゲールは資金援助をおこなった．

エリザベス（リズ）
シドニー・ハーバートの妻．夫とともに，貧しい人びとのために病院を創設しようと尽力．ハーレー街の慈善施設の総責任者にナイチンゲールを推薦．

グラッドストーン
シドニー・ハーバートの政界での師．のちに首相となる．

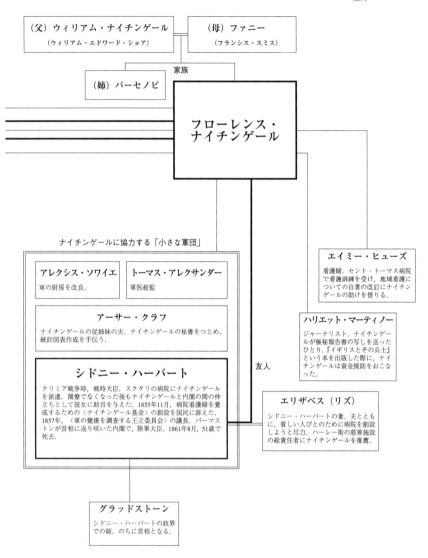

友人

パーマストン卿

1809～28年戦時大臣，1830年外務大臣，1851年に女王の意向により辞職ののち内務大臣となり，1855年新内閣で首相となる．ナイチンゲールの病院における兵士の死亡の理由を直感し，調査団をスクタリに送った．1865年死去．

シャフツベリー卿

パーマストン卿の義理の息子．チャドウィックとともに，1848年に可決された公衆衛生法によって設置された衛生委員会の指導者．都市衛生協会会長．

協力関係

パンミュア卿

クリミア戦争時，パーマストン政権の陸軍大臣．パーマストンとともに調査団をスクタリに送った。マクニール ＝ タロック報告書を議会に提出し，おおやけの論争に付す．〈軍の衛生状態に関する王立委員会〉でナイチンゲールと協力．

ジョン・ヘンリー・ルフロイ

パンミュアの副官．ナイチンゲールとホールの対立を調査するよう命じられ，ナイチンゲールを擁護．戦後は彼女を後押しして改革のために闘うという決心へと向かわせ，生涯の友となる．

友人

ナイチンゲール極秘報告書のチーム

ウィリアム・ファー

パリで衛生学を学ぶが，イギリスの医学界では受け入れられず，医学ジャーナリストとなり医学界の改革を唱えた．大衆の健康を改善するために医学統計を利用することを勧める記事を書き，戸籍本署が設立されたとき，統計部長として採用される．軍審問委員会に統計専門家として出席し，タロックを援護．汚染された環境と給水施設から伝染する病気についての理論は，ナイチンゲールに影響を与えた．

派遣

サー・ジョン・マクニール
アレクサンダー・タロック

衛生委員団と同じころにパーマストン&パンミュアによってスクタリとクリミアに派遣された文民による物資補給調査委員団．

派遣

ジョン・サザランド

パーマストン&パンミュアによって派遣された衛生委員団委員．戦後，ナイチンゲールが『看護覚え書』を執筆する際にアドバイスを与える．ナイチンゲールが倒れたあと，主治医かつ忠実な友人として協力．

協調

エドウィン・チャドウィック

1848年に可決された公衆衛生法によって設置された衛生委員会の指導者．衛生管理には医療従事者の出番がないものと考え，医学界から猛反発を受ける．市民からの賛同も得られず，1854年に解任され，衛生委員会は廃止される．議会でのチャドウィックのもっとも強力な支持者はパーマストン内務大臣だった．

反発

ジョン・サイモン

外科医，病理学者．反チャドウィック派の新衛生委員会の指導者．ロンドン市衛生官．衛生改善より医学研究と治療に公的資金を使うべきだと考えた．

論戦

エドワード・グリーノー

サイモンの共同執筆者．

ヴィクトリア女王

ナイチンゲールより1歳年上で,クリミア戦争開始時，位について17年目．軍を王権のもとに統帥しようとする．

アルバート公

ラグラン卿

クリミア軍最高司令官

ハーディング卿

本国の軍最高司令官．

ニューカースル公爵

クリミア戦争時，陸軍大臣．スクタリへの看護団引率をナイチンゲールに許可．

ルーカン卿

クリミアの軍将校

ウィリアム・ポーレット

准将．スクタリの司令官．

ジョン・ホール

クリミアの軍医長．ナイチンゲールから病院の備品支給に関わる新システム導入ほかについて意見され，敵意を抱く．クラリの病院閉鎖にともなう看護婦受け入れを行なう．その結果，ホールとナイチンゲール，さらに看護婦たちの間に諍いがおこった．

ヘンリー・メイプルトン

ラグラン卿のかかりつけ医師．王立委員会に証人として出頭．

スタンレー嬢
ブリッジマン女子修道院長

シドニー・ハーバートによる看護団の第二陣を引き連れ，クラリの病院に居を構えた．ナイチンゲールは彼女たちを監督する責任を拒否し，この病院から正式に身を引いた．

ジェイムズ・モアット（ムアット）

バラクラヴァの上級軍医．ホールの部下．王立委員会に証人として出頭後，ヴィクトリア十字勲章を受章．

エリザベス・デーヴィス

ナイチンゲールの看護団の後にやってきた看護婦のひとり．ラグラン卿はこの看護団に前線にもっと近い病院への赴任を提案し，ナイチンゲールの反対を無視してデーヴィス夫人ほか八人の看護婦が前線の病院へ発った．

ジェイン・ショー・スチュアート
メアリ・シーコル
マーサ・クラフ
シスター・バーサ・ターンブル

看護婦．ナイチンゲールの監督下から離脱して，前線の病院へ赴く．

主なできごと

・クリミア戦争（1854年3月28日～1856年3月30日）
・ナイチンゲールと看護団，スクタリへ向かう（1854年10月21日）
・パーマストン内閣発足（1855年2月）
・陸軍大臣パンミュアが，マクニール＝タロック報告書を議会に提出（1856年初め）
・ヴィクトリア女王の決定によって，マクニール＝タロック報告書に対する軍の審問委員会が開催（1856年4月）
・ナイチンゲール，帰国（1856年8月6日）
・ナイチンゲール，ルフロイ大佐の後押しをうけ，現行の病院管理法を審問する王立委員会を公開で開催することを画策，ヴィクトリア女王，パンミュアと面談する（1856年10月）
・ナイチンゲール，マクニール＆タロック，ファーのチームの助けを借りて，パンミュア卿宛の極秘報告書の作成にとりかかる（1856年11月）
・ナイチンゲール，ファーとともに統計分析を完了（1857年春）
・軍の衛生状態に関する王立委員会がロンドンで開催（1857年5～7月）
・パンミュアに宛てたナイチンゲールの極秘報告書が，政府に提出するために非公式に印刷される（1857年7月）．報告書は公表されなかったが，彼女は個人的な知り合いで当時指導的な立場にいた何十人もの人びとに報告書の写しを送った．
・王立委員会の終了した1857年8月20日ごろ，ナイチンゲールは精神的・肉体的虚脱状態に陥る．
・復帰後，軍の衛生改革の仕事とともに公衆衛生改革を推進しようと働きはじめる．
・チャドウィックの公衆衛生運動を攻撃するジョン・サイモンとエドワード・グリーノーとの論争（1858年6月）
・ナイチンゲール，クリミア戦争における英国陸軍の死亡者の原因を明らかにするダイアグラム〈鶏のとさか〉を完成（1858年後半）
・セント・トーマス病院に看護婦養成学校が設立される（1860年7月）
・『看護覚え書』刊行（1860年）
・シドニー・ハーバート死去（1861年8月）

妻、ノーマに

謝　辞

最初にヘンリー・ボナム・カーター・ウィル・トラストに謝意を表したい。フローレンス・ナイチンゲールとその家族の書簡を掲載する許可をいただいた。ロンドン市公文書館にある書簡からの抜粋は、ロンドンのフローレンス・ナイチンゲール博物館評議会のご厚意により、使用させていただいた。クレイドン・トラストにはクレイドン・ハウス所蔵の書簡の掲載を認めていただいた。ボストン大学図書館の特別所蔵部部長、およびブリティッシュ・コロンビア大学のウッドワード図書館の図書館員にもまた感謝の意を表したい。そこに所蔵されている書簡の掲載を認めていただいた。ペンブローク伯爵からはウィルトン・ハウス所蔵の書簡からの抜粋を、またバクルー公爵からはサー・ジョン・マクニールの文書からの抜粋を載せることを許していただいた。国立陸軍博物館の文書館館長にはラグラン卿の書簡から引用することを認めていただいた。たいへんありがたく思っている。

歴史家デイヴィッド・グッドウェイには大変お世話になった。最初の草稿を読んでいただき、重大な間違いを直し、改善すべき点を提案していただいた。深く感謝する。

まえがき

フローレンス・ナイチンゲールについて調べはじめたのは二十年以上も前のことだが、歴史上とても有名なこの人について、こうした伝記を書こうとしていたわけではなかった。どのように社会を変えるかというケーススタディに彼女の仕事を利用することだけを考えていた。当時、わたしは政府や企業のコンサルタントとして働いており、組織改革の助言をしていた。医者の家庭に育ったことから、ナイチンゲールがわたしの仕事にも役立つ何らかの手法を使ったのを知っていた。そこで彼女がクリミア戦争後に進めた変革や、その際、直面した抵抗、達成した成果を詳細に記録することを始めた。それは有益なモデルケースとなるはずだった。

ところが予期せぬ難題にぶつかった。わたしが子ども時代を送ったのは一九五〇年代初頭で、当時の家庭環境のせいで、頼れる大人たちというと、ロンドンで最後に残っていた貧民街にあった病院のスタッフたちだった。イースト・エンドの今はないクイーン・メアリー病院で、「フローレンス・ナイチンゲールと衛生改革派の人たち」が、国民の寿命を延ばすのに、あらゆる医学が成したよりもずっと多くのことをしたとよく聞いた。貧民街の生き死ににまつわるいくつもの逸話を聞いたが、それらは医者の助けがなくても、きれいな水と流れる下水、換気のよさで伝染病のほとんどをなくしたことを立証するような話だった。何も知らなかったので、誰もが認める歴史的事実を聞いているのだと思っていた。しかし、一九九〇年代初めに、ナイチンゲールに関する現存する文献を調査したとき、わたしが彼女の具体的な成果と思い込んでいたようなことをあらわす記述を確認することはできなかった。一九六〇年代以降、常識となっていたのは、生活が豊かになり、その結果食事が改善されたことで病気に対する抵抗力がついたというものだった。一九八八年になってようやくその説を疑問視する証拠があらわれ、ヴィクトリア朝後期に始まった驚異的な寿命の延びの理由は、衛生改革法案が制定されたことによるとの指摘がされるようになった。そのときでさえもナイチンゲールが関わっていたという話はなかった。その頃には、かつてわたしに話をしてくれた人はもう亡くなっており、新しい調査を知るよしもなかった。したがって、彼らが話してくれたことは当時の常識でも議論されていた歴史的事実でもなく、単なる民衆の記憶でしかなかったのだ。

一九九八年出版のわたしの最初の本 *Florence Nightingale, Avenging Angel* では、その記憶を実証することはできなかった。せいぜいできたのは、一八四八年から一八五六年の間に解決されたと思われており、瑣末な政治的な問題でしかないとされていた一般家庭の衛生設備が、ナイチンゲールがクリミア戦争から帰国した一八五六年になってもまだ論争の最中だったという証拠を提示することであり、彼女が衛生改革の運動に身を捧げ、医学界という強力な敵を相手に論争し、通説とは反対に勝利を得たと示すところまでだった。

ようやく本書で、医学界の貢献を待たずに、いかにしてナイチンゲールが公衆衛生革命を実行に移して、国民の寿命を大いに延ばしたのかを示すことができる。わたしの新しい研究は、一九九〇年代以降の二つの技術的な発展がなければ可能ではなかっただろう。リン・マクドナルド博士がナイチンゲールの膨大な書簡をデジタル化したのと、一八七五年のいわゆる「偉大な公衆衛生法」まで続くいくつかの改正案のごく最近のデジタル化である。新しい技術とデータマイニングという手法を用いた結果、歴史とは単に事実が集積したものではなく、これからも新しい発見が続いていくということがわかったのだった。

1　野心

フローレンス・ナイチンゲールはクリミア戦争のときに看護をつとめたヒロインとして有名だ。しかし、三十六歳で戦地より帰国してから、その後の長い人生についてはあまり知られていない。新しく読むことができるようになった資料によって、彼女のもっとも偉大な業績が今わかってきた。それは、各家庭の下水、給水、換気の改善を命ずる法律を制定するよう運動し、成功を納めたことだった。それによって一般の人びとの寿命が大幅に延びたのだ。これは彼女がこれまで関わってきたとされる病院改革によって達成されたものをはるかに凌ぐ進歩だった。病院から関心を移すことでナイチンゲールは近代史におけるもっとも大きな社会改革のひとつにおいて、指導的役割を果たしたのだった。

彼女の物語を理解するために、看護婦の指導者であり、神経症を患って半隠遁生活を送っていた老人というイメージはひとまず脇に置かねばならない。このイメージははるか昔に世間に向けて作り出したものであり、もはやその必要はない。彼女を理解し、なぜあのように振る舞ったのかを知るためには、彼女が経験した魂の暗夜に立ち会い、悪から善が生まれるという彼女の信念をともに信じなければならない。

彼女の運命は、当時、女性には不可能とされたことを成し遂げようと若者らしい決意をしたことから始まった。彼女は英雄的行為に彩られた人生を夢見ていた。そして、不思議な巡り合わせから、その夢はクリミア戦争のときに実現した。イギリス政府が彼女をそこへ赴任させたのだ。精魂を傾けた行動とその後の深い分析、そのどちらをも切望する彼女の性向は、受けた教育と家庭環境からきている。

フローレンスは、裕福な両親がヨーロッパ大陸を長期にわたって新婚旅行をしているときにあいついで生まれた二人娘のうちの妹のほうである。姉はナポリで生まれ、その地に葬られたという海の精にちなんでパーセノピと名づけられた。フローレンスはその一年後の一八二〇年に生まれ、生まれた都市フィレンツェ（英語ではフローレンス）の名がつけられた。おじから莫大な遺産を受け継いでいた父ウィリアムは、覇気はないが知的で思慮深い若者だった。母、ファニーは社交性豊かな、なかなかの美人で、金持ちだという理由でウィリアムと結婚した。彼女が以前から恋していた小貴族の青年には、自分のぜいたくな生活様式を支えるだけの資力がないと悟ったからだった。いったん子どもたちが生まれると、ナイチンゲールの父親は自分を社交界に引きずり込もうとする妻の試みから逃れ、ロンドンのアセニーアム・クラブ〔一八二四年に創立されたクラブ。作家や芸術家が名を連ね、ゆったりとした雰囲気の中で科学的発見や新発明などについて語り合った〕に隠れるか、自邸の図書室に閉じこもり、フローレンスとの勉強にいそしんだ。フローレンスも、父親のように、社交的な活動を無意味でつまらないものと考えていた。

当時、裕福な家庭はたいてい信心深いものであり、フローレンス・ナイチンゲールの一家にもユニテリアン派の伝統が強く流れていた。ユニテリアン派はキリスト教の一派で、公式に定められているイギリス国教会に忠実であるかどうかを試す基本的な教義である三位一体説を認めていなかった。ユニテリアン派がこの教義を受け入れないのは、神格についてすぐれた洞察力を示しているというよりも、権力側から下された規則に黙って従いたくないからだった。ユニテリアン派がイギリス国教会を挑発するのによく使ったもうひとつの手段はキリストの神性の否定だった。一八一三年までは、そうすることはイギリスでは犯罪行為だった。一八一三年に刑法からこの部分を削除するよう議会を説得した議員は、フローレンス・ナイチンゲールの母方の祖父である。

フローレンスが実際に自分のことをユニテリアン派と考えていたかどうかを判断するのはむずかしい。というのは、この派に属する人びとはひとくくりにできないし、彼女自身、とりわけこの点ではつかまえどころがないからだ。しかし、母方の家系にも父方の家系にもこの伝統が強く、当然その影響は大きかったにちがいない。それに彼女の医療にたいする態度には、ユニテリアン派ということを考慮したほうが理解しやすい側面もある。ユニテリアン派というのは「教義よりも行動」にもとづくとされる。ユニテリアン派が好んで指摘するのは、三位一体やその他の教義は聖書にそう書かれているのではなく、自由な考えを弾圧したがっていた俗界の支配者がつくりだしたという点であった。ナイチンゲール自身は、神がひとつの存在なのか三つの存在からなるのかといった細部まで推測するほどの資格は自分にはないとしており、それらをひっくるめて「神の真髄」と呼んでいた。彼女によれば、神が世界を創造なさったやり方から神の本質を推し量ることができるのだから、神の仕事を行なうにはそれで充分だ、という。これはユニテリアン派的な姿勢である。もっと皮肉なきき方をすれば、ユニテリアン主義は無神論の隠れ蓑のようにきこえるかもしれない。だが、ナイチンゲールが書いたかなり私的な書きものからでさえ、彼女が敬虔なキリスト教徒であったことがわかる。

フローレンスの自由な考え方は母親や姉との関係をぎくしゃくさせた。彼女は、自分自身や娘たちの知的探求に財産をつぎ込んでいた父親を慕っていた。幼いころ、フローレンスは姉のパーセノピよりもずっと父親っ子だった。父親は家庭で娘二人を教育したが、フローレンスのほうが利発な生徒だった。しかし、フローレンスは、父親のもとで成長し、何か有益なことをする人生にあこがれるようになるにつれ、父親を哀れみと軽蔑の混じりあった感情でみるようになった。まだ父親のもとで暮らしていたころに書いた私記のひとつにはこうある。「父は、苦労とはどんなものか、これまで知ることがなかった人だ。子どものころから善を行なわなければならないと思っていたが、ものごとを突き詰めて考えねばならない事態に陥ることがなかったため、善行への意欲を実行に移すこともなかった。才能を充分生かすものがなく――朝食のとき、まるでそれをすませることに国家の存亡がかかっているかのように、皿をもって部屋を歩き回り、うれしそうに急いで食べるのを見ていると、工場をひとつ――二、三百人の面倒をみるための工場のひとつでも任されていれば、この人はどんなに幸福だったことか、と思う(1)」

彼女は「父親は何事も成し遂げたことがない」と述べているが、その父親への評価はあたっていない。彼が生涯で達成した重要なひとつ――おそらくたったひとつ――の業績はあまりにも身近なことで彼女にはわからなかった。つまり、フローレンスの教育である。それは家庭において、あるいはフランス、イタリア、スイスと、教育のための外国旅行をしながら彼が独りで成し遂げた野心的な事業だった。父親はフランス語、ドイツ語、イタリア語、ラテン語、ギリシア語、歴史、哲学を教え、必要とされる以上の、もしくは貴婦人にふさわしいとみなされている以上の教育を彼女に与えた。異なった環境にあったならば、教師として大成したのかもしれない。フローレンスが下した、欲求不満の工場監督気取り、という父親への評価は、彼の人となりを見抜いたものではなく、かえって彼女自身の切望や野心をはっきりあらわしていると思われる。それらを父親の姿に重ねてみて、自分にはふさわしくないと気づいたのだ。

上流階級の女性はたいてい多くの使用人をかかえた大所帯を管理しなければならなかったため、管理能力はある程度あってあたりまえとされていた。しかし、フローレンスが二十歳になって、数学を勉強したい、と言いだし、世に出て何かを成し遂げたいなどと言うようになると、父親は落ち着かなくなり、娘に実現できるはずのない活動への欲求を目覚めさせてしまったことを後悔したようだ。ヴィクトリア朝の社会では、高い教育を受けた女性にふさわしい有益な役割は存在していなかった。すなわち、フローレンスは彼女を待ち受ける家政というつとめを果たすにはすでに教養がありすぎたのだ。さんざん議論をしたあげく、彼女は数学の個人指導を受けることを許された。

姉のパーセノピは、フローレンスにとっては、死にものぐるいで離れようとした一種の第二の自我、つまり、自分で恐れていた自分自身のゆがんだイメージだった。パーセノピはパーセノピで、社交界に背を向けるフローレンスをいまいましく思っていた可能性がある。パーセノピも自分の中に似たような傾向を認めていたのだろう。二人の間には絶え間なく摩擦が生じた。家庭や結婚以外の生き方がしたいというフローレンスの望みをパーセノピは不自然だとみなし、それを正そうとしたからだ。フローレンスが二十代後半になって病院に興味を示すようになると、パーセノピの不安は極度に高まり、正気を失ってしまったかと家族は思った。だからといって、フローレンスの病院や看護にたいする興味が「正常だ」と思ったわけではない。「まるでわたしが台所の下働きをしたいと言ったかのようだった」と、のちに彼女は語っている。このようなストレスのもとで、予想どおり、一家は宗教を軸に分裂することになる。フローレンスと父親はユニテリアン派の伝統に忠実なままだったが、パーセノピと母親は、支配階級と良好な社交関係を保つという使命に合わせて、便宜上イギリス国教会の教えに復帰した。

ナイチンゲールの父親は田舎に二つの大きな屋敷をもっていた。ダービーシアのリー・ハーストとニュー・フォレスト近くにあるエリザベス朝様式の華麗な邸宅エンブリー・パークである。毎年、七月から十月まで一家はリー・ハーストに住み、それから三月までの冬の間はエンブリー・パークで過ごした。エンブリーについてふれるとき、フローレンスは、姉のつとめは「この美しい地を楽しむためにやってくる、ロンドンの働き者たちを休養させること」と表現している。三月になると一家は「社交シーズン」のためにロンドンに行き、メイフェアのバーリントン・ホテルに滞在するのがならわしだった。社交のためにあちこちへと移動する、表向きは忙しい生活だった。しかし、フローレンスはヴィクトリア朝時代に生きた同じような多くの女性たちのように、貧困が蔓延する中で、そのような華美な生活をすることに違和感を感じており、いくばくかの自分の時間を父親の地所周辺の村での奉仕活動をすることに費やしていた。

一家の精力的な社交活動によって、フローレンスは支配階級に属する人びとの多くと知り合いになる。とくに未来の首相パーマストン卿と接する機会があった。ブロードランドにあるパーマストンの田舎の屋敷はナイチンゲール一家の冬の屋敷からほんの三、四キロのところだ。一八二五年にナイチンゲール一家がパーマストンの隣人になったとき、彼は三十代後半の新進気鋭の若手政治家だった。一八三〇年、フローレンスが十歳のとき、パーマストンは外務大臣になった。彼はその後内務大臣となり、クリミア戦争のあいだおよびそれ以降には首相となって、前例のないほどの高い人気と成功を博す。晩年の彼は、頭が禿げ、小太りで、こめかみから顎までマトンチョップのような形に垂れ下がっている頬ひげを染め、あまり合っていない入れ歯をしていた。まさに『パンチ』誌の戯画集に登場する典型的なイギリス人というふうだったが、その陽気な偽善者といった風采は偉大な天才の隠れ蓑だった。本心をなかなかみせないことが、その強さの源だった。フローレンスの父親は、一八三二年、第一次選挙法改正案が通過したのちの総選挙のとき、パーマストン卿をサウス・ハンプシア地方選挙区の有望な候補者として推すことを支持した。フローレンスは、まだ十代前半にすぎなかったが、友人のパーマストンが近所の集会で演説をするのを父親と一緒にききに行き、彼の外交政策には満足できると言ったという。父、ウィリアム・ナイチンゲールは、選挙法改正によって政治が自分の信条と矛盾しなくなったのを機に、みずから議員になろうとしたがうまくいかなかった。その失敗は彼自身にとってもフローレンスにとってもまた新たな失望となった。

パーマストン家とナイチンゲール家はよく肩のこらない集まりで食事をともにした。フローレンスはそのような場でも際立ってみえた。彼女の学識は高く、当代一流の男性たちを相手にしても対等に会話ができたからだ。ピアノで弾く舞踏曲カドリールの下手さかげんには定評があったこと、また、優雅ではあったがあまり美人ではなかったことがますます男性たちの尊敬を深めたようだ。フローレンスが二十代のとき、政治の世界でもうひとりの親友ができた。シドニー・ハーバートである。彼はペンブローク伯の次男で、十歳年上だった。政治においては、ハーバートとパーマストン卿の二人は補完関係にあった。つまり、二人は別の党に属しており、一八三〇年から一八六五年の間、そのどちらかが必ず閣僚となっていたからだ。どちらも、フローレンスが最初に出会ったころ、未来の首相と目されていた。しかし、シドニー・ハーバートは首相になる前に亡くなってしまった。彼と、通称リズこと妻のエリザベスの二人は黄金のカップルだった。スラリと背が高く、優雅な目鼻立ちに、波打つ髪、誠実そうな彼と、当代随一の美女のひとりといわれた彼女。相思相愛で、ともに裕福だった二人は、フローレンスのように、貧しい人びとのために病院を創設したいと思っていた。フローレンスは一八四七年、ローマで、友人を介して二人と出会った。そしてイギリスに帰国する途中、ハーバート夫人と一緒に彼らが設立した病院に立ち寄っている。フローレンスが家族の反対を押し切って家を離れ、病院の仕事につくようになったのにはシドニーとリズの影響が大きい。

一八三七年、フローレンス・ナイチンゲールが十七歳のとき、自分の力を神に捧げるようにというお告げがあったという。違う社会に生まれ合わせていれば、彼女はきっと修道院に入っていただろう。その七年後、神の求める使命が病院で働くことだとわかる。このときも、フランスやドイツにいたら、そのような奉仕を行なっている修道会でひとりの「慈愛の修道女」となるのがごく自然だっただろう。しかし、イギリスでは、女性が人道性や管理的手腕を発揮する場を探すのはのぞましくないこととされていた。そのため、ナイチンゲールはその青春を、思いがかなえられるような夢物語をつくりあげて過ごすしかなかった。彼女の私的な書きものには、あまりにも白昼夢にのめりこむことが多かったので、それを恐ろしい災いとみなしてその誘惑と闘ったとある。このような夢想の中で、彼女は、社交生活の息苦しい雑事から逃れて、愛する神に見守られながら病院での英雄的な人道的偉業を達成するのだった。白昼夢は内緒にしている忌まわしい悪徳だった。そして彼女はこの悪徳を抑えることができたとか、できなかったとかを慎重に記録している。ヴィクトリア朝のイギリスではそのような災いはよくあることだった。

三十歳になったとき、自分の野心を満足させる手だてがまるでないことに彼女は絶望的になっていた。両親に宛てた手紙の中で、女性たちは、自分が苦しまねばならないのと同じような閉塞状態に閉じこめられ、狂気に追いやられている、と書いている。「わたしと同じタイプの何人もの人が、何もすることがなくて、気が狂ってしまったのを見ています」。唯一、満足できたのは、ダービーシアの屋敷近くで貧しい病人を見舞ったり、粗末な村の学校で子どもたちを教えたりしたときだった。「ああ、とても、とてもしあわせだったリー・ハーストでの六週間。この世での自分のつとめを見いだしたところ。わたしの心は満たされ、わたしの魂は安らぎました。これ以上の天国はいりません。生きるということの意義をかいま見せてくださった神さまに、これまでにないほどの感謝を捧げます」と、書いている。自分と同じ階級の人びとが、社交活動と善行とを混同することに彼女は反発した。「ロンドンではいつもと同じだけの慈善舞踏会、慈善演奏会、慈善バザーが開催されています。そこで、人びとは良心を欺いて、目をつぶるのです。……イギリスはたしかに、贅沢は天井知らずで、貧困は底なし、という国なのです」[2]

彼女は病院で働くことを切望していた。しかし、病院という言葉を口にしただけで毎回、母親と姉は失神し、気付け薬をかがさねばならなかった。彼女はカトリックに改宗しようとしたが、カトリック教会から拒絶された。マニング枢機卿には何らかの理由で、彼女の望みが信仰ではなく、修道女たちに与えられる生活の支えと看護訓練にすぎないようにみえたからだった。彼女としては看護婦養成に専念するカトリックの修道院を設立するつもりだったのに。(3)ローマ教会と異なり、イギリス国教会には、善行をなすための訓練施設に女性向けのものはなく、すべて男性向けだった。女性たちが何かをするための養成所というのは、実際イギリスにはまったく存在しなかった。ユニテリアン派の伝統なら、日和見主義的にカトリックへ改宗することはきわめて容易だったのだろう。中世においては他のキリスト教徒からの迫害を避けるためにユダヤ教に改宗したユニテリアン派の人もいたくらいである。

彼女は『カッサンドラ』という題の自伝風の著作の中で、男性の生活とくらべて、女性の生活の質は劣る、とこぼし、中産階級の未婚の女性を、身内の者たちの奴隷だ、と評している。女性はいつでも両親や客をもてなすために待機しているものと思われており、当然のごとく書斎にひきあげる男性のようには、自室に戻ることもできない。「情熱、知性、精神的な活動。この三つは女性においては決して充たされない。この冷たく因習的な雰囲気の中では、充たされることはない。この問題についてさらに言葉を続けると、社会および文明の現状についての歴史全体にまでふれることになる。女性たちは男性の仕事をすることを切望している。行くべき方向や競争(もしくは、むしろ自分の知性を他人とくらべて測る機会)そして、とりわけ自分の時間を見いだすことができるからだ」。(4)父親が温泉町モルヴァンに、流行の水治療を受けに行ったとき、おともしなければならないのに憤慨し、冷ややかにこう書いている。「水治療とは、この数年の間に精力的な人びとの間で人気が高まった娯楽。彼らは退屈な生活に飽き飽きしており、莫大な収入と際限のない暇な時間から生まれるべくして生まれた漠然とした病に苦しんでいる」

やがて、このようにむなしいつとめに自分を縛りつけている鎖は自分の心の中にある、という考えが芽生えはじめた。ただ出ていく、それだけのことがなぜできないのだろう。父親は鬼なんかではまったくない。他の親戚たちを仰天させるのを恐れて自立に賛成しないとしても、いくらかの金は出してくれるはずだ。なぜ、要するに、男性になりきれないのだろう。多くの女性たちがしたように男装をするのではなく、男性と女性との間に存在すると思われている差異を認めることを拒絶するだけなのに。「なぜ、女性は男性のように抽象概念を理解できないのでしょう」と、彼女は父親に尋ねたことがあった。「想像力に欠けているから？　知性に欠けているから？」。いや、単に自分自身の経験しか頭になく、他のことは何も考えないという習慣を女性たちが培ってきたからにすぎない、と彼女は自分で答えを出した。『カッサンドラ』で自分の無意味な生活を、あまりに細かく、あまりに自己中心的に描いたことで、典型的な女性像に従うという罠にはまってしまったことに気づいたのかもしれない。

その罠から本当に逃れるには背水の陣で臨むことが必要だった。そのひとつがリチャード・モンクトン・ミルンズとの関係だった。彼は九年もの間、彼女に求婚しつづけていた。結婚が決まらないことにはミルンズは自分の人生設計をたてられないため、しびれをきらして決断を迫ってきた。彼女が断ったので、彼はただちに別の女性と結婚した。「立派な男性が求婚すれば、女性がそれを受諾しない理由はない、という考えにはまったく賛成できない。神の摂理もそうではないと思う。女性たちのうち、妻になるのが神の定めである者もいるように、独り身でいるよう、あきらかに定められている者もいる」と彼女は書いている。ミルンズの申し出を断ったとき、いよいよ自分の行く方向を見つけなければならない、と考えたようだ。「今日で三十歳になる。キリストが伝道を始めた歳だ。もはや子どもっぽいことは終わり。無駄なことも、恋も、結婚も。さあ、主よ、あなたさまの御意志のみを考えさせてください」

　彼女にはようやくわかった。自分が失望しているのは、病院で働くという野心を家族の者にわからせることができないからだ、と。家族の同意も野心のうちにいれるという間違いをおかしたから失望するのだ、と。「彼らに同意してもらうことも、助けてもらうことも期待してはならない。あまりにも長いあいだ、共感してもらうことを望んでいたため、なかなかこの考えになじむことができない。あまりにも長いあいだ、わかってもらおうと努力してきた……わかってもらおうとさえしてはならない。わかってもらおうなんて、戯れにすぎない——だって不可能なことはわかっているのだから[5]」

　三十二歳のとき、ついに転機が訪れた。リズ・ハーバートは、病気の家庭教師の世話をしているハーレー街にある慈善施設の委員をしており、ナイチンゲールがそこの総責任者になれるよう、手配してくれたのだ。ナイチンゲールは一八五三年八月から一八五四年十月までの十二ヵ月間をハーレー街で過ごした。そこでの仕事の大半は、この施設が別の土地から最近引っ越してきたために必要となった、備品およびサービスの調達システムをつくりあげることだった。たとえば、食料雑貨商の使い走りが日に三回ご用聞きに来る、という取り決めをやめて、一ヵ月単位で大量に購入することにした。また、施設内に調剤室をもうけ、人件費を削減した。扱っている内容は医薬品関係ということを別にすれば、それはエンブリーやリー・ハーストで受けもっていた仕事に似ていた。外科医が施設内で数回の手術を行なっており、彼女はしばしば立ち会っている。唯一記録があるのは白内障の手術で、水晶体の混濁部を取り除いた結果、炎症を起こし、失明に終わった、という失敗例である。この、当時の術後合併症についての記録を書くにあたり、ナイチンゲールは考えうる原因について一言もふれていない。それが抜けているのは、のちの彼女の関心からすれば興味深い。

十二ヵ月後に辞職願いを出したのは、興味深い症例の患者がいない、という理由からだった。ほとんどが心気症か不治の癌患者のどちらかだった(6)。ナイチンゲールは委員会に、自分が求めているのは、看護学校の生徒の教育によりふさわしい内科治療や外科治療が行なわれているところでの仕事だと申し出た。ということは、仕事を始めてから最初の十二ヵ月で、ナイチンゲールは病院看護・管理について、すでにいくらかの実地の経験を積んだことになる。彼女は、看護学校を設置できるようなロンドンの大きな教育病院に職を求めていた。彼女とシドニー・ハーバート（このときはもう閣僚になっていた）は、看護婦の報酬、編成、宿泊施設に欠陥がないかどうか調べて、すでにいくつか病院を査定していた。看護の仕事になかなか女性が就けない原因は、病院の看護婦は、下品で（今でいうセクシュアル・ハラスメント）酔っぱらいの患者にかこまれるという深刻な危険にさらされている、という世間の思いこみだ、と二人は考えていた。ナイチンゲールの母親が、病院で働こうとした娘の最初の試みに反対したのは、医療上の恐怖からではなく、むしろこのような恐れからだった。この恐怖を乗り越えれば、助けを求めるあてのない女性でも、ナイチンゲールがはまったような典型的な女性像に従うという罠から逃れることができたのだろう。

物資調達の経験と、病院で働く女性たちを管理するには最良の実習知識を得たナイチンゲールは、看護団を引き連れてクリミアの戦地に行くのにはまさにうってつけだった。彼女の精神構造もそれにふさわしくみえた。彼女は、自尊心にもとづくだけではなく、天地万物は基本的に人類の味方であるという深い宗教的信念にもとづいた、突き抜けたような楽観主義と自信をもっていた。彼女は家族から離れた直後、家庭に縛られていた長い期間を振り返り、目標に到達するためにそれも必要なことだった、とみなすことさえできた。その期間はいわゆる胎児の状態で、それを経て人間が人間らしくなっていくように、彼女自身としてはいかに自分自身となるかを学んだという。三十二歳の誕生日には、父親宛てに、自分の自立を支援してくれたことを感謝する手紙を書いている。「若いときが過ぎ去ったと思うとうれしく、二度とふたたび戻ってこないことを喜んでいます。愚かさと屈従の日々、かなわぬ望みと期待はずれの未熟さの日々、自分のものといえるものは何もないとき、自分自身でさえ自分のものではないとき。期待はずれの未熟さ、というとき、わたしは、避けられないものとしてだけではなく、無限の知である主が周到に用意してくださったものとしてそれを受け入れます。それで神々になれるわけではありませんが、獣になるわけでもありません。つまり、人間が経験を重ねることで人間らしくなるためなのです(7)」

この「人間がみずから人間らしくなる」という哲学は父親ゆずりのものだった。このころ、彼女はこの哲学を『イギリスの職人たちへ』と題した小論文の中で説明しようとしていた。リー・ハースト周辺の村で、労働者たちと宗教的議論をしたことがあったのだが、彼らが伝統的な宗教に何の尊敬も払っていないことを知り、工業化時代にふさわしい理性的な宗教哲学へと彼らを改宗させたいと願ってこの小論文を書いたのだった。ダービーシアの職人たちは、人間の本性についてやや悲観的な見方をしていたにちがいない。というのは、一八五二年のこの論文の中で、彼女は人間の本性は、歴史的事実が指し示しているのとは反対に、生来善である、ということを立証しているからだ。人間の本性の歴史は悪の歴史のようにみえる。そしてナイチンゲールが見いだしたこの問題への解決策は、過去が悪であるとの認識そのものがわれわれの本性を善にする、という説明である。つまり、われわれは向上することを知っているというのだ。過去への失望が未来の勝利のために必要であることを強調するために、彼女は、工業化の時代と古代をつなぐ次のような隠喩を用いている。「「ポンペイの船の合い言葉は、蒸気に気をつけろ!」。人間の心は助けを求めてあちこち動き回り、知らず知らずのうちに、役に立つことの発見へとつながる道をたどります。この場合には蒸気がそれなのかもしれません」(8)

この小論文からは、一八五二年にはすでに、名前はだしていないものの、ベルギーの統計学者で社会科学者のアドルフ・ケトレの著作を勉強していたことがわかる。彼女は次のように述べている。ある特定の社会グループ内で起こる殺人の件数は今では予告可能であり、グループ間の差異を用いれば、殺人の率が高くなる環境を見つけだし、それを変えることができる、と。これは、統計を使って社会の傾向を探るというケトレの方法を参照したものだ。イギリスでは一八三七年に出生・結婚・死亡の総合的な登記制度が始まり、それによってはじめて社会・経済的統計というものがまとめられるようになった。たとえば、結婚証明書に署名できる人の割合から、ある特定の地域の教育水準についておおまかな指標を得ることができ、そこからすぐに収入レベルが同程度であっても、教育水準が高い地域のほうが犯罪率が低い、ということがあきらかになる。[9] そのような事実関係に社会改革者たちは飛びついた。

当時、ナイチンゲールが統計を日々の病院管理や公衆衛生に有用だと考えていた証拠は見あたらない。一八五二年の小論文からはまた、彼女の病気にたいする興味がやや皮相でしかなかったことがわかる。『イギリスの職人たちへ』では、聖職者たちによって人びとの間に広められていた考えとは反対に、コレラは神が罪を罰するひとつの方法ではなく、むしろ「ある環境では、肉体がどういう状態になるかという出来事」である、と書いている。二年後に戦場に行ったときには、彼女はコレラは不潔さに関係があると考えはじめていた。

一八五七年に虚脱状態に陥ってから、ナイチンゲールは『イギリスの職人たちへ』を改訂し、『思索のためのヒント』と題するもっと長い本の中に組み込んだ。この二つのテクストを比較すると、いかに戦争とその余波が彼女の考えを変えたかがわかるのだが、それについてはのちに検討することになろう。さしあたり、注目すべきなのは、ナイチンゲールがすでに一八五二年に、よりよい人間になるために失敗が必要なように、個人個人が深刻な間違いをおかすことは避けられない、と職人たちに助言していることだ。ナイチンゲールによれば、「健全な道徳観をもっている人は、ときに間違いをすると、悔やむにちがいありません。それが森羅万象に関する神の計画の一部であり、避けようがなかったとしても。しかし、自責の念に駆られる必要はありません」。二年後、看護団を引き連れてクリミアの戦地に赴く数週間前、姉に宛てた手紙の中で、尼僧のひとりに偶然毒を与えてしまったある不運な女子修道院長についてふれ、「あなた方の間違いは神の計画の一部なのです[10]」と書いている。神はあえて危険をおかす覚悟のある善意の人びとを必要としていると信じていたようだ。個人の慈善活動に頼っていた当時では、このような考えが今の時代よりも一般的だったのだろう。それはやがて大いに彼女の役に立つことになる。まさに、歴史とクリミア戦争前のフローレンス・ナイチンゲールの個人的な思想が、彼女自身が用いた隠喩をやや凄惨なかたちに言い換えてみると「「スクタリに気をつけろ！」と声を合わせて叫んでいる」かのようだ。

一八五四年十月、ナイチンゲールがハーレー街で辞職願いを出してから一ヵ月後、新しい野戦病院内で危機的状況が勃発した。それはイギリス軍がクリミアの前線から離れた安全な後方に設置した総合病院だった。九月初めの最初の重要な戦闘ののち、負傷者が病院に到着してはじめて、ほとんど何の備品もないのがわかったのだ。患者の世話をまかされているはずの男の看護兵は行き当たりばったりで採用されたため、役に立たないことがあきらかになった。シドニー・ハーバートとその妻が、東方のその地スクタリにフローレンス・ナイチンゲールを派遣することを思いついたのも当然だった。

当時、シドニー・ハーバートは、内閣における地位をかりて妻を援助する手だてはないか探しているところだった。リズはイギリスの教育病院における女性による看護の問題を解決し、友人のフローレンス・ナイチンゲールのような人びとが職につける機会をつくりだそうとしていた。新聞は、スクタリにおけるイギリスの病院の惨状を報道しはじめ、フランスの病院での修道女によるすぐれた看護活動を称賛しだした。「わが国にはどうして愛徳修道会のようなものがないのだろう？」と『タイムズ』紙は悲しげに叫んだ。リズやフローレンスが提案していたような規律正しく、きちんと組織化された新しい種類の看護をためしてみる絶好の機会にみえた。イギリスの看護婦の一団が、戦場で兵士の大群と合流しても無事でいられることが証明されれば、ロンドンの教育病院や女癖が悪い医学生という恐怖ももはや障害とはならず、知的な女性たちを、実際に役に立つ人となる教育を行なう環境に迎え入れることができるだろう。このような、軍を社会的実験に使ってみたいという願いは当時典型的なものであり、そのいくつもの例をクリミアで見ることになる。

内閣でのシドニー・ハーバートの仕事は従属的なもので、職そのものは戦時中の軍管理をあまりに混乱させたので、その混乱がおもな原因となって四ヵ月後に政府が倒れたときに廃止となった。戦時大臣というのがその肩書きだった。その仕事にはほとんど重要性がなく、内閣にいつでも設けられる役職ではなかった。別の閣僚のニューカースル公爵が作戦遂行の責任者だった。シドニー・ハーバートの仕事は軍の財政監督にすぎなかったのだ。彼は自分の地位を利用してニューカースル公爵の説得につとめた。すなわち、友人のフローレンス・ナイチンゲールは、軍の病院のような高い危険をともなう環境で看護婦を使うということに、実際にはどういう問題があるのかを理解している唯一の人物であるというのだ。その実際の問題とは、それゆえにナイチンゲールの家族も、彼女の計画に反対したのだが、イギリスの看護婦は医療関係者や患者たちからの性的誘惑にたいして身を守るすべをもたないということだった。ナイチンゲールもハーバートも厳格な規律を課すことでこの問題を解決できるし、看護婦が酒浸りになる危険もなくすことができる、と考えていた。宗教組織に属している女性なら問題はあまり深刻ではなかったのだが、イギリスではそのような組織は少なかった。かといって、いくつもの宗教組織の人たちを一緒にすれば、組織どうしの摩擦が起こるのは目にみえていた。

ニューカースル卿はそれゆえハーバートに、スクタリへ看護団を率いていってもらいたいという手紙をナイチンゲールに出す許可を与えた。その手紙から、ハーバートが規律の問題に関心が深く、ナイチンゲールがレディ・マリア・フォレスターのような競争相手を制することができたのは、「規則への絶対服従」を強いる能力をもっていたからだったというのがわかる。彼はこう続けている。「このようなご婦人《レディ》たちには、規則への絶対服従の必要性、それが軍の病院ではとくに必要であることがわかりはしないでしょう、云々。レディ・マリア・フォレスターには看護婦たちを指図したり、従わせる能力はありません。そのような計画を組織・監督できるのはわたしが知る限りイギリスではたったひとりしかいません。ですから何度もあなたにお願いしようとしたのです」。シドニー・ハーバートの手紙からは、ナイチンゲールを戦場に送ったのは病人の看護のためと同時に、女性による看護という考えを浸透させるためでもあったことがわかる。「もし、これが成功すれば、大いなる善がなされることになります。それもすべてわれわれの手で、それにふさわしい人びとにたいして。偏見は打ち破られ、前例ができ、やがてその善はどんどん広まるでしょう」

ナイチンゲールが父親の広大な田舎の屋敷で培い、ハーレー街でさらに磨きをかけた、物資調達やサービスをとりしきる手腕もまた、彼女の任務での強みとなるはずだった。『タイムズ』紙はスクタリで物資が不足していること、包帯すらないことを批判している。「負傷者は広々とした建物に横たえられる。そこには苦痛を和らげ、快復をうながすものすべてがそろっているとばかり思っていた。しかし、救貧院の病棟にさえあるごくあたりまえの器具も足りないことがそのとき判明する」(11)

ナイチンゲールに宛てたハーバートの手紙によると、この世界最強の工業国は、前代未聞なほど大量の物資、トン単位の包帯、一万五千組のシーツなどを蒸気船に詰め込み、各野戦病院に向けて発送したという。しかし、何らかの理由でそのどれもが目的地に届かなかった。何ヵ月も前に軍が立ち去ったあとのヴァルナに行ってしまったり、コンスタンチノープル行きの物資がクリミアに行ってしまったり、さらに物資のうちにはイギリスに戻ってきたものさえあった。目的地で受け取る責任者が誰もいなかったからだった。政府は、ナイチンゲールに政府の名代として金が使える絶大な権限を与える予定だった。そしてハーバートはスクタリでの問題を一挙に解決するかのように思われた。一八五四年十月二十一日、まだ三十四歳にすぎないフローレンス・ナイチンゲールは、三十八人の看護婦からなる小さな一団の団長として、やきもきしていた国民の称賛のまなざしを浴びながらペニンシュラ・アンド・オリエンタル会社の蒸気船に乗り、コンスタンチノープルに向けて出発した。若き日の途方もない英雄的な夢物語が実現したかのようだった。

2　クリミア戦争

クリミア戦争の原因は何だったのだろうか。よくいわれる説は、一八四七年にベツレヘムの教会から十字架が盗まれた事件がそもそもの発端で、その後、一八五三年のダーダネルス海峡ベシカ湾〔原文にはこうあるが、ベシカ湾はボスポラス海峡に面している〕での嵐など、些細な出来事が重なって事が大きくなってしまったとするものだ。歴史家はより本質的な原因を求めて、経済的および人口学的傾向や商業的緊急事態や超大国の力関係も原因の一端に加えた。しかし、どんなにさまざまに分析を重ねていっても、決して満足な答えとはならない。エイサ・ブリッグズ教授によれば、パーマストンが外務大臣の職にとどまっていれば、クリミア戦争は決して起こらなかっただろう、という。彼は一八五一年にヴィクトリア女王の意向により辞職させられた。自分の頭越しに外交を行なっているとの理由で女王の不興を買ったからだった。パーマストンを失い、イギリスは、アバディーン卿を首相に戴く優柔不断な連合政権のもとで、いわゆる「近代ヨーロッパでもっとも不必要な戦争」へとずるずると追い込まれていった[1]。

戦闘は一八五四年初めに始まった。ロシア海軍が黒海のシノプでトルコ艦隊を破ったのがきっかけである。ロシアはバルカン半島のトルコ領に侵攻した。ロシアの領土拡張主義を長年恐れていたイギリスは、ロシアの狙いはコンスタンチノープルにあるのではないかと考えた。イギリスはフランスと同盟を結び、現在のブルガリアに軍を上陸させ、そこでロシア軍と戦ったが失敗した。その後、イギリスとフランスはクリミアのセバストポリにあるロシアの海軍基地を攻撃して破壊しようという作戦に出た。そこがシノプでトルコ艦隊を打ち負かしたロシア艦隊の母港だったからだ。一八五四年九月、二万のイギリス軍がクリミアに上陸し、同盟国のフランス軍とともにセバストポリへと進撃すると、包囲戦にもちこみ、十二ヵ月間、包囲を続けた。

クリミアは菱形をした半島で、地図で見るとちょうど黒海の北岸から垂れ下がった形をしている。黒海への入口はコンスタンチノープル（現在のイスタンブール）のすぐ北、クリミア半島からおよそ四百八十キロ南の狭いボスポラス海峡を出たところにある。ボスポラスは全長約三十二キロ、幅一・六キロから四・八キロの海峡で、両岸には鬱蒼と木の生い茂った崖が続き、その背後に遠く山々をのぞんでいる。この風変わりな地勢が、ヨーロッパをアジアから、ヨーロッパ系トルコをアナトリア系トルコから、そしてスタンブールとして知られているコンスタンチノープルの旧市街をアナトリア側の優雅な郊外ユスキュダールから隔てている。ユスキュダールの英語名がスクタリである。コンスタンチノープルはボスポラス海峡が黒海に入る地点から二十四キロ南に位置している。コンスタンチノープルの南でボスポラス海峡の幅が広がりマルマラ海となり、やがて南端ですぼまると地中海に入る。ボスポラスがコンスタンチノープルの南でマルマラ海に入るときに合流する角の形をした入り江はゴールデンホーンと呼ばれており、街のヨーロッパ系の部分を分断している。ゴールデンホーンの対岸のアナトリア側の崖の上に建っているのが一八五四年にイギリスが野戦病院として収用することにしたトルコの兵舎である。

この兵舎を転用したスクタリ野戦病院の窓からの眺めは、ボスポラス海峡とその向こうのゴールデンホーンやスタンブールの旧市街を一望におさめており、すばらしい。地中海の異国情緒豊かな地を何ヵ所か訪れたことのあるフローレンス・ナイチンゲールによれば、最高の眺めだという。彼女は、「海のそばの大きな市場」の丸屋根や尖塔のすぐうしろに日が沈むのを見るのが好きだった。スクタリそのものは、裕福な商家の街並みから取り残された静かな場所で、そのだだっ広い広場はかつてメッカへ巡礼に旅立つ隊商が集まる地点だったのだが、今ではラクダの姿もなく、それかといってまだ自動車が押し寄せてきてもいなかった。

イギリス軍は一八五四年初めにスクタリのトルコ軍兵舎を収用した。初めはブルガリアへ行く途中の補給所として使用しており、病院として使うようになったのはのちのことである。大勢の傷病兵がクリミアから船で運ばれてくるようになったのは、クリミア半島に侵攻後、それも九月のアルマの戦い以降だった。フローレンス・ナイチンゲールが一八五四年十一月の初めに赴任してきたときには、スクタリはすでに傷病兵でいっぱいで、連日さらに増える一方だった。赴任してから数日後にインケルマンの戦いが行なわれ、多数の負傷者が次から次へと運びこまれた。三週間のうちに野戦病院の患者数は二千三百人となった。病院の必要物資はまだ届いておらず、大量に輸送されたはずの室内用便器はかすみのように消え去っていた。病横たわった患者の間では赤痢が蔓延していたのに、洗面器もタオルも石鹼もなかった。利用できた数ヵ所の座浴槽で洗ってもらえる患者は一日にたった三十名だった。備品係の役人たちは手に入った物資を蓄えこみ、軍医たちは面倒を起こすのをひどく恐れて、必需品を要求する書類を書こうともせず、必要なものは何でもあると主張していた。ナイチンゲールと『タイムズ』紙のマクドナルド氏はコンスタンチノープルのバザールで必需品を買いあさったのだが、政府の基金を使ったのではなく、ほとんどが新聞の読者からの寄付金でまかなったのだった。

ナイチンゲールがコンスタンチノープルに来てから十日後、黒海を猛烈なハリケーンが襲い、何十隻というイギリスの物資輸送船が沈んだ。沈没船の中には軍の冬服のほとんどや何トンにもおよぶスクタリ向けの物資を積んだ近代的な蒸気船も含まれていた。それらの物資はクリミア向けの弾薬の下に積まれていたため、船が先にスクタリに寄港したのにおろされなかったのだ。セバストポリの街の外で野営していた軍は、その夜、風でテントが吹きちぎられていくあいだ、なすすべもなくじっとうずくまるしかなかった。夜が明けてわかったのは、彼らが吹きさらしの高原で孤立してしまったことだった。そこは物資の陸揚げができる唯一の港からは十キロも離れていた。野営地から港へ通じる道は十月のバラクラヴァの戦いの結果、ロシア軍が押さえており、物資を運び込むには今では山側の泥道を迂回するしかなかった。世界の脅威のひとつであったブルネル建造のすばらしい近代的蒸気船グレートブリテン号でさえも、今回イギリス軍を助けることはできないかのように思えた。世界でもっとも進んだ工業国が自国の軍隊を冬の猛襲から守ることができないでいた。一財産にも匹敵する物資はバラクラヴァの小さな港に積み上げられたままだった。議会では反対派の議員がこう指摘した。陸軍大臣は全物資をはるばる四千八百キロも運ばせたが、残念ながら、野営地に到達するには四十キロ足りなかった、と。

戦闘は翌年の春までなかったが、ナイチンゲールの病院には次々と傷病兵が運ばれてきた。クリミアのイギリス軍は死にはじめていたのだ。壊血病、赤痢、凍傷、飢えがセバストポリを見下ろす高原の野営地で広がりつつあった。バラクラヴァの港に向かう丘の斜面をゆっくりと降りていく病人たちの姿は冬の間じゅう途絶えることはなかった。彼らのほとんどは有能なフランスの救急隊に付き添われ、ラバの背に乗せられて運ばれた。ラバも救急隊が調達したもので、背の両側に椅子をくくりつけた、カコレと呼ばれる改造した鞍を乗せていた。港で病人たちはそろそろと降ろされ、船に乗せられ、黒海をわたってスクタリまで幾日か航海した。多くが途中で死んだ。ある者は港で、ある者は船上で。スクタリに着いたのち、小舟に乗り換え、岸まで運ばれるのを待っているあいだに死んだ者もいた。スクタリの桟橋は腐っており、使いものにならなかったからだ。生き延びた者たちはフローレンス・ナイチンゲールの野戦病院まで運ばれていくか、よろよろと歩いていった。

病院は三階からなる巨大な長方形の建物で、閲兵場にもなっていた中庭を取り囲むかたちで建っており、四隅に塔を戴いていた。それぞれの階には建物の四方をめぐる回廊がひとつずつあった。回廊は中庭に面した内側にあり、幅は四メートルから五メートルで、天井は高かった。回廊から建物の外側に向かって病棟として使用されている部屋が並んでいた。各階に百室以上あり、それぞれがおよそ七メートル四方だった。これらの病棟にはせいぜい足首ぐらいの高さの低い木の椅子がぐるりと取り付けてあり、居心地の悪い堅い詰めものがしてあった。部屋の回廊に接する部分には天井の下に木製の張り出しがあった。部屋の床は木でできており、それもほとんど腐っていた。回廊にはこわれた素焼きのタイルが張ってあった。

最初、夜、病院内に入ることを許可された看護婦はナイチンゲールだけだった。彼女はよく就寝前に回廊の端から端まで歩いたものだった。長方形の建物の四辺をぐるりとめぐり、七百三十二メートル以上の距離になる。それから別の階に行き、石油ランプに照らされたぼんやりとした薄明かりの中を、また同じ距離を歩くのだった。回廊にはベッドが並んでいた。といっても、そのほとんどがタイルの床にじかに敷かれた、わらを詰めただけのマットレスだった。病人たちは壁に頭を向けて横たわっており、その足先から反対側のマットレスまでほんの一メートルほどしか離れておらず、隣のマットレスとはかろうじて五十センチほど離れているだけだった。部屋の中でもベッドの間隔は同じぐらいで、ありとあらゆる隙間を利用すれば、建物全体でほぼ三千人の患者が収容できる勘定だった。一番多いときで二千五百人の患者がいた。死亡率もそのときが最高で、日に七十名が死んだこともあった。(2) 荷物を運べるだけの体力のある兵士はほとんどおらず、トルコ人人夫が桟橋から新しい入居者を運んでくるとともに、死体の片づけもした。夜、回廊に果てしなく続くベッドの間をナイチンゲールがひとりで通り過ぎるとき、患者たちはほとんど話すことなく、死んだように無言のまま横たわっていた。患者の大半が、病気や栄養失調や凍傷で入院してきたのだった。戦闘で負傷した者たちは戦場近くの別の病院に運ばれることが多かったからだ。

ナイチンゲールが赴任してきてから最初の四ヵ月のあいだ、病院にはほとんど換気のできるところはなかった。窓は小さく低い位置にあったので、むっとする淀んだ空気は、窓をあけたとしても、上のほうに大量にとどまったままだったろう。しかし、寒さのため窓はぴったり閉められ、窓枠の壊れたところにはぼろ切れが詰め込まれていた。暖房は鉄製のストーブで、窓にあけた穴から煙突が出ていた。病棟と回廊を隔てる壁のせいで、まるで風が通らなかった。病棟や回廊の不潔さと害虫のはびこる様は描写しきれないほどだった。

当初、医療関係者もナイチンゲール自身も夜の病院から看護婦を閉め出していた。医師のうちには日中でさえも自分たちの受け持ち区域の回廊や病棟に看護婦を受け入れるのを拒否する者もいた。しかし、しばらくすると、夜でも患者を診療する際に看護婦の手助けをほしがる軍医があらわれ、禁止令はゆるめられた。患者にたいして冷淡にしたがる軍医にはそれなりの言い分があった。ひとつは、兵士たちがここにいるのは、それぞれが自分で選んだ結果であるという事実だった。徴兵制度が一般的なヨーロッパ大陸の国々とは異なり、イギリス軍は志願兵からなっていた。兵士たちは入隊を決める前に兵役の条件について調べることができたはずだ。たとえば、凍った地面から掘り出すわずかばかりの根菜しか手に入らないような場所でも、燃料の調達は彼らの個人の責任であることもわかったはずだ。最高司令官ラグラン卿が遅ればせながら兵站総監フィルダーに燃料の支給を命令したとき、イベリア半島戦争〔一八〇八—一四。ウェリントン公の率いるイギリス軍が、イベリア半島に侵攻していたフランス軍を破った〕でも燃料は支給されなかったという理由でフィルダーがラグランの命令に異議を唱えたため、軍隊はクリミアの真冬を燃料なしで過ごすことになった。フィルダーが前例を引き合いに出したことからわかるのは、文書化された軍規がなかったことと、フィルダーの側から言えば、志願兵なら入隊する前にそんなことは調査ずみのはずということだ。彼らにこのような周到さがなかったとしても驚くべきことではない。ただ、何をやってもだめな連中だということがわかるにすぎないという。

スクタリの恐怖を綿々と綴っても読者をうんざりさせるだけだろう。このような状況にたいする看護婦、医師、患者の反応を描いたもののほうがはるかに興味深い。といってもあの時代にスクタリを訪れた人びとの個々の話に頼るのは危険だ。なぜなら人道主義的宣伝だったり、興奮して感傷的だったり、また、国家的なヒロインの前にひれ伏さなければ社会的に葬り去られると思って自己規制する人もいたからだ。ナイチンゲール自身は、このような影響を受けることはなかったので、情報提供者として活用することができる。家族に書いた手紙から、彼女が、役人たちの怠慢や無能さのせいで一般の兵士たちは病院においてさえも生活の最低必需品を剝奪されている、と考えていたことがわかる。彼女によれば、人為的な物資の不足は報告されないままになっていた。軍医たちはこたえられるはずのない要望書を書いても出世の妨げになるばかりだ、と恐れていた(3)。患者たちは酒浸りの看護兵の手にまかされたままだった。看護兵は仮病を装った兵士だったり、瀕死の患者から蓄えをもぎとる盗人だったり、あるいは、隠居生活から愚かにも志願して従軍し、たちまち病気になったり、アルコール中毒による譫妄症になってしまった年金生活者のこともあった。

ナイチンゲールのもとで働いていた看護婦たちが書いたものにも信頼できるのがいくつかある。とくに私的なものはそうだ。そこからわかるのは、看護婦たちはすぐにどの医師が道義心に訴えると弱いかを見分けだし、怠慢な役人をごまかして患者のための食糧を手に入れる企てに彼らを引きずり込んだことだ。ナイチンゲールも同じようなことをしていたが、もっと広範囲でもっと組織立って行なっていた。彼女もまた死の床にある一般兵士のおとなしさと素朴さに感心していた。「兵士たちが無責任で、好色で、手に負えないという通説には賛成できなかったし、今でもできません。苦労させれば、それに耐えるし……仕事をやらせれば、やります。これまでに役に立とうとしてきた他の階級よりも、兵士が相手のほうがましです[4]」

彼女の行なった改革は最初のうちはごく基本的な性質のものだった。赴任してから十日後に、イギリスで尊敬していた外科医に宛ててこう書いている。「切断手術用のスクリーンを手に入れているところです。明日、手術を受ける予定のかわいそうな兵士が、今日、そのメスのもとで同僚が死ぬのを見れば、その影響は大きく――手術がうまくいく見込みも減るというものです[5]」。それまでは、外科医は病棟で、それも他の患者から丸見えのところで手術をしていた。手術室がなかったからだ。ナイチンゲールのスクリーンは、彼女の楽観主義にもかかわらず、切断手術による死亡率、彼女はのちに八二パーセントと推定しているが、それを低下させることはなかった。しかし、人間の尊厳という点では役に立ったのかもしれない。

軍医たちは、そのほとんどがまだ若くて経験が浅く、まわりの惨事にたいする反応もさまざまだった。新しく来た患者がもう手遅れで治らないとわかると、思いやりのある医師でさえもがいらだって、理不尽になることに看護婦たちは気づいた。ある看護婦の報告では、医師のひとりはめったに病棟にあらわれることがなく、自室でタバコを吸っていたという。別の若い医師はナイチンゲールを含め、看護婦たちを批判して怒り狂った手紙を国に送った。彼によれば、ナイチンゲールがすべての手術に立ち会うと主張したため、患者を十五分も待たせたという。さらに悪いことに、ナイチンゲールがある兵士の傷を手当てしたとき、彼の性器はむきだしのままで、「彼の感情をいたく傷つけたにちがいない」。この若い外科医はナイチンゲールのことを次のように書いている。「彼女はお嬢さん《レディ》育ちかもしれないが、女性として扱われるだけのしとやかさはないようだ[6]」

やせ衰えた患者のからだには「印刷されたページの活字ぐらいびっしりと」ヒトジラミがたかっていたし、何ヵ月も塹壕にこもりきりで、体を洗うこともなかった負傷兵の性器は見られたものではなかっただろう。傷そのものも見るに耐えないものだっただろうが、ナイチンゲールは家族宛ての手紙に、ときには感嘆したように書いている。「外科医たちは次の手術に移りました。肩の関節部の摘出です。みごとに行なわれ、成功です。弾丸はちょうど関節の先端に撃ち込まれており、そこを中心に放射線状にまわりが砕けていました[7]」

戦争中、姉パーセノピはまるでイギリスにおけるフローレンスの熱烈な広報担当官だった。フローレンスが東方で他の役人と口論したときには、彼女は本国の役人たちに圧力をかけた。またフローレンスからきた家族宛ての手紙を写し、広く回覧した。しかし、傷の描写や、普通の人なら面白いとは思わないことについて長々と書くといった妹のひねくれた習癖をあらわすところは注意深く削除した。ある古参の陸軍将校はスクタリを訪れて、仰天した。「ナイチンゲールは外科手術を見るのが楽しみのようだ。それも腕を組んだままで見ている[8]」と。

兵士たちの快復に役立てると思っていた看護婦の中には、そうはならないのがわかると国に帰りたがる者もいた。けれども、彼女たちのほとんどは、兵士たちの最期の時間をより心地よいものにし、最期のときがくるまでささやかな故国の夢を見させてやれることに満足した。また役人からもっと食糧を引き出させようとした。そうすれば、少なくとも死期を延ばせると思ったのだ。この計画が失敗すると、看護婦たちはときには絶望のどん底に落ち込み、瀕死の患者のほうが慰める側にまわらねばならなかった。[9] イギリス大使夫人が来訪したときには、医師たちが患者たちを故意に餓死させていると言って夫人を脅かしたので、それを真に受けたレディ・ストラットフォードは病院においしいものを送りはじめた。ある看護婦がレディ・ストラットフォードが送ってくれたばかりの食べものを運んでいたとき、冷淡な医師が馬鹿にしたようにこう聞いた。「戦士に雌牛の足のゼリーかい?」すると看護婦はけんか腰でこう答えた。「瀕死の病人に、です」。インケルマンの戦いで負傷した兵が送られてきたあと、ある看護婦は次のように書いている。

> ある夜、シスター・エリザベス〔三十八人の看護婦のうち二十四人はイギリス国教会の修道女からなる〕と一緒に暗い回廊を通って戻ろうとしていたとき、ひとりの背の高い兵士が、ちゃんと歩けないのか、よろめき、しゃがみこんで、子どものように声を上げて泣いているのに出会った。兵士に話しかけてみると、その夜、大勢の傷病兵たちと一緒に上陸したのだが、みなから遅れて、取り残され、迷ってしまった。ずきずき痛む手足をどこで休めていいかわからない、という。わたしたちは彼を連れて病棟から病棟へと回り、ようやく空いているベッドを見つけた。宿営に戻ると、看護婦たちはもう休んでしまい、わたしたちは閉め出されてしまったようだった。けれども、呼び鈴をならすと、ナイチンゲール様がご自分で扉を開けてくださった。わたしたちの話を聞くと、食べものを探し出し、それを気の毒な疲れ果てた戦友のもとへ持っていくように、とおっしゃった。そして、わたしたちが戻ってきた

ときには、中に入れるように、待っていてくださった。彼女は、華奢で疲れ切っていたようだけれど、とても優しく、親切そうにみえた。

死亡率が上がっても看護婦も患者も無抵抗のままだった。「そのような苦しみの場面を冷静に目撃することができたのは奇妙な感じがする」とある看護婦は書いている。「でも、わたしたちにも、気の毒な苦しんでいる人びとにも、静かで穏やかな気分と、一種の茫然自失の状態が授けられていたかのようだった。彼らの悲しい苦しみすべてがわかっていたら、とても耐えることはできなかっただろうから。毎日、青白い顔をした誰かがいなくなった。ようやく顔見知りになり、おたがいに親しみを抱きはじめたばかりだったのに。毎日、わたしたちは孤独な巡礼者の誰かが穏やかに暗い死の河を渡っていくのを眺めていた。数日のうちに、わたしたちを信頼してくれた人たちはみな逝ってしまった。そして同じく死の運命にあると思われる者たちがさらに続いた(10)」

ナイチンゲールは遺族宛てに何百通もの手紙を書いた。「ハント様、先週の日曜日、当病院でご子息様がご逝去なさったことを哀悼をこめてお知らせいたします。ご子息様は赤痢が長びいて、衰弱から徐々に力つき、あまり苦しまずにお亡くなりになりました。体力を維持するためのできうる限りの手だては尽くしました。摂取できるもっとも栄養価の高いものを半時間ごとにさしあげておりましたし、お好きなものは何でもすぐにさしあげました。ときにはオレンジやぶどうがほしいとおっしゃいました。それらはのどの渇きをいやしたようですし、いつでも望まれたときにはさしあげていました。ご子息様はわたしたちが何かをしてさしあげるといつでもとても感謝され、とても忍耐強くあられました」。姉の屋敷にはかつてナイチンゲールが過ごした部屋がそのままになっており、あの消滅した軍から伝わったゆかりの品々が積み重なっている。その中にクルミほどの大きさに縮んでしまった哀愁に満ちたオレンジがひとつある。それはナイチンゲールからもらったということでもらった本人である患者が食べずに大事にとっていたものだった。

看護婦たちは、他のどこの病院よりもスクタリでの死亡率のほうが高いのではないか、と思いながらも、どうして兵士たちが死んでいくのか、その理由がわからなかった。ある看護婦によれば、「この病院で行なわれた切断手術は、わたしが知る限りでは、ほとんど成功しなかった。患者は手術の際、あるいはその直後、力尽きて死んでしまう。戦場で切断手術を受けた兵士はほとんど快復するというのに。この理由は、戦場にいる兵士は体力があり、苦痛や疲労に耐えることができるが、この病院で手術を受ける兵士は苦痛ですでに体力を消耗しきっているからだと思う(11)」。除隊した元気な兵士が何人か、イギリスに帰国する途中、帰国船を待つ間にスクタリの病院に泊まるという間違いをしでかした。また、どこも悪いところのないイギリスの鉄道員が、よそ行きの山高帽姿で、ちょっと気分が悪いと立ち寄った。その鉄道員は、いくばくかの金を稼ぐために軍隊の請負仕事をしに東方に来たのだった。というのも、彼が預金していた銀行が破産したのと、両親を亡くした孫の面倒をみなければならなかったからだ。軍隊で少々稼げば、四十年連れ添った妻が人生の最後を救貧院で過ごすはめに陥る心配はなくなるだろう、と思ったのだ。しかし、除隊兵も年配の鉄道員も同じように、塹壕から戻ってきた変わり果てた姿の人たちと同じ墓に横たわることになってしまった。そして国では救貧院が、残された彼らの愛する人びとを飲み込もうと容赦なく口を開いていた[12]。

スクタリでは、死の天使の腕はいつも冴えわたっていた。ある夜、二人の看護婦が、危篤状態にある八人の患者を寝ずに看護するようにといわれた。そして、真夜中になったら交代するためにもう二人の看護婦を呼ぶようにと指示されていた。しかし、夜中の交代が必要になることはなかった。八人の患者はみな思ったより早く亡くなってしまったからだ。「そしてみなが永眠した後、わたしたちは宿営に戻り、床についた[13]」。これらの素朴な看護婦たちは、生涯、この経験を忘れることはできなかった。そのうちのひとりはこう回想している。「ひとりの若者が飲みものをほしがり、そのあと本を読んでほしいと言った。それから頼まれるままに、オックスフォードの友人たち宛ての手紙を書いてあげた。彼は「主のみこころは、この夜のうちに同僚をお召しになることだったらしい。でもぼくをお召しになるのは今少し先のようだ」と言っていた。しかし、夕方通りかかったとき、声をかけると返事がなく、もう亡くなってしまったことがわかった。彼は死ぬ前にキスしてほしい、と言っていたが、そうしてあげなかったことが悔やまれる」。何年も後になってこう書いているところをみると、これを書くのはこの女性にとって容易ならぬことだったにちがいない。

ある夜、その同じ若い看護婦がナイチンゲールに従って遺体の仮安置所へ行った。そこにはその日病院で亡くなった遺体が横たえられていた。「いつ訪れても恐ろしい場所だった。戸口のところで待っているあいだ、ナイチンゲール様は静かに遺体の顔から覆いをとり、妻や母親から遠く離れたこんなに侘びしい場所に横たわっている彼らを眺めていた。あんなに華奢で、優雅で洗練された人が、深夜たったひとりでそのように悲しい死の場に立ちつくしているのを見るのは異様な感じがした」。ナイチンゲールには、そこで亡くなった人びとの顔を憶えておく理由がやがて生じることになる。

ナイチンゲールが三十八人の看護団の団長としてスクタリに到着してから六週間後に、別の看護団がやってきた。その看護団にはいわゆる「お嬢《レ》さ《デ》ん《ィ》」だけではなく、彼女が受け入れを認めていない労働者階級の看護婦もいた。ナイチンゲールは彼女たちを派遣してきたシドニー・ハーバートに腹を立て、辞めると脅した。自分ひとりでそんなに大勢の女性たちの統制をとることなどできない、と思ったのだ。とくに病院には彼女たちが宿泊できるような場所が充分になかった。女性たちを病院の外に住まわせれば、兵士たちと色恋沙汰におよんだり、酒におぼれるのを防ぐのはさらにむずかしくなるだろう。「「お嬢《レ》さ《デ》ん《ィ》」たちは結婚のため、看護婦たちは酒におぼれるために来ている」と彼女は書いている。(14) 彼女は看護婦宿営の鍵を枕の下に入れて眠った。

ラグラン卿は手があいた看護婦たちを、前線にもっと近い新しい野戦病院勤務のためにクリミアに派遣することを望んだ。ロシア軍がバラクラヴァの港を侵略する危険が遠のいた今では、そこに病院を開いても安全に思えたからだ。しかし、ナイチンゲールはラグランの望みに反対した。新しく赴任してきた看護婦のひとり、エリザベス・デーヴィスは、ナイチンゲールのところに行き、クリミアでのほうがもっと役に立てるだろうから、クリミアに赴任したいと申し出た。そのときのナイチンゲールの返答を彼女は記しているが、怒りを含んだ様子が手に取るようにわかる。「ナイチンゲール様はこう言われました。「これ以上言う前に、とくにひとつはっきり憶えていてほしいのです。あなたがクリミアに行くことは、わたしの意志に背くことなのです」。これを彼女は何度も何度も繰り返しました。わたしはあくまでバラクラヴァに行くつもりでいました。すると、彼女はこう言いました。「それでは、デーヴィスさん、あなたがどうしても行くというのなら、監督なしにやるわけにはいきません」。そして、開いた両手を脇で合わせ、次にむりやり離して大きく腕を開いて、こう付け加えました。「わたしはあなたとあなたの新しい監督の方とはきっぱりと手を切ります[15]」」

ここからわかるのは、ナイチンゲールが看護婦をクリミアに遣りたがらなかったのは、監督が不足しているからではなかったことだ。何らかの理由で、その役割を任せたくなかったのはあきらかである。彼女の支持者でさえ、戦争初期の何ヵ月かのあいだ、彼女はなかなか責任ある任務を他の人に任せられなかったようだ、と述べている。クリミアの病院における彼女の権限がはっきり定められていなかった、という事実もあった。彼女宛ての依頼状の原文には、トルコの病院——当時、スクタリの他に病院はなかった——での看護を担当、とある。最終的に、陸軍省は彼女の地位をトルコ以外の病院の総監督でもあると明示する指令を送ったのだが、それまでは当然のことながら、クリミアの看護婦も監督しようとすればそこの医療当局者たちから問題視されるのではないかと心配していたのだ。

このころ、ナイチンゲールが看護婦の管理について考え得た唯一の方法は、看護婦も患者も物理的に目の前に集めておくことだった。新しい陸軍大臣パンミュア卿は中央での集中管理方式に賛成で、ナイチンゲールをそれにふさわしい団長だと思っていた。しかし、結局彼は、分散した状況でもどうしたらこの集中管理を実行できるかを彼女に教えねばならなかった。つまり、他の病院の看護監督をみずから任命し、経過を自分に報告させるというやり方である。こうすれば、患者を不必要に転院させることがなくなり、死亡率を減らすことができる。しかし、こういう状況になる前に、ナイチンゲールと縁を切って、その監督下から「離脱して前線に行った」看護婦の多くは並々ならぬ英雄的行為と献身を示すこととなった。英国人名辞典にジェイン・ショー・スチュアートの名も、メアリー・シーコルの名も、あるいは手におえないマーサ・クラフの名もないのは驚くべきことだ。マーサ・クラフはナイチンゲールが課した規則にことごとく逆らい、大好きな赤ワインに思う存分浸ることのできる連隊付きの簡易野戦病院に身を投じた。

晩年になってナイチンゲールは、このような看護婦たちに与えられるべき名誉を自分が独占してしまったことを恥じていた。一八八八年にこう書いている。「よく思うのだが、いや、あまり考えたくないことだが、クリミアでわたしと一緒だった人びとはみな、「感謝状」のすべてがわたしのところにきたのを、どんなにか不当なことと感じているはずだ。シスター・バーサもこのように感じていないはずはない――そんなことがありえようか――彼女は何も言わないけれども」[16]。シスター・バーサ・ターンブルはスクタリで、ナイチンゲールの鉄の規則に逆らって前線に行った最初の看護婦のひとりだったが、はるかホノルルまで行って立派な仕事を成し遂げたのち、突然六十八歳のナイチンゲールのもとを訪問したのだった。

一八五五年一月から十月のあいだ、ナイチンゲールはスクタリからわずか八キロほど北にあったクラリの病院さえも自分の監督下に置こうとしなかった。結局、看護団の第二陣を引き連れてきて、そこに居を構えた競争相手のスタンレー嬢とブリッジマン女子修道院長と争うのを避け、公式にそこからは身を引いたのだった。前線近くに新しい病院を開設するのを推進するよりも、ナイチンゲールは自分の病院の規模を拡大するよう運動した。軍医の何人かを説得して、建物の使われていない部分を改装する計画に加わらせ、その建設が資金面で行き詰まると、自費でまかなった。これによって収容能力は千二百二十床から千六百床へと増加したが、実際の患者数はもっと多かった。病院は常時、超過密状態にあった。

ナイチンゲールには、政府から信任されているのだから自分が主導権を発揮しても大丈夫だ、ということはわかっていた。しかし、東方に来てほぼ三ヵ月目になる一八五五年一月末、彼女の旧友シドニー・ハーバートが閣僚をしていた政府は、軍管理の不手際に関する審問実施という下院から出された動議が可決されたことにより、辞職に追い込まれてしまった。この不名誉な前政府で内務大臣だったパーマストン卿が新首相となって新しい政府をつくり、最初はハーバートを閣僚に残した。しかし、パーマストンが下院の審問実施計画を断念させることに失敗すると、シドニー・ハーバートは前内閣で戦時大臣としてかかわっていたという理由で辞任した。フローレンス・ナイチンゲールは前内閣でのもっとも重要な支持者を失ったが、パーマストン卿という味方を得ることになった。彼の、介入せずというやり方は、おそらく彼女にとって、より強力な支えとなったはずだ。

下院の委員会は三月五日に審問を開始した。「セバストポリ・レポート」として知られているその報告書から、軍の物資調達における混乱が委員会の重大関心事だったことがわかる。工業に強いというイギリス特有の事情が戦闘においては裏目に出てしまったようだ。つまり、今では細々と複雑な製造部品が必要なときに必要な場所にそろわなければ軍は何もできなくなってしまったからだ。ウェリントン公だったら、決してこのような個々の部品が集まらないと完全にならないようなやり方は認めなかっただろう――彼は火打ち石式発火装置のついた旧式の銃を、雷管のついたライフルに取り替えるのに反対していた。旧式の銃なら地面にころがっている石で点火できるからだ。工業製品である雷管は技術的にはすぐれている。しかし、ウェリントン公の考えでは、それらは手に入らなくなる可能性があり、そうなれば、兵士たちはお手上げになる。故ウェリントン公が恐れていた最悪の予想がクリミア戦争で的中した。大量の組み立て式の小屋が冬に備えて発送された。しかし、組み立てて固定するための釘はすべてどこかへ行ってしまった。傷病兵はスミス・アンド・クラーク特許の折り畳み式担架なしには動かすことができなかったが、脚の部分と担架を広げておくための横木が別の船に積まれてしまったので、担架としては用をなさなかった。

スクタリのフローレンス・ナイチンゲールの病院は「セバストポリ・レポート」でかなりの批判の的となった。ここでも物資調達が混乱の極みだったからだ。包帯、ほうき、モップ、台所用品、ベッドや衣料、すべてが不足しているようだった。何百万ポンドもの物資がイギリスから送られたはずだというのに。しかし、彼女は、基金を自由に使ってその不足を埋めたことで、広く称賛された。セバストポリ委員会がロンドンで証言を聴いた最初の日、ナイチンゲールはスクタリで、かつてペットとして飼っていたフクロウの幻影を見ており、翌日、彼女は家族に宛てて、次のように書いている。

親愛なるみなさま
昨夜、アテナを見ました。わたしに会いに来たのです。日が暮れるころ、総合病院から宿舎に帰る途中、崖沿いの道を歩いていたときのことです。わたしの大好きな道で、本当に初めてのことだったと思いますが、そこの眺めに見入っていました――海はガラスのように静かで、混じりけのないサファイアのように真っ青で、コンスタンチノープルの上にたったひとつ明るい星が輝いていました。わが国の艦隊は微風を捕らえようと帆を空しくひろげたまま、なぎの中にとどまっており、コンスタンチノープルの丸屋根や尖塔は日没の鮮やかな金色を背にくっきりと浮かび上がり、いつも雪をいただいているオリンポスの山の下からマルマラ海まで延びている遠くの丘は透明なオパールのような色（東方でしか見ることのできない色）をしていました。そのとき、アテナが静かに崖沿いにわたしの足元にくると、つま先立ちになり、幾度かおじぎをして、長い悲しげな声をあげ、飛び去りました。(17)

そこはすばらしい眺めで、ナイチンゲールは好んで日が沈むころに崖沿いの道を散歩したものだった。しかし、その夕暮れに、フクロウの幽霊は彼女に何を伝えにきたのだろうか。それも誰の使いだったのだろう？　それはクリミアからの使いだったのだろうか。それともロンドンからだったのだろうか。黒海をはさんで四百八十キロ向こうのクリミアでは、軍当局が、ナイチンゲールの病院に送られた傷病兵たちはなぜ戻ってこないのだろうかといぶかりはじめていた。このころ、『タイムズ』紙の特派員は前線から次のように書き送っている。「不思議なことに、スクタリから快復して戻ってくるものはほとんどいない。

病院は傷病兵を飲み込んでそれきりのようだ」

ロンドンの新しい政府は、下院内に設置された委員会では四千八百キロ離れた黒海で発生した問題を解決できるはずがないと考えていた。パーマストンには何がうまくいっていないかについて、彼なりの考えがあったため、首相になるとすぐに現場に人を送り、調査と行動を起こすよう指示した。彼らは、パーマストンの信頼を得ていた、専門知識のある民間人だった。ナイチンゲールが足元のフクロウの亡霊に耳を傾けながら、ゴールデンホーンを見おろしていたあの夕暮れに、目の前でたゆたっていた勇壮なイギリス艦隊の中にはパーマストンから信任された五人の委員が乗っている船もあった。彼らはその翌日スクタリに上陸した。この五人はその専門分野では並ぶものがないほどの経験を積んでおり、あの驚異的な成功の時代にイギリスが生んだ最良の人材の見本だった。その中でももっとも若く、おそらくもっとも才能に恵まれていた委員は六週間たたないうちに死んでしまうことになるのだが。残った四人の委員はみなフローレンス・ナイチンゲールの生涯の友となった。彼らの東方での使命は、イギリス軍——それも次にそこに派兵されることになる第二陣を救うことだった。第一陣はほぼ全滅していたのだ。

民間人の委員を派遣して軍の問題に口を挟ませようと決断して、パーマストンはヴィクトリア女王と衝突することになったが、それは彼の長い経歴で初めてではなかった。結局、フローレンス・ナイチンゲールはこの両者の対立において駒として使われる運命にあった。パーマストンは軍を王権のもとに支配しようとする女王の試みを邪魔するのに彼女を利用したからだ。

イギリス軍の統帥権はチャールズ一世の時代から政争の的だった。一六八八年の名誉革命のときに制定された権利章典には議会や大臣が軍にどうかかわるのかについての明確な定義はない。クリミア戦争のとき、ロンドンの近衛騎兵隊の司令官は女王自身から命令を受けるのか、それとも大臣から受けるのか、で毎回論争になった。ウェリントン公のときには問題になることは一度もなかった。ワーテルローの勝利者として名高い彼は、司令官として軍にたいし、ほとんど絶対的な権力をもっていたからだ。しかし、一八五二年にウェリントンが亡くなると、古くからの問題が再燃したようだ。サンドハーストの王立陸軍士官学校における最近の歴史研究によって、ヴィクトリア女王とその夫君アルバート公が憲法上の時計を後戻りさせ、ふたたび軍にたいする王権の特別な支配をうちたてようとしたために、これまで存在すら知られていなかった摩擦があったことがあきらかになった。(18)

戦争が始まったとき、ヴィクトリアは女王の位について十七年目になっていたが、まだ三十五歳――フローレンス・ナイチンゲールよりたった一歳上にすぎなかった。若いころ、ヴィクトリアはまるで人気のない君主だった。彼女自身がヨーロッパ大陸の出であったことや、外国人の夫を迎えたこと、また侍女のひとりを不当に扱ったという噂が広まったせいである。その侍女は実際には腫瘍だったのだが、女王も女王付きの医師も密通による妊娠だと決めつけた。その直後、侍女は亡くなった。パーマストンは一八五五年に首相に就任してから、ヴィクトリアに敬意を払うよう気をつけた。一八五一年に不興をかって外務大臣解任となったときのような間違いを繰り返さないためである。ときには軍にたいする女王の興味をそそるようなこともした。たとえば、ヴィクトリア十字勲章のデザインの変更をまかせたことなどである。彼女はこの「あらゆる階級」対象の、勇敢さをたたえる勲章のために官僚が提案した安っぽく、見劣りのするいくつものデザインを取りやめにし、「勇者のために」という銘を入れるという案に反対した。そのような銘を入れれば、勲章を持たない者は勇気がないことになるという理由からだった。この、いつでもどこでももっとも羨望され、めったに授与されることのない勲章にヴィクトリア自身の言葉「武勲ゆえに」が刻まれているのはそのためである。

ヴィクトリア女王も夫君も軍のことに熱心で、軍の問題につねに関心を寄せ、自分たちには口出しをする資格があると思っていた。議会で痛烈に批判されていた軍の最高司令部は、女王と夫君のこのような関心をたきつけて、パーマストン卿があきれるほど力をいれて、古代の不文憲法の原理では女王が軍の司令官として名目上の権威を行使することが求められていたと女王を説得することでうまく立ち回っていた。ナイチンゲールが東方に赴任してから三ヵ月目の一八五五年初頭にパーマストンが首相になったときには、令名高い女王の軍は消滅しかかっていた。君主に軍の統帥権を許すという時代遅れの憲法論議にたいして、パーマストンほど冷ややかな人物は他にはいそうもなかった。彼が最初に閣僚に任命されたのは、四十五年も前のことで、戦時大臣としてだった。そして一八一二年の昔から、大臣たちは君主の意向に関わりなく軍に命令を下すことができる、というのが彼の持論だった。

パーマストン政権の新しい陸軍大臣はパンミュア卿だった。軍はパンミュアを典型的な民間のお節介屋とみていたが、彼には軍務の経験があった。若いころ、軍の将校だったのだ。彼が軍人になったのは父親との諍いの結果だった。父親はあとあとまで言い伝えられるほどの暴君で、若いパンミュアを、年百ポンドと軍の就任状を持たせて追い払ってしまった。父親の爵位である男爵を継承するはずのパンミュアは、前政府の陸軍省で下級大臣をつとめてもいた。パンミュア卿は寡黙な男で、やや高圧的にみえるスコットランド人だった。シドニー・ハーバートのような誠実そうな雰囲気も、パーマストン卿のような好感を与える愛想のよさもなかった。見栄えもよくなく、ずんぐりして、頭でっかちで、不格好だった。すでに一匹狼として評判だったが、軍最高司令部の、彼から命令を受ける筋合いはない、との主張にもかかわらず、彼には今では軍に自分の権威を押しつけたいと思うだけのきわめて個人的な理由があった。

パンミュアが、風変わりで冷酷なことで有名な父親から家を追い出されたとき、二人の弟たちは、二度と兄には口をきいてはならない、という父親の命令に逆らって、たがいの忠誠を誓い合った。次男は世のつねの次男のように、入隊し、戦争に行った。クリミアに行く途中、彼の隊はブルガリアのヴァルナに野営した。パンミュアが軍の物資調達が大混乱に陥っているのをはじめて知ったのは、ブルガリアから本国に送られてきた弟の手紙によってだった。

その当時は、ナイチンゲールの王立調査委員会がのちに示したように、野営地として選んだ場所が健康的かどうかを、公務上責任をもって確認する者が軍には誰もいなかった。コレラの原因はまだ証明されていなかったが、民間人の間ではすでにその発生が特定の場所に集中していることがよく知られていた。これはすぐに排水と上水道が原因だと認識されることになる。しかし、軍はこの教訓を学ぶことなく、地元ではコレラが起こりやすいところとしてよく知られている場所に野営した。コレラは突発し、何百人という兵士が死亡した。その中にパンミュアの忠実な弟もいた。パンミュアは弟の遺体を引き取り、スコットランドに運んで埋葬した。

パーマストンのもとで仕事を始めてから数日のうちに、パンミュアは軍最高司令部をひどく怒らせてしまった。野営地が不潔なことと、自分の物資を部隊の救援のために供出しなかったことで、クリミアの最高司令官を猛烈に非難した手紙を極秘で送ったからだった。まもなく、パンミュアとパーマストンはこの二つの事態を調査し改善するためにクリミアに五人の委員を派遣した。パンミュアが委員たちに与えた指示は、あきらかに軍の最高司令部から越権行為だと苦情が出るはずの分野にまで立ち入っていた。そのことをパンミュアははっきり自覚していたとみえて、彼らに与えた指示の一部を軍や女王には秘密にしていた。委員のうちの二人（サー・ジョン・マクニールとアレクサンダー・タロック大佐）は、食糧や衣類がなぜ隊に支給されなかったのかを調査するために派遣された物資調達の専門家だった。残りの三人は衛生委員たちで、クリミアとトルコの野営地や野戦病院を浄化するようにという指示を与えられていた。ナイチンゲールの伝記作者たちは、彼女がこの衛生委員団の派遣を要請したとたびたび主張している。この主張を彼女自身は何度も否定しているが、それはのちに彼女が与えることになる支援の政治的重要性を理解するうえで逆説的な効果があった。というのは、この委員団は実際のところ、近代でもっとも重要な社会運動のひとつの断末魔のあえぎだったからだ。クリミア衛生委員団を発足させた真の立役者は、尊大なやり方で公衆衛生をすすめようとして当時イギリスじゅうで嫌われていた人物、落ち目の自称衛生改革者、エドウィン・チャドウィックだった。

一八四八年の公衆衛生法の可決によって始まった、ロンドンおよびイギリスの各都市を浄化しようというチャドウィックの運動は、一八五四年、ナイチンゲールがクリミアに赴任したころには、すでに時流からはずれてしまっていた。その夏、激しい議論の末、議会は一八四八年の公衆衛生法によって設置された最初の衛生委員会を廃止した。衛生委員会を率いていたのは救貧法委員会の委員長をしていたチャドウィックと、都市衛生協会会長をしていたシャフツベリー卿だった[19]。

チャドウィックは医学を軽蔑していた。彼は、衛生管理を技術者と法律家の問題だと考えていた。チャドウィック言うところの「衛生科学」は「工学の一部門であり、医療従事者の出番がほとんどない科学」だった[20]。当然、医学界は他の既得権益集団と組んで、公的資金をチャドウィックの主張する高額な下水道や上水道に費やすことに反対した。チャドウィックの衛生委員会が廃止されたのち、主流となった医学界が公衆衛生費を引き継ぎ、彼らのやり方で運営した。チャドウィックの、都市で出た糞便を都市向けの野菜を栽培している農園で肥料としてリサイクルしようという提案は広まらなかったが、論議の的となった他の考えのほとんどは申し分なく役に立つものだった。けれども、当時は人びとを法律で強制して清潔にさせるという彼の計画は横暴で実行不可能だとみられていた。一八五二年に首相だったダービー卿が、埋葬と上水道に関する法律制定に反対したとき、彼の述べた言葉は民衆の気分を要約している。つまり、法律によって清潔さを強制することはまったく不可能だ、と。

議会でのチャドウィックのもっとも強力な支持者はパーマストン卿だった。彼はチャドウィックを解任した政府の内務大臣をしていたが、そのときの政府はその後戦時の不手際の責任を問われ辞職させられた。チャドウィックを解任することになった決定的な論争のとき、パーマストンは、チャドウィックへの個人攻撃——横柄だとか、独断的だとか、権力を一手に握りたがる——は不当だ、と強く彼を弁護した。けれども、アバディーン首相の代理人ジョン・ラッセル卿は最終弁論で次のように述べ、チャドウィックに責任があるとした。「多くの人びとは財政面での利益を考え、衛生委員会の計画が採用されてはならない、との意見をもっていました。チャドウィック氏が所見を述べるとき、こういう意見の人びとの共感を求めようという努力を怠ったせいであります」(21)。下院はチャドウィックの衛生委員会廃止を可決し、チャドウィックとシャフツベリー卿の公衆衛生における長い公務は終わった。

チャドウィックの失脚は国じゅうどこでもほぼ歓迎された。『タイムズ』紙は人びとのホッとした気持ちを代弁した。「チャドウィック氏は退陣させられた。脅しつけられて健康であるよりも、コレラや他の病気にかかるほうがましだ」。しかし、数ヵ月後にパーマストンが首相になると、数日のうちにチャドウィックの影響が、東方に衛生委員団を派遣する計画というかたちでおのずとあきらかになった。パーマストンは陸軍大臣に、ナイチンゲールの病院の問題を解決するためにチャドウィックがもっとも信頼していた専門家を派遣するよう指示する手紙を書いた。手紙からは、パーマストンがそこでの新種の問題、下院の「セバストポリ・レポート」ではまったく言及されていなかった問題にきわめてよく通じていたことがわかる。ナイチンゲールが東方に赴任して三ヵ月後、パーマストンは陸軍大臣パンミュア宛てにこう書いている。

確かなことは、傷病兵の医学的な治療の善し悪しとはまったく別に、コンスタンチノープルやスクタリなどにあるわが軍の病院の衛生状態を緊急に改善する必要があることだ。適度な換気がおろそかにされていたり、他のいろいろな衛生上の配慮に考えがおよんでいないのか、もしくは実行されていないようだ。

かつて衛生委員会につらなっており、衛生問題の仕事を何度もしてもらったことのある二人の非常に有能で行動的な人物がいる。サザランド博士とグレンジャー博士だ。二人をすぐにコンスタンチノープル、その後スクタリ、バラクラヴァ、野営地へと送り、傷病兵の医学的な治療にはまったく干渉せずに、二人の経験から思いつく、病院の建物と野営地の衛生改善の手はずを整え、ただちに効果が出るよう、全力であたってもらいたい。これで多くの命が救われるはずだ。(22)

この手紙はパーマストン側に並外れた先見の明があったことを示している。スクタリがコンスタンチノープルの郊外にあることは知らなかったようだが。フローレンス・ナイチンゲールはこの手紙について知らなかったらしい。そうでなければ、あれほどまでに、衛生委員団の存在をヴィクトリア朝の偉大な博愛主義者であるシャフツベリー卿の手柄にはしなかっただろう。シャフツベリーはパーマストン卿の義理の息子で、委員団の派遣を提唱することはしたのだが、それはパーマストンが先のような指示をパンミュア卿に送った三日後のことだった。シャフツベリーはパーマストンに、委員団を構成する別の衛生専門家のリストを提出しており、そこには反チャドウィック派のロンドン市衛生官ジョン・サイモンが含まれていた。けれども、委員団の出航寸前に、ジョン・サイモンはチャドウィック派の技師と入れ替えられた。

チャドウィック自身が自分で選んだ委員の名をパーマストンに提案し、ジョン・サイモンをはずすようにと首相を説得したことも考えられよう。しかし、チャドウィックは競争相手のトントン拍子の出世を止めることはできなかった。ジョン・サイモンは有力な縁故関係をもつ外科医で病理学者であり、政治的には保守主義者だった。戦争が終わるころには再編された衛生委員会の衛生官だったが、その後すぐに国の公衆衛生を牛耳る事実上の権力者となった。公衆衛生に関する彼の先端技術志向の医学的・科学的理論はチャドウィックの「衛生科学は工学の一部門である」とする論とは正反対だった。

ナイチンゲール自身が到着してから四ヵ月後の一八五五年三月六日にスクタリに到着した衛生委員団は、チャドウィックの委員団ではあったが、チャドウィックという名のリーダーを欠いたものだった。彼の存在はいかなる政府にとっても今では政治的に不利でしかなかったからだ。委員団のメンバー、ロバート・ローリンソン、ジョン・サザランド、ヘクター・ギャヴィンはみな衛生委員会でチャドウィックのために仕事をした者たちだった。ローリンソンは技師で、サザランドとギャヴィンはチャドウィックの主張する反医学的手法に転向した医師だった。チャドウィックはサザランドを一八五五年に衛生官に推薦したのだが、サイモンが勝った。ヘクター・ギャヴィンは一八四八年にサイモンに対抗してロンドン市衛生官に立候補したが、選出のための公開討議の席で、選出委員からこっぴどく叩かれた。彼がチャドウィックの一派であり、かつてロンドン市の下水溝をあえて批判したことが委員に判明したためだった。

ヘクター・ギャヴィンはすでに衛生問題に関して多数の論文を書いており、ヴィクトリア朝の衛生改革において大きな役割を果たすひとりとなるはずの人物だった。しかし、彼は東方に赴任してたった六週間後に銃の暴発事故で死んでしまった。三十九歳だった。第十七槍騎兵連隊の獣医だった弟のウィリアムに銃を手渡すときに事故は起こった。目撃者たちは、暴発事故のとき、銃がどちらの手にあったのかを見ていないと証言した。ヘクター・ギャヴィンは直後にもうだめだと言ったのち、数時間もちこたえた。いたく悲しんだ弟のウィリアムは、父親の話によると、十八日後に野営地でコレラにかかって死んだという。記録によると、当時の野営地にコレラの症例はなかったという。

ロバート・ローリンソンは、やがてイギリスでもっとも有名な技師となるのだが、前線を訪れたのちに帰国せねばならなくなった。イギリス戦線に降り注ぐロシア軍の果てしない砲撃の嵐による流れ弾にあったのだ。これによって、とりたてて特徴がなく、ほとんど注目されることがなかったサザランド医師に混乱を解決する任務が任されることになり、彼はリヴァプールから連れてきた何人もの、不快物視察官という仰々しい名前の役人の助けを借りることになった。彼らはまさに必要とされた人たちだった。

国内に目を転じると、パンミュア卿は、パーマストンから衛生専門家の派遣を指示する手紙を受けとる前からフローレンス・ナイチンゲールの病院の衛生状況を心配していた。その手紙をもらう前日に彼はボスポラスで指揮をとっていた准将ウィリアム・ポーレット卿宛てに手紙を書いている。それはラグラン卿に送ったものと同じようにスクタリの建物が不潔だと苦情を述べた叱責状だった。パンミュアはこれに続けて、病院が超過密状態にあると主張している。まだ衛生委員団が到着する前のことだ(23)。

サザランド医師と不快物視察官たちがスクタリに到着したとき、彼らの視察はたちまち感謝されることになった。彼らは国にいるパンミュア卿宛てに「スクタリ病院にて。不快物視察官ジェイムズ・ウィルソン氏による報告」を送った。それには「ウィリアム・ポーレット卿宿舎に付属する便所がひどい状態にあったので、わたしが自分で掃除し、泥炭を散布した(24)」とあった。ポーレットは転属となり、前線に送られた。

仰々しい肩書きをもった役人が、准将の便所をみずからの手で掃除し、その功績を得々と内閣への報告書に書き連ねるとは、いかにもヴィクトリア朝らしい。サザランドと同僚たちは敷地内に放置されていた動物の死骸を埋め、建物の外の庭を舗装し、水はけをよくし、上水道をきれいにし、建物の下を走っている下水溝に水を流す設備をつくった。彼らは部屋の壁に害虫駆除剤を塗布し、建物の屋根の部分で効果的に換気が行なえる箇所に開口部をつくった。また、しぶる司令官をせっついて、それぞれの回廊に二重に並んだベッドの列を一列にするよう医師たちに命令させ、看護兵にはゴミ箱と尿瓶を毎日空にさせた。

ナイチンゲールはすぐさま、今回の衛生委員団は、これまで訪れた役人たちのように報告書を書くだけではなく、何か有益なことをしているのに気づいた。彼女が自分で行なった改革はおもに病院の備品を、官僚的形式主義でがんじがらめになった中からほぐし出すことだった。衛生面で実行したことといえば、患者個人の清潔さが中心だった。つまり、患者のからだを洗い、シラミを取り、清潔な衣服を与えることだった。環境の改善にもっとも近かったのは床掃除だった。彼女は大量のモップとブラシ、害虫駆除剤を注文した。しかし、病棟の木の床はほとんど腐っていたので、なかなかきれいにはならなかった。それに回廊の、ひびが入って穴のあいたタイルの床までは手が届かなかった。兵士が横たわっている藁のびっしり詰まったマットレスがあったからだ。いずれにせよ、床をきれいにしても、床下にある詰まった下水溝からガスが床の隙間をとおって漏れてくるのには変わりがなかった。

スクタリを浄化すると、衛生委員団は荷物をまとめて前線へ向かった。あとには「不快なものを視察する」者を残して（年配の方々なら、よくロンドンの裏道の薄暗い路地にかけられていたヴィクトリア時代の掲示板を懐かしく思い出すだろう「この壁に向かって不快な行為を行なう者は何人たりとも罪に問われる」）。衛生委員団が去ったのち、ボスポラスに春がきた。病院の裏手にある古いトルコの墓地で小夜鳴き鳥《ナイチンゲール》がさえずり、ハナズオウが無数のピンクの花を咲かせた。病院の死亡率は下がってきたようで、ロシアの冬が過ぎ、兵士を元気づける物資が野営地に届くようになるにつれ、前線から送られてくる病人の数も減った。イギリスからきた蒸気式曳航船がスクタリにあらわれ、病気の兵士を船から陸に上げる仕事が楽になった。スクタリで快復する兵士の数も増え、フローレンス・ナイチンゲールは彼らの生活面での快適さにも関心をもつようになった。

一般の兵士も生まれながら向上心をもっているという彼女の考えは、父親から受けた教育で培われた知的見解だった。彼女はヘレフォード司祭に手紙を書き、断固たる調子で、聖書はけっこうですので、紙やペンやインキ、それに百科事典、講義に使うための博物学一覧図や地層図を送ってください（勘定は父親へ）、と頼んでいる。将校たちについては、三角法を学ばねばならないとしている[25]。当時の多くの人のように、彼女は軍隊を社会理論、彼女の場合は人間の向上に関する理論の実験場とみなすようになっていた。

スクタリの司令官ウィリアム・ポーレット卿は「これらのならず者たち——一般兵士を侮蔑的に指している。彼らの何人かはギリシアの飲み屋から人事不省の状態で運び出され、意識がもどらないまま死んでしまった——を甘やかしている」とナイチンゲールを非難した。パンミュア卿はポーレットに、そのように人生を無駄にするのをやめさせるのに彼の絶大な権力を使うようにと要請した。ポーレットは病院内での酒の販売を禁止しただけだった。(26) ナイチンゲールが考えたのは、兵士たちに自分の時間や金を費やせる別の興味を与えることだった。彼女の手紙だけから判断しても、彼女が準備しなければ、洗濯室も台所も為替事務所も読書室も講義も決して実現しなかったかのような印象を受けるだろう。しかし、それとは別に、彼女の役割が非常に重要であったことを示す証拠が、彼女の主導によって酒浸りが減った、というパンミュア卿の言葉にある。

ナイチンゲールはヴィクトリア女王に、国への送金がもっとたやすくなれば、軍での酒浸りは減るだろう、と書いた。彼女の手紙がパーマストンの内閣で読み上げられたとき、パンミュア以外の同席者はみなそれを称賛したが、パンミュアは、ナイチンゲールは「イギリス兵士のことは何もわかっていないとみえる」と言った。彼の言葉は、おそらく彼が意図したように、内閣の外に漏れて出た。ナイチンゲールの案を苦々しく思っていたのはあきらかなはずなのに、パンミュアは、当てにならない軍を通さなくてもいいように、兵士の送金の文民化を目指して、郵便局を設立することを命じた。これはうまくいった。本国に送金された金額は予想をはるかに越えていた。クリミアの最高司令官ラグラン卿が民間の介入について苦情を言ったとき、パンミュアは彼に同情し、すべてナイチンゲールが扇動したせいだと言った。パンミュアは最高司令官にこう書いた。「今や、ナイチンゲール嬢にあおられたせいで、兵士たちが国に送金する手だてがないという世論が高まっている。しかし、これは真実ではない。兵士たちは主計官を通じて、何の問題もなく送金できる。郵便局を設けることにしたが、うまくいかないと思う。兵士は送金するような輩ではないからだ」

パンミュアの最後の言葉は反動的な偏見の一例として歴史に記録されている。しかし、当時、彼がよく他の軍人たちと同じ偏見を抱いているかのようなふりをしたことを思い起こさねばならない。これ以外のときには、パンミュアは、郵便局のような文民による機関は、いつだってそれに匹敵する軍の機関よりもずっと効率がよく、ずっと信頼できるという変わることのない信念を示していた。現代、パンミュア卿を評する者はこのことを認めており、「文民化」が軍の改革における彼の唯一の目標だった、と述べている。(27) しかし、本音であれ、建前であれ、パンミュアの言葉は、ナイチンゲールの高度な介入が効果的だったことを示している。

ナイチンゲールは、衛生委員団と同じころにパンミュアの名でスクタリとクリミアに派遣された文民による第二次委員団の仕事にも感銘を受けている。これは軍の物資補給に関するマクニール＝タロック委員団である。彼らの調査結果はのちにイギリス国内において政治危機を引き起こし、そこにナイチンゲールも巻き込まれることになる。物資補給委員団の団長だったサー・ジョン・マクニールはパーマストンがもっとも信頼していた友人のひとりだった。彼は、パーマストンが前政府の内務大臣だったときに、彼を助け、ロシアのさらなる拡大政策をはばむためにはイギリスは戦争も辞さないとロシアに迫って、戦争を回避しようとした。

ペルシア国王の宮廷で全権公使としての仕事をしたことから、サー・ジョン・マクニールは東方政治とロシア外交政策の専門家となった。彼は驚くほど独創的な反ロシア出版物の著者だった。それはパーマストンにけしかけられて最初一八三六年に匿名で出版され、その後、クリミア戦争が勃発する前の数ヵ月間に急いで版を新しくし、増刷された。この小冊子の独創性は、ロシアの飽くなき世界支配欲を示すのに統計を使ったところにあった。一六八九年から一八二五年のあいだに、ロシア帝国の人口が、スウェーデン、トルコ、ポーランド、ペルシア、タタールに属していた領土を支配下に収めた結果、千五百万人から五千八百万人へと膨れ上がった様子を示している。ロシアの国境はベルリンに向かって千百二十六キロ、コンスタンチノープルに向かって八百五キロ、ストックホルムに向かって九百六十五キロ、テヘランに向かって千六百九キロ前進した。それもいつも知らない間にだった。ちょうど一八五四年現在、黒海地域でロシアがじわじわと忍び寄ってきているように。

マクニールは一八五四年版の著書で、ロシアは総力をあげて侵略してくると訴えており、その訴えに、亡くなったばかりのウェリントン公が生きていたら言っただろうと思われる言葉を添えて信憑性を与えている。「われわれがなかなか戦闘に踏み出さないのは、その規模を予見している証拠と思いたい。墓の中からは小競り合いをするなという力強い声が聞こえてくる。このような、いわば警告がなされるのは、二つの偉大なる西欧の強国は、いったん交渉が決裂すれば、たちまちたがいに総力を結集し――激しい一撃で――急所をぐさりと突きあうことになるという事態を承知しているからだと思いたい」。パーマストン卿はマクニールの本にこのように大仰な武力威嚇の言葉があるのを歓迎したにちがいない。というのは、彼はイギリスの弱々しい反応がロシアのこれまでの領土拡大をゆるしてしまったと信じていたからだ。キングスレー・マーティンは、戦争が勃発する前に巷に流布していた熱狂的な宣伝を分析しているが、マクニールの著書と彼が予想したロシアの侵略には言及していない。彼が取り上げているのはマクニールのかつての同僚デーヴィッド・アーカートのばかげた論だ。アーカートは狂信的で、彼の反ロシア的な暴言（奇妙なことにマクニールの本と似たような題で出版された）とくらべると、マクニールの分析は穏健で学術的にみえる。マクニールとパーマストンは、マクニールの本が戦争を回避するのに役立つのではないか、と思っていたにちがいない。それは、ロシアにたいし、イギリスが真に憂えており、交渉による解決が可能だと示すことで、アーカートの狂信的態度の埋め合わせとなっていた。ヴィクトリア女王の命により外務大臣という当然の役割から降ろされたパーマストンは外交に影響を与えるために目立たない方法を用いたと思われる。

文学的・外交的才能に加えて、マクニールは医師の資格をもっていた。また、セバストポリを包囲しているイギリス軍の物資補給について報告する仕事にはまれにみるほどぴったりだった。その仕事につくことができる人物のうち、おそらく包囲作戦の経験もある数少ないひとりだったからだ。一八三八年に、彼はペルシア軍とそのロシア人顧問とともにアフガニスタンのヘラート攻撃を見に行った。彼は包囲軍の物資補給が満足な状態ではないことを報告した。そして、ヘラート包囲は失敗だろうという彼の予想はあたった。[28] マクニールの決定的な資格は、故国スコットランドで救貧法委員をしていたことだった。スコットランドでジャガイモが不作だったとき、彼は飢饉を避ける手を打ったことで評価された――実際にはスコットランドで飢饉の影響を受けた民衆はアイルランドにくらべるとごく少数だったのだが。

マクニールと同じく委員だったアレクサンダー・タロック大佐は統計をとり、そこから役に立つ情報を引き出すのが趣味の内勤の大佐だったが、それによってインドで名をあげた。彼は外国に駐屯している隊の病気と死亡率のデータを集めるのに並々ならぬ巧妙さを示した。おそらく彼独自の栄養理論を証明するために行なったのだろうが、その統計から、軍の恩給生活者たちはいやに長生きだという驚くべき傾向に気がついた。調査の結果、死亡した兵士の縁者が、恩給をもらい続けるためにその死を隠していたことがわかった。このトリックを暴いて政府資金の損失を防ぐのを助けたことに満足するだけではなく、タロックは東インド会社が兵卒相手に行なっていた数多くの詐欺行為、たとえば給料を巻き上げたり、法外な値段で品物を買わせたり、といったことも暴いた。統計以外の趣味はパン焼きだったようだ。彼はおいしい焼きたてのパンは健康によいと信じており、ビルマに駐留する軍隊のために自前のオーヴンをつくったほどだ。

タロックはマクニールより若かった。クリミアにおける物資補給がうまくいかなかったことを調査するという使命を遂行するとき、おそらくマクニールよりずっと手柄をたてることにも一所懸命だったと思われる。彼はマクニールよりも他人の無能さを暴くことを好んでいたが、マクニールは対決するようなやり方はあまり好きではなかった。これによって二人の間には摩擦が起こり、ナイチンゲールはどちらかの味方をしなければならないと思ったらしく、マクニールに同調している。彼女は、タロックは他人の考えに寛容でなさすぎるというマクニールの言葉に同意している。しかしながら、彼女は、軍隊生活を健康で快適なものにしようというタロックの真摯な態度を認め、称賛していた――クリミアに着くや否や、彼は肘まで小麦粉だらけにして、それまで塩漬け肉と堅いビスケットで食いつないでいた兵士たちのためにパンを焼いてやった。彼女はタロックのことを、彼女の語彙の中で最大の誉め言葉のひとつと思われる言葉を使って語っている。「タロックは、ある意味では救済者《デリヴァラー》と言えるでしょう。でも、マクニールはもっと上等な人間です」(29)。読者の注意を引き、自分の公平さと独自性を出すために、同じ文の中で過度な誉め言葉とそれに不釣り合いなやや批判的な言葉の両方を使ってある人を描写するというのはナイチンゲールが文章を書くときによく使った方法である。

マクニールがなぜナイチンゲールを惹きつけたのか、それも、「救済者《デリヴァラー》」よりも上に位置づけるほど惹きつけたのかを理解するのはたやすい。彼はナイチンゲールの父親と同じくらいの歳だが、ウィリアム・ナイチンゲールが生涯のほとんどを図書室で過ごしたのにくらべて、ジョン・マクニールは医師であり、スパイであり、外交官であり、ペルシアの専門家であり、著述家であり、スコットランドの小作人の救い主だった。ペルシアでは駐在官として、インドへの陸路を支配下におさめる国々に影響をおよぼすためにロシアと張り合っていたイギリスの「スパイ活動」における主役だった。友人であるパーマストンの策略はよく論議の的となったのだが、その多くの内幕話を知っており、その話でフローレンスを魅了したにちがいない。

マクニールとその他の委員たちがスクタリからクリミアの前線に向かって発ってからまもなく、最高司令官ラグラン卿は傷病兵たちをできるだけクリミアに留めておくつもりであることを発表した。これによってスクタリの負担は減った。このときまでには寝具やその他の必需品も到着しており、ナイチンゲールの管理業務はずっとやりやすくなった。そこでナイチンゲールははじめてクリミアに行って、前線近くの病院の状況を評価しようと決心した。それから戦争が終わるまでの十二ヵ月間は、クリミアにおける彼女の権限の範囲がつねに論議の的となり、彼女の精力の大半は反抗的な看護婦や嫉妬深い医師たちからの異議にたいする弁明に費やされた。政府が彼女のクリミアにおける看護婦たちの監督責任を追認し、その職権に異議をはさむ者を譴責する全軍命令を出すことになるのは、ようやく戦争末期になってからだった。さしあたり、ボスポラスを渡ってくる患者数が減り、クリミアで病院に収容される者が多くなったため、その問題は深刻になっていた。そこでナイチンゲールは自分の権限を確定しようと、何度かスクタリから前線を訪れた。

一八五五年五月にはじめてクリミアを訪れたとき、そこの医務局にはすでに八人の看護婦がいたが、彼女たちは先に書いたように、デーヴィス夫人とともにスクタリを去った者たちだった。四月に陸軍省はナイチンゲールを「クリミア交戦地帯における全イギリス野戦病院の支給物資分配官」[30]に任命した。これによって彼女は、看護婦総監督という権限がいまだに論議の的となっている病院にも公式訪問をする権限を得ることになった。彼女は五月五日にクリミアのバラクラヴァに向かった。「この日でスクタリに来てから六ヵ月。神のみこころのままに、わたしがこの世に生まれた定めをまっとうしている」[31]

反抗心旺盛なデーヴィス夫人によれば、このバラクラヴァ訪問のとき、ナイチンゲールはクリミアの軍医長ジョン・ホール医師と面談した。彼は四肢の切断手術の際、麻酔薬を使用しないようにと外科に通達を出し、すでに悪名が高かったのだが、ナイチンゲールの名目上の上司であり、両者はこれまで彼女の責任範囲をめぐって何度となくぶつかっていた。ナイチンゲールはホールとその同僚たちに、クリミアでの病院管理について新しいシステムを導入する計画を申し出たが、彼らはその受け入れを拒否した。けれども、デーヴィス夫人によれば、ナイチンゲールは結局、一ヵ月後にその新しいシステムをクリミアに導入するのに成功したという。デーヴィス夫人個人としてはそのシステムを好まなかった。というのは病院の備品を自由に使えなくなったからだ。それはわずかな事務処理で適切な備品が支給されるように考えられたシステムのようで、その設計にはサー・ジョン・マクニールがからんでいたのは間違いない。ジョン・ホール医師は当然のことながら、ナイチンゲールにたいしてますます敵意を抱くようになった。

クリミア最高司令官のラグラン卿は、ナイチンゲールがバラクラヴァで病気になり、その後快方に向かっていたとき、入院している彼女のもとを訪れた。ナイチンゲールは父親宛ての手紙に、自分は息子のように家族の名誉を担っていると誇らしげに書いている。「ラグラン卿はわたしに、御父上はあなたを東方によこしたくはなかったのではないか、と尋ねました。わたしは誇りをもってこう答えました。父は他人とはちがいます。娘も息子同様、国に仕えるべきだと考えております。父はわたしをそう考えるように育てました。息子がおりませんので、わたしを国に捧げたのです。わたしには、名誉の戦いをしてくるか、名誉の死を遂げよ、と申しました。父の考えでは、神は男性と同じく女性をも、「しあわせ」で「思いやり」があり「楽しい」存在としてだけではなく、それ以上になるべくこの世に遣わされました。父の宗教的・社会的倫理観のおかげで、わたしたちは人類の先駆者になろうと努力しております。「幸福」も「楽しみ」も関係ありません」(32)

ナイチンゲールは四ヵ月後にふたたびクリミアを訪問しなければならなかった。スクタリから八キロ離れたクラリの病院が一八五五年十月に閉鎖されたためである。そこの看護婦たちはアイルランド人の修道女たちで、婦長はナイチンゲールの競争相手のひとりだった。つまり、彼女たちはシドニー・ハーバートが派遣した第二陣の看護団に属しており、ナイチンゲールは彼女たちを監督する責任を以前拒否したのだった。今や自分の敵となったジョン・ホール医師が看護婦たちを迎え入れてクリミアに住まわせることになったので、ナイチンゲールは自分の権威を保つためにそこまで同行した。この訪問はナイチンゲールとホールとの間、またそれぞれの宿営に配置させられた看護婦どうしの間でさらなる諍いを引き起こした。事態があまりにも大きくなってしまったので、パンミュア卿は信頼する副官ジョン・ヘンリー・ルフロイ大佐にナイチンゲールとホール派との対立を調査するよう命じた。

ジョン・ヘンリー・ルフロイもまた、ナイチンゲールの生涯の友となる才能あふれた人物だった。戦後、ルフロイは彼女の後押しをして、改革のために戦うという運命的な決心へと向かわせることになる。結局、彼女が決断したのは、パーマストン卿からの直接の要請の結果だったのだが。多くの思慮深い助力の見返りとして、ルフロイはのちに、一般の兵卒の向上を目指す軍の教育機関を設立したいという望みをかなえられた。彼は、自分たちの社会理論が実験できるという理由から軍にかかわりをもつようになった多くの進歩的理論家たちのひとりだったようだ。彼の興味は広範囲にわたっていた。カナダ北部の荒野に何ヵ月もとどまり、地球の磁場について重要な研究をすすめたこともあった。しかし、兵士の学校を運営することを別にすれば、彼の最大の関心は時代物の大砲を分類することにあった。

一般兵卒を教育することへの興味からしても当然のことだが、ルフロイとナイチンゲールは最初の会合で意気投合し、ルフロイはパンミュア卿に、彼女が正しく、ホールは間違っていると報告した。彼は内閣を説得して、ナイチンゲールの権限を明確にさせるとともに、さらに拡大させた。しかし、ナイチンゲールが、自分の言い分を議会の質疑で取り上げてほしいとシドニー・ハーバートに頼んだとき、内閣は彼女にPRの仕方について助言をすることにした。シドニー・ハーバートはもともとナイチンゲールを東方に送った人物だが、もはや閣僚ではなかった。しかし、ナイチンゲールは彼を政府との仲立ちとして利用しつづけた。政府もまたハーバートをナイチンゲールとの仲介者、彼女の「担当者」として利用した。ハーバートが一八五六年初頭に彼女宛てに、自分の言い分をおおやけにしても何も得るところがないばかりか、すべてを失うだけだ、という巧みな手紙を書いたのは、内閣の提案によるものだったのかもしれない。

ハーバートは彼女に、宿敵についての語気荒い非難声明を議会に提出しても得にはならないと言った。「あなたの言葉に激しさをみてとった読者はすぐにこう言うでしょう。「これは激昂して書いたものだから、この声明は疑ってかかるべきだ」。そして、怒りで誇張されているため無視しなければならないものを自分で選び、その結果、あなたがまさに声明に賭けた部分を無視することになるでしょう」。彼は冷静になるよう助言し、万が一おおやけになったときのために、急ぎの報告であっても敵に卑しい動機があるなどとは言わないようにと注意した。彼は彼女の書いた報告書の「激昂して激しい」調子を、ロンドンで発表されたばかりのマクニールとタロックの、軍の物資補給の失敗に関する報告書の「抑えた口調」と冷静に事実を並べるやり方と比較した。ハーバートは、マクニールとタロックは客観的な事実だけを報告し、その背後に潜んでいるはずの卑しい動機を読者自身の想像にまかせていると語った。「大衆というのは自分たちに想像の余地が残されているのを好むものだし、あまりにも明白なことが抜けているのに気づくと、自分たちの賢さに大喜びするものです。公文書であっても自分の立場についてはは控えめに述べるのがいつでも賢明なことです。吟味した結果、その立場が言葉であらわされた以上に強いものだとわかれば、完全に優位に立てます。けれども、どんなにわずかであっても、どこか、弱点があれば、全体の信用はそれとともに損なわれてしまいます[33]」

シドニー・ハーバートは決して手紙の名手ではなかった。だから、このきわめて洗練された手紙は内閣の誰かによって、あるいは誰かの代理が作成し、それをナイチンゲールの「担当者」という権限でハーバートを通じて送られた可能性はある。けれども、その手紙はナイチンゲールを激昂させた。彼女は反撃の手紙を書き、ハーバートを暖炉のそばでぬくぬくとしているだけだと非難し、マクニールの報告書は的はずれだと退け、クリミアの軍医長はわざと食糧の配給を遅らせて自分たちを餓死させようとしている、と糾弾した[34]。彼女はまた別の批判にも弁明を余儀なくされた。それには彼女の病院が健康に悪いという申し立ても含まれていた。戦争がはじまってから最初の冬、スクタリでの死亡率が高かったのはそこでの衛生状態も原因のひとつではないかという噂がロンドンでは流れていたにちがいない。というのは、彼女は、一八五五年八月にパンミュア宛てに、その可能性を否定する手紙を書いているからだ。彼女は兵士の死は塹壕での栄養失調と過労によって引き起こされた病気のせいだとしている。「スクタリの空気が体を弱らせるということがよく言われますが、それは疑わしいと思います。この冬にスクタリに送られてきた兵士たちが亡くなったのは、瀕死の状態になってからようやく送られてきたためです――今では手遅れにならないうちに送られてくるので、彼らは死ぬことなく快復しています[35]」

彼女がスクタリでの自分の成果を誇りに思い、自分を批判するものを軽蔑していたことが、姉のパーセノピに宛てた手紙からわかる。この手紙では、スクタリでの死者を悼んで記念碑を建てるよう政府に根回ししてほしいと頼んでいる。「五千あまりの勇敢な魂がここに眠る。われわれは勇敢なギリシアの沈黙に耐えた。われわれはマントを顔の上にたたみ、不平も言わずに黙って死んだ。そしてわたし自身について言えば、義務を果たしました。わたしは英雄的な死者の運命をわたしの運命と思っております。あの官僚たち、あさましくも人間の悲惨さを食いものにした人たちがわたしたちについてどんな嘘をまき散らそうと、それに立ち向かう正義も、神も存在しています。われわれの戦いはそれだけの価値がありました。わたしは不平は申しません。大義のためでしたから」(36)。イギリス国民もまたこぞって彼女を誇りにした。彼女がバラクラヴァで病気になったときは国内の新聞に驚きがひろがり、快復のニュースには国じゅうが歓喜した。スクタリで回復期を過ごしたのち、彼女が国に帰らず、もとの地位にとどまる決心をしたとき、大衆は強い感銘を受けた。シドニー・ハーバートは国民の熱狂と同情の高まりを利用して、看護婦の水準を高めるための彼女――もしくは彼の――計画を支える基金創設を国民に訴えた。ハーバートや他の政治家たちは、この戦争からひとつの善が生まれたこと、そしてそれを目標に掲げることができるのを喜んだ。そうでなければ、この戦争は惨事の連続でしかなかったからだ。

戦争の前、ナイチンゲールは看護婦を訓練できる別の地位を探すために最初の病院をやめていた。彼女が東方にいたとき、知り合いのある医師が、ロンドンの教育病院のひとつに看護婦の養成学校をつくるつもりだが、その助けをしてくれないか、と書いてきた。ハーバートはその計画資金を調達するための委員会を設立した。資金調達のための委員会の決議案の文面を正確に示すことは重要である。というのはそれがフローレンス・ナイチンゲールに「イギリスに帰国後、常設の看護婦養成施設を設立し、適切な教育と、病院での雇用を整備すること」という義務を負わせたからだ。[37] これらの言葉はのちに彼女を苦しめることになる。一八五五年十一月末、ロンドンで開催された公開の集会で、ハーバートは「ナイチンゲール基金」への寄付募集を人びとに訴えた。集会は息がつまりそうなほどぎゅうぎゅう詰めで、熱に浮かされたように、はるかかなたのヒロインへの賛辞を繰り返した。ハーバートは、傷病兵であふれていたナイチンゲールの病院に入院していた兵士からの手紙を、彼女を崇拝する群衆に向かって読み上げた。「彼女が通り過ぎるのを見るのはなんと心がやすまることか。ひとりに話しかけ、たくさんの兵士たちに向かってうなずき、微笑む。でも、ひとりも漏らさずそうできるわけではない。わかるだろう。ぼくたち、何百人もが横たわっているんだ。でも、ぼくたちは通り過ぎる彼女の影に接吻する。そして、ふたたび頭を枕に沈ませる。満たされた思いで」[38]

寄付の募集の結果、こんにちの金額でいえば何百万ポンドにも匹敵する額が集まった。それは病院看護婦を養成するための基金だった。ヴィクトリア女王はナイチンゲールに刻印入りのダイヤのブローチと、イギリスに帰国したら引見する旨の招待状を送った。ナイチンゲール基金を発足させた兵士の手紙はロングフェローに霊感を与えて詩となり、ナイチンゲール伝説を不滅のものにした。

見よ！　このつらい時間に

ランプを手にした婦人が
おぼろげな闇を通って
部屋から部屋へと過ぎゆくのがみえる
すると、至福の夢をみているかのように、ゆっくりと
患者は黙って向きを変え
彼女の影が落ちるとき
その影に口づけをする

ナイチンゲールの母親と姉はロンドンで公開された集会ののち、有頂天になるほど自慢だった。母親はこう書いている。「もうとても遅い時間なのだけど、床につくまえに、あなたの集会がはなばなしいものだったとお話しせずにはいられません」。父親はもっと控えめだったが「喜び」を隠しきれず、「集会がフローに、「よくやった」という絶対的な栄誉を与えたのはうれしいことだ。わたしはそう簡単には満足するたちではないが、あの場に不足はなかったと誰もが認めているようだ[39]」

看護の仕事をしたいという彼女の望みをめぐってつらい言い争いを経てきたのちの今では、家族から認められることは、ナイチンゲールにとって世間で有名になることよりはるかに重要だった。「もし、わたしの名と、神と人類のために自分にできることをやり遂げたことがあなたがたを喜ばせたのであれば、それこそわたしにとって本当の喜びです」と彼女は、ハーバートの集会について書いてよこした母親への返

事のなかで書いている。「有名になったからといっても仕事がやりやすくなったわけではありません——でも、喜んでいただけたのなら、それで充分です。自分の名をわたしは今では愛します。人生はやはりいいものです[40]」。彼女は今や有名となり、成功のしるしは目にみえていた。彼女の管理のもとで、そして何百万ポンドもが費やされた結果、東方に展開するイギリス軍の健康は改善された。戦争が始まって最初の冬の五ヵ月間で一万人の兵士が病気で死んだ。しかし、次の年の冬、同じ五ヵ月間で死んだのはたった五百人で、それも今や二倍の規模にふくれあがった軍の総数のうちの五百だった。このように改善されたのは二度目の冬の寒さがそれほど厳しくなかったためだけではなかった。というのはセバストポリの前に陣取ったフランス軍の死亡率が二度目の冬には六パーセント上がったからだ[41]。

一八五六年春、陸軍省は軍に向けて、ナイチンゲールの権限はボスポラス側だけではなく、クリミアも含め全野戦病院にまでおよぶものであることをきっぱりと明記した全軍命令を出した。彼女はただちにクリミアに行き、バラクラヴァ総合病院を管理下においた。この病院はジョン・ホール医師がこの前年の十月に、ナイチンゲールに管理されたくない看護婦の一団を赴任させたところだった。このとき敵対する看護婦たちはナイチンゲールの容赦ない規律のもとで働くよりは辞めて国に帰るほうを選んだ。

戦争は公式には一八五六年三月三十日に終結した。パリ条約が締結されたときである。イギリスと同盟諸国は前年の九月にクリミア半島を包囲し、ロシア軍をセバストポリから撤退させた。イギリス軍はロシアが侵攻してきたときに望んだ作戦を遂行した。つまり、盛大な儀式とともにロシア軍の海軍工廠を爆破した。それが歴史に大きな影響をおよぼしたかどうかは定かではない。

　ナイチンゲールはすべての兵士が発つまでクリミアにとどまった。イギリスからの新聞を読む時間がもてるようになり、興味をもって議会での論争をたどった。議会では戦後検証が始まっていた。彼女は戦時下の一般兵士たちの虐待に関する調査に自分が巻き込まれることになるとは思いもしなかった。しかし、内閣はすでに、軍最高司令部を民主政体の統制のもとにおこうという自分たちの計画遂行のために、彼女の人気を利用することを考えはじめていた。

3　戦後検証

一八五五年二月に発足したパーマストンの政府は、組閣直後に民間人を団長とした二つの調査委員団をほぼ同時にクリミアに派遣した。しかし、両委員団が報告を行なったのはそれぞれ別の時期だった。サザランド医師の衛生委員団の報告書は戦争が終わって十二ヵ月たってからようやく発表された。一方、ジョン・マクニールとタロック大佐による、軍の物資補給の不備を調査したもうひとつの委員団はまだ戦争が行なわれている最中に報告を行なった。陸軍大臣パンミュアはマクニールとタロックによる批判的な内容の報告書を一八五六年のはじめに議会に提出した。それは彼らが調査を始めてからほぼ一年後のことである。その報告書は幾人かの将校の名を挙げ、彼らの無能さと怠慢のせいで、何千人もの一般兵卒（報告書は正確な人数は黙したままである）がいかに過労、栄養失調、不潔な宿舎、壊血病などに苦しみ、死を迎えたかを示していた。これらの死因はどれも、すでに軍の倉庫にあった物資、あるいは近隣で手にはいったはずの物資を利用すればふせぐことができたはずだった。クリミア半島はロシアの一部で敵地ではあったが、その周りを囲んでいたのはイギリスと同盟を結んでおり、必要な物資を豊富に蓄えていたトルコだったのだから。イギリス軍の野営地からトルコ領内までは蒸気船で数時間しか離れておらず、しかもイギリス軍は多くの船を自由に使えたというのに。

ヴィクトリア女王は、パンミュアが、マクニールとタロックの批判的な報告書を議会に提出し、それをおおやけの論争に付したことに憤慨した。しかし、パンミュアは女王の怒りに震え上がりはしなかったようだ。彼はロシアに出兵していた軍の新しい最高司令官——家族の古くからの友人——に一八五六年二月十五日に手紙を書いている。「われわれはサー・ジョン・マクニールとタロック大佐の報告書が引き起こした大騒ぎのせいで深刻な困難に巻き込まれようとしているところだ。とくに一八五四年から五五年にかけての惨事を引き起こした張本人とされている四人の将校たちが激怒している。高貴なあたり〔ヴィクトリア女王と夫君を指したと思われる〕ではこの機に乗じて軍の管理が議会のもとに置かれることになるのではないかと案じておられるそうな！　くだんの将校たちは報告書にたいして書面で申し開きをするつもりだときいている。そうなればわたしはそれを議会に提出することになるだろう。かなりの混乱をきたすだろうが、もっと不利な状態を闘ってきたのだから、この事態も、女王の権威を大きく変えたり、傷つけたりすることなしに、なんとか乗り越えられるだろう。女王の権威を維持するのはわたしの願いでもあるからだ[1]」

ヴィクトリア女王は、軍の名目上の指揮官としての自分の立場を利用して、陸軍大臣本人にしばしば出頭させた。パンミュアの女王にたいする態度はずるがしこく、政府の方針にとっては好ましいが女王にとっては予期しない結果となりそうなときは、口実をつくって、女王の出頭命令に従わなかったり、手紙という手段をとったりした。一度や二度はわざと誤解させたこともあった。その一例となる出来事が起きたのが、パンミュアがあれほど冷静にロシアにいる最高司令官に手紙を書いた翌日だった。その日、女王は首相のパーマストン宛てに手紙を送った。それは、パンミュアが、議会の代理としてマクニールとタロックに軍を調査するよう指示したことに腹を立て、苦情を述べたものだった。これは軍の問題へますます下院を介入させようとする大臣たちの策略だ、と女王は考えた。女王はこう書いている。「民間人による委員団が、クリミアで指揮をとっている将校たちの行状を調査するために政府によって派遣されている。もし、そういう事態なら、そして女王の軍の将校たちが下院の委員団によって裁かれることになるのなら、軍の指揮権はたちどころに君主から議会へと移ってしまうことになる」

「もし政府が、その委員団の報告書で行なっているように、告発人としてあらわれ、自分たちみずからは何もせずに、告発状を議会の判断にまかせるのなら、このような結果はまさに避けがたい[2]」

パーマストンはこれにたいして、なぜ丁重に、それは女王には関係ないことです、とあっさり答えなかったのだろう、とわれわれは思うかもしれない。パーマストンには、「女王の軍」とか「君主」とか「国王大権」とかいう言葉が、今では大臣たちが必要と判断したときに議会から自由に行動するための特別の権限をあらわすものにすぎないことがわかっていた。大臣たちは女王に逐次報告しなければならないし、女王は大臣たちを説得しようとするかもしれないが、女王に実際の権限はないのだ。女王自身は、故ウェリントン公から間違って教えられたために、このような憲法上の取り決めが理解できないようだった。しかし、もし政府がマクニール＝タロック報告書にもとづいて行動しないで、報告書を下院に渡してしまえば、国王大権（それが女王に属するものであれ、内閣のものであれ）を無効にしてしまうだろう、というヴィクトリア女王の懸念は正解であろう。内閣は、政府が決心すれば、軍の統帥権を君主から下院へと移す権利がある、と考えたようだ。パーマストンは多額の資金が必要なものについては何であれ、議会にはかりたいと思っていた。これまで議会は軍にたいして極度の倹約を求めていたが、それは軍を充分に統制していなかったからだった。それがパーマストンの野心的な防衛計画のじゃまになっていた。

パーマストンと内閣は、このクリミアに関する審問を議会の問題とすることにしたのであって、ただそれだけのことです、と女王にすんなり奏上するということはしなかった。もし、彼らが自分たちの意図をはっきりと口にだせば、女王はあからさまに反対するだろう、と思ったのかもしれない。そうなれば、女王はすっかり人気がなくなってしまうだろうし、政府にとっても国の表看板である女王の価値が損なわれてしまう。ヴィクトリア女王自身は、ウェリントン公から、決して下院に軍を統率させないように、と言われた、と主張していた。(3) 女王と論争しても大臣としての実生活がよくなるわけではない。よって、パーマストン卿とパンミュア卿は女王に賛成するふりをした。パンミュアは女王にたいして、軍を調査するために民間人の委員団を送ったという非難を否定し、マクニールとタロックには軍に物資を調達している文民からなる部門、兵站部を調査するよう命じただけです、と答えた。陸軍大臣は言葉を慎重に選んだ。

「パンミュアは謹んで陛下に敬意を表するとともに、内閣では昨日、陛下がパーマストン卿宛てにお書きになった書簡が読み上げられたことを謹んで申し上げます」

「サー・J・マクニールとタロック大佐を含む委員団は、軍にたいする兵站部の物資調達のみを調査するために一八五五年二月――彼らへの指令はその月の十九日に出ております――に派遣されたものであり

ます」(4)

指令を出した日付を二月十九日に特定することで、パンミュアは、その三日後の二月二十二日に出した追加指令があることをヴィクトリア女王の目からわざと隠したのだ。その追加指令では、マクニールとタロックに、兵站部が調達して軍に送った物資がなぜ兵士の手に渡らなかったのかを調査する権限をも与えていた。ここで問題が発見されれば、それがいかなる問題であっても兵站部の文官ではなく、女王の軍の将校に影響がおよぶことになる。パンミュア自身は女王がいずれ、それも遠からず、自分の行なったごまかしを発見するだろうと見通していたにちがいない。指令は両方とも公表されたマクニール＝タロック報告書の題扉のページに印刷されていた。ただし、ずっと短い「秘密の」指令はページの裏の上のほうで見落としやすいところに印刷されていた。この一時的なごまかしのせいで、批判された軍将校たちは浅はかにも、マクニールとタロックのしたことは越権行為だということを根拠に抗弁するという結果になった。

パンミュアが、自分の調査全般に関して、女王も軍の将校も同じように欺く必要があると感じていたということから、少なくとも彼の頭の中では、女王も軍最高司令部も自分の計画への反対派であったということがわかる。パーマストンとパンミュアはマクニール＝タロック委員団を使って、女王や軍の望みに反して、軍の物資調達を下院の統制のもとにおこうとしていた。まもなくパンミュアは、フローレンス・ナイチンゲールを利用して軍の医療問題についても同じ目的を果たそうとすることになる。

女王や軍を周到に欺いたパンミュアの策略の意義について、ナイチンゲールの伝記作者たちは何も述べていない。彼らは、パンミュアを、怠け者だが弱い者いじめの改革反対者で、軍最高司令部にあごで使われているというナイチンゲールの言葉を鵜呑みにしていたからだ。これらの伝記作者たちは、パンミュアの新手の作戦――極力人目につかないというやり方に惑わされたのかもしれない。それは、野営地で弟が早死にした直後に大臣になったとき、彼がとった最初の行動とは対照的だった。あのときは、はるか遠方にいる司令官たちにまで辛辣な非難の手紙を送りつけた。これらの手紙（それについてはもちろんナイチンゲールは何も知らなかった）にたいして、軍最高司令部は、陛下につかえる文官としての権限をはるかに逸脱していると主張した。その後、むろんパーマストンに強いられたのだろうが、パンミュアはおのれの立場をわきまえたふりをし、その手の内を明かさなくなった。

当然のことながら、女王は、先に引用した最高司令官宛てのパンミュアの手紙にあるような、当事者として批判されている軍将校に議会において弁明させるという彼の案が気に入らなかった。女王はパーマストンに、マクニール＝タロック報告書は軍の委員会で調査すべきではないか、と提唱した。こうすれば議会を蚊帳《かや》の外におくことができると誤解したからにちがいない。

パンミュアは女王にとって頭痛の種だった。調査団への指令に署名をし、必要もないのに議会にその報告書を渡したのは彼だった。ヴィクトリア女王は近くのバッキンガム宮殿に住んでおり、彼をいつでも呼び出せたから、当時の女王とこの陸軍大臣との間の書簡はほとんど残っていない。この二人が書簡を交わすとすれば、たいていの場合それは二人が衝突しているしるしだった。たとえば、先に引用したパーマストン宛ての女王の怒った手紙がそうだ。マクニール＝タロック報告書を議会に提出する前に、少なくとも「不都合な箇所」は削除するという処置を講じなかったことで、女王は陸軍大臣を呼びつけて厳しく叱責したにちがいない。そうでなければ、パンミュアが、やや親密な「わたくし」という言い方をせずに、これまで以上にうやうやしく、どうしてそのような処置を講じなかったのかをこのような手紙にしたためた理由がみつからない。「パンミュアは不都合な箇所を削除するつもりで報告書を読みました。しかし、首尾よくそうすれば、証拠そのものを削除する、もしくは証拠を改竄することにもなることがわかりました。パンミュアにはそのような行動はとれませんし、陛下におかれましても、そのような行動にたいしては、当然、糾弾なさるでしょう(5)」

ナイチンゲールの伝記作者たちは、この箇所を真に受け、そこからパンミュアにマクニール＝タロック報告書であばかれていることを検閲する気がいっさいなかったことが証明できるとしている。パンミュアがどうして女王宛ての長い手紙の中にその箇所を入れたのか、を彼らは説明していない。そもそもその手紙は女王の意向に反して下院に報告書を見せたことについてのごまかしと見え透いた口実だらけだった。もし、パンミュアが本当に報告書を議会に提出しなければならなかったのなら、彼が「不都合な箇所」のいくつかを削除するだろうと女王が思うのは当然である。まだ戦時中だったのだ。証拠を改竄することになるから報告書の検閲はできなかったというパンミュアの言い訳は、これまでなされたうちでも、もっとも見え透いた言い訳のひとつである。

ヴィクトリア女王は、パンミュアが女王自身の高潔さをだしにしているところに彼の皮肉を感じたにちがいない。だが、それは皮肉というより公然たる欺瞞だった。というのは女王には黙って、彼はその証拠でもっとも不都合な部分――タロックが巧みにつくりあげ、のちにフローレンス・ナイチンゲールをあれほど嘆かせることになった病気と死亡率の表――を削除していたからだ。パンミュアがそれを隠したのは、それを発表すると陸軍省が新たに兵を募ったり、外国から兵を雇い入れることがますますむずかしくなると恐れたからだった。女王は彼がそれを隠したと知ればとてもよろこんだだろうが、パンミュアはそのことを女王に言うわけにはいかなかった。女王が気に入らないその他の部分を削除しなかった口実の説得力がなくなるからだ。女王に宛てた彼の手紙は続けて、軍の壊滅に関して将校たちの申し開きを聞くため、女王の提唱した軍の委員会を開くことに心からの賛意を表明している。女王は、そのような裁きの場なら、マクニールとタロックを、指令を逸脱したことで厳しく咎めるだろうと思ったのかもしれない。女王はまた、委員会の審問は非公開で行なわれるものと信じていた。このことをほのめかしたところ、議会は紛糾し、政府は、審問は結局のところ公開されると宣言しなければならなかった。女王はパンミュアに、この決定にたいし、「失望するとともに不愉快に思っている」と告げたが、パンミュアは、それは女王のせいだと指摘した。軍委員会開催を議論したとき、女王は一八〇八年の前例をあげた。しかし、それは公開で行なわれていた。パーマストンとパンミュアがこの一八〇八年の前例に従うよう女王に勧めたところをみると、女王よりもはるかにこのような細部にいたるまで熟知していたのだろう。驚くことに、パーマストン卿は、そのときすでに下級海軍卿として政府内に入ってから何年もたっていた。ヴィクトリア女王はパーマストン卿を出し抜くにはもっと早くから事に当たらなければならなかったのだろう。

軍の審問が公開になり、調査の結果、軍の糊塗がはっきりすれば、議会はそれを批判することができるだろう。ヴィクトリア女王にとっては、軍最高司令部とともにマクニール＝タロック報告書をただ単に無視するほうがよかったのかもしれない。ロシアは平和になりはじめ、軍は信頼を回復するだろう。大衆には、あばかれた欠陥が今では改善されたかどうか知る手段はない。内閣が女王の主張する委員会のために何人かの将軍の名を女王に進言すると、彼女はパンミュアに、そのうちのサー・ジョージ・ド・レイシー・エヴァンズを、クリミア戦争に従軍したから偏見をもっているかもしれないという、ただそれだけの理由で拒絶してきた。女王は彼の急進的な議員としての活動についてはふれなかった。パンミュアは逆らわず、指示されたように彼を他のメンバーと入れ替えた。

政府は議会でマクニール＝タロック報告書について議論するのを表立って邪魔しようとした。上院で、政府が調査を委任したのかどうか答えるように迫られたとき、パンミュアはしぶしぶその報告書にたいする責任を認めた。しかし、その一方で、彼は調査結果を信じていないかのような印象を与えた。彼は、マクニールとタロックが調査を行なったころにくらべて今では軍はいたって健康であると指摘して、うまく反撃した。下院では、サー・ジョージ・ド・レイシー・エヴァンズが入念に用意したみごとな演説をして、パンミュアの言葉にたいして、いかにも軽蔑するかのように逆襲した。パンミュアが言っている最近の事態の改善とはたったひとつのこと——つまり、パンミュア卿が今、信用できないと言ったばかりの二人の専門家が実行した改革——それによってのみ実現できたというのが本当ではなかろうか。自分はその真実を知りたい、と。ワーテルローの戦いの英雄でもあったド・レイシー・エヴァンズは、実際にロシアでの戦いに参加したから偏見をもっているかもしれない、という理由で、マクニール＝タロック報告書への審問委員会の委員になることをヴィクトリア女王によって拒絶されたのだが、ここで彼は報復をかなえたのだった。

マクニールとタロックは、政府が自分たちの報告書をおおやけに支持しないことに驚き、不快に思った。最初に何かがおかしい、と気づいたのはマクニールだった。彼はパンミュアに、タロック大佐（彼はマクニールの助手として行動した）は任務の間、とりわけよくやったと話し、パンミュアにタロックを昇進させるよう頼んだ。パンミュアはその要望をマクニールが驚くほどぞんざいにはねつけた。マクニールはパンミュアと大学で同窓だったし、パーマストンの古くからの友人のひとりだった。そのため彼は政府の信任を得ていると思っていたのだ。下院の議論で追いつめられたパーマストンは、マクニールとタロックの仕事に判決を下さざるをえなかった。誰もが驚いたことには、パーマストンは二人を褒めちぎった。これは、論争の模様を新聞で読んでいたマクニールをますます不愉快にした。彼は内閣の知人に、なぜパーマストン内閣の陸軍大臣はおおやけにはまったく違った印象を与えたのかを問いただす手紙を書いた。パーマストンが二人を称賛したことから、マクニールは、陸軍大臣のパンミュアが政府と歩調を合わさず、パーマストンに反対する女王と軍を支持していると思った。マクニールは自分の報告書にたいする軍の審問委員会をボイコットすることに決めた。

審問委員会はチェルシーの王立廃兵院で開催された。かつてひとりの老傷病兵がチャールズ二世の愛妾で心優しいネル・グウィンに近寄り、胸が引き裂かれるような苦難の話を聞かせたので、彼女は王を説得して兵士の隠退所を設立したという。それは荘厳な邸宅で、今ではロンドン中心部となっている三十六エーカーもの庭園の中に建っていた。建物はサー・クリストファー・レンの設計で、上質な煉瓦に石の縁取りをし、建築費の節約をはかりながら記念碑的な様式を達成したものだった。大ホールでは、馬上のチャールズ二世を描いた肖像画がこれまで開かれたいくつもの軍法会議を見下ろしていた。ここ、ロンドンのもっとも軍事色の強い一画に、一八五六年四月、クリミアにおける何人かの上級将校たちの行為に関する名誉毀損ともいえるようなマクニールとタロックによる証言を審問するために軍の審問委員たちは集まった。彼らはマクニールとタロックを審問に出席するよう召喚した。しかし、マクニールは賢明にも断った。タロックは、大いに憤慨し、軍の規律に従順であることを示そうと、ひとりで出かけていった。

審問委員会はたちまちパンミュア卿のちょっとしたごまかしを見破った。パンミュアは、マクニールとタロックに文民からなる兵站部を調査するように言っただけのふりをしていたのだと。批判された軍将校のひとりであったルーカン卿はタロック大佐の質問に、その質問が兵站部とは何の関係もなく、審問の範囲を越えている、という理由で答えることを拒否した。ルーカン卿はこう主張した。「指令をきわめて注意深く、繰り返し読んだ結果、これらの指令の対象は兵站部の物資調達の調査に限るものであり、ためらわずに申し上げるが、それ以上の質問をする貴殿は自分の職務を大幅に逸脱している」。タロック大佐はその答えとして、委員たちの前で、ルーカンに「秘密の」指令の部分を読み上げた。その結果、パンミュアが彼らに兵站部以外も調査するよう指示したことがわかった(6)。それまで、ルーカンは最初の指令の裏にひっそりと表示された二番目の指令については本当に知らなかったようだ。彼は報告書をちゃんと読む時間がなかったのかもしれない。というのは、軽装備の騎兵隊が大損害をこうむったことから生じた他の大量の訴訟にかかわっており、この件に集中していなかったからだ。おそらくマクニールとタロックは、軍自体を調査しているのではないという印象を与えるために、クリミアの将校に、最初の指令項目しか見せなかったのだろう。たしかにあのときは、将校たちは驚くほどすすんで供述書にサインしたようだ。今では撤回しようとする者もいるというのに。

パンミュアの策を今ごろ発見しても、もう手遅れだった。ルーカンはチェルシーの審問の場でようやく気づいたのだった。パンミュアに謀られて、クリミアでは証拠を出してしまい、国に帰ってからは公開の審問にかけられているということに。ルーカンはタロックが追加の指令を読み上げるのを聞いても、本当のことを答えるわけにはいかなかった。というのは、こう答えなければならないからだ。「だが、われわれは兵站部の文官にたいして使われるものと考えて証拠を出したにすぎない」と。彼は、何も軍のことを知らないお節介屋の文官であるパンミュアが軍を出し抜いたことに気づいた。そのとき突然、ルーカンには、上級将校たちを非難して騒ぎを起こして以来パンミュアがとっていた、見たところおとなしく、目立たないやり方は全部見せかけだった、という考えがひらめいたにちがいない。それゆえに、自分に有利なときでも感情をなかなか抑制できなかったルーカンは、突如として、いわゆるマクニール＝タロック報告書はパンミュア卿自身が書いたものだという新説を委員会の場で乱暴にもまくしたてた。その言い分はたぶん真実にきわめて近かった――報告書は、パンミュアが司令官に送った非難の手紙にあったもともとの批判をただ増幅したものといえた。しかし、ルーカン卿がむしろ取り乱した状態でこの議論を出したのと、パンミュアがおおやけの場であれほどもっともらしくマクニールとタロックにたいして敵対する様子をみせていたので、ルーカンの言う陰謀説を信じる者はひとりもいなかったようだ。さらにルーカンは自説を主張している最中にパンミュアの痛風――痛みをともなう疾患で、放縦さのあらわれとみなされていた――について辛辣なことを言ったのと、壊血病について驚くほどふざけたことを言ったために、自説の信頼度を下げてしまったのかもしれない。「閣下［パンミュア］は痛風を患っておられるそうですが、軍の将校たちはその病気に巡り会うことはないようです。劣悪な食生活から壊血病になり、その治療を受けるというのが彼らに割り当てられた定めであり、苦しみなのです(7)」

クリミアの将校たちに壊血病に苦しんでいる者がいたということはほとんどありえない。もっぱら裕福な個人的資産をもっていた彼らはバラクラヴァまで馬で行ったり、あるいは召使いをやって、そこで店を構えている、利にさとく目先の利く大勢の商人から物資を買うことができた。壊血病を予防する果物や野菜も買えたはずだ。また多くの将校たちは自分たちの宿舎に、民間業者に運ばせたフォートナム・アンド・メーソンからの食料品の詰め合わせをもっていた(8)。しかし、周辺の塹壕やテントに野営していた一般の兵士たちは壊血病のひどい症状に苦しんでいた。近くの軍の倉庫にはライムジュースの箱がいくつも使われないまま積まれていたというのに。ルーカン卿のふざけた言葉はロンドンのクラブであれば陽気にはやしたてられたにちがいないが、ヴィクトリア女王はたぶん面白がることはなかっただろう。このような敵が相手なら、マクニールもタロックも自分を味方として必要とはしないだろう、とパンミュアは考えたのかもしれない。

数週間にわたる敵意のこもった反対尋問の末、タロック大佐は健康を損ね、審問委員会から引き下がらねばならなくなった。委員会はタロックの計算に小さな間違いを見つけ、これによって論争のさなかにあった大佐は胃の具合が悪くなるとともに、精神的にも混乱をきたし、ルーカンとその仲間たちを喜ばせることになった。

審問によって委員会がマクニール＝タロックの調査結果を承認せざるをえなくなるとパンミュアが考えていたとすれば、それは間違いだった。マクニールと他の多くの人たちが予想したように、委員会の最終報告書は、すべての告発に関して軍将校たちを無罪とし、そのかわりに大蔵省の役人たちに責任を押しつけた（当時、兵站部は大蔵省の管轄下にあった）。この結論は意外ではなかった。イギリス陸軍の最高司令官であり、軍の階級からすると委員会の委員たちよりも上官にあたるハーディング卿がすでにマクニール＝タロック報告書を上院でおおっぴらに糾弾していたので、どの委員にとっても彼に異議を唱えるのはむずかしいことだった(9)。

サー・ジョン・マクニールとタロック大佐にとっては屈辱的な挫折となった委員会の報告書は、一八五六年の夏、会期が終わる直前の議会に提出された。それに続けて、ヴィクトリア女王は、反動的で反改革派である自分のいとこケンブリッジ公をハーディング卿の代わりに最高司令官に任命するよう内閣を説得するという行動に出た。ハーディング卿は、オールダーショットでヴィクトリア女王に軍委員会の調査結果について説明している最中に、致命的な発作に襲われたのだった。これもまた、この物語の特徴である不思議な医学的現象のひとつに数えられるだろう。その一ヵ月後にフローレンス・ナイチンゲールがイギリスに帰国したとき、この問題全体はすでに過去のものとなり、改革者たちは敗北したようにみえた。

彼女は帰国を急がなかったようだ。戦闘が終わって何ヵ月間も破壊されたまま放置されていたロシアのとある港からひそやかに乗船したのち、彼女はマルセイユで下船し、匿名でフランスを横切り、一八五六年八月六日にイギリスに帰国した。おそらく、もとの世界への復帰に不安を感じていたため、すぐ帰国することにためらいがあったのだろう。国を離れてから二年のあいだに彼女が経験したのは、コンスタンチノープルが地震と火事で破壊されたこと、何千人もの兵士が腕の中で死んでいったこと、病気であれ、健康であれ、一般の兵士が享受できる権利をめぐって、世界最強の軍を相手に闘って屈服させたことなどだった。国の人びとと相通じるところがいったいあるのだろうか、という思いだっただろう。

家族との再会を先に延ばして、彼女は最初、「慈悲聖母童貞修道会」のバーモンジー修道院を訪ねた。そこには戦時中の看護婦仲間の何人かがロンドンの貧者の中で仕事をするために戻ってきていた。彼女たちには家庭生活に復帰するという問題は存在しなかった。はるか昔に永久に捨て去っていたからだ。アイルランドの孤児で、莫大な財産を相続したキャサリン・マコーリーが設立したこの修道院の使命は、もっとも不潔な貧民窟にいる貧しい病人の世話をすることだった。イギリスでまず彼女たちの間に滞在することで、ナイチンゲールは、本当の世界——不潔と死と残酷さの世界——がいまだ存在しているという感情を抱くことができた。バーモンジーの修道女たちはクリミアやトルコで彼女をもっとも忠実に支持してくれた人たちだった。彼女たちはナイチンゲールよりも三ヵ月早く帰国していたので、ナイチンゲールは東方での軍や医療関係者たちの陰謀について彼女たちとおしゃべりをして楽しんだにちがいない。

彼女の訪問にはもっと現実的な理由もあった。慈悲聖母童貞修道会はきちょうめんに収支簿をつけていた。ナイチンゲールは、東方における公金からの出費で複雑になってしまった自分自身の勘定を整理するのに、彼女たちの収支簿の助けを必要としたのだった。勘定を整理するのに三週間かかった。最初は修道院で、それからダービーシアの家族の家で。そしてようやく、ナイチンゲールには自分の将来の問題に向き合う余裕が訪れ、晴れて将来看護管理に携わろうという計画を立てはじめることができた。こうすることで、母親や姉にたいして大勝利をおさめたと満足した。以前は確実に彼女たちの側に立っていた世論が、今では自分の味方だった。看護は女性にとって役に立つ尊敬すべき活動となったのだった。みずからの使命感に忠実に従うのにもはや家族に許可を求める必要はなかった。

戦時中、看護婦の訓練のために大衆が寄付したナイチンゲールの名を冠した基金をどのように役立てるかについては彼女には何の考えもなかった。今では、大きな教育病院で看護婦を訓練することへの興味は戦前ほどはなかったし、むしろ病院管理のほうに興味があった。「わたしに計画があるとすれば、それはただ、ロンドンでもっとも貧しく、もっとも組織立っていない病院をとりあげて、自分だったら何ができるか、を試してみることとです。基金については、もっとも有効な利用法を経験から割り出せるようになるまで、数年間そのままにしておきます」

ナイチンゲールは軍の友人たちに宛てた手紙では少し異なった計画を述べている。たぶん、できるだけ多くの選択肢を残しておきたかったのだろう。彼らには、軍の病院で働きたいと述べている。彼女の手紙から、もし、勝利をあげたイギリス軍の喪失をめぐっていまだに行なわれている論争に引きずりこまれてしまえば、この道が閉ざされてしまう危険があると彼女が認識していたことがわかる。軍の最高司令部の無能さと非情さが原因で、一八五四年の冬の間に、野営地や野戦病院で何千人もの一般兵士を死なせてしまった、と彼女は思いこんでいた。あれから二年が過ぎ、懲戒免職になった者は誰もいない。反対に、もっとも責任があると思われた四人の将校たちは昇進した――政府が彼らの無能さを示す証拠を手にしたのちでさえも（と下院では主張されていた）。

この無能さがもたらした結果は、極度の栄養失調と、雨風にさらされ続けて疲労困憊したあげく、瀕死の状態でコンスタンチノープル近郊の彼女の病院に船で運ばれてきたおびただしい兵士たちの姿という目に見えるかたちであらわれていた。アルマとバラクラヴァの戦いで見せた勇気で世界中を震撼させた兵士たちはほとんど生還しなかった。多くは途中で亡くなり、さらに多くが病院に着いてまもなく亡くなった。一万六千人以上のイギリス兵が病気で亡くなったのだ。戦場で死んだ兵は二千六百人まで達していなかったし、負傷が原因で死んだのは千八百人にすぎなかったというのに。傷病兵の待遇に関して新聞に掲載された、身の毛もよだつような報告によって、ナイチンゲールを戦地に派遣した政府は倒れることになった。しかし、軍最高司令部はこの騒動から無傷でぬけだしたようだった。彼女の友人であるマクニールとタロックの告発は、上級将校たちが兵隊たちに支給するための食糧や衣類などの物資を追加要請するという努力を怠ったことと、それらの物資の不足から兵士たちがどんどん死んでいくというのに、将校たちの命令で使えたはずの物資を近くの倉庫で眠らせたままだったことにあったのだが、大衆は今ではその告発にも興味を失っていた。

マクニール＝タロックの調査報告が出てから、政治情勢にも変化が生じた結果、軍の改革への要求は弱まっていた。惨事のときの民衆の不満は政府の交代を強い、クリミアの最高司令官は死によって交代した。戦争はもはや終わり、その結果はイギリスとその同盟国の勝利のようだった。政府には寝た子を起こすつもりはないようだった。

戦争が終わったのち、ナイチンゲールはおおやけに意見を発表することにはまったく乗り気ではなかった。戦場で女性に看護をさせることにはまだ論争が多く、女性たちがあまりに目立ってしまうと、その考えに反対する人たちの術中に陥るだろうと思っていた。彼女は次のように書いている。

> 戦争が終わり、イギリスに帰国した今では、これまでの二年間についてあまり発言しないほうがいいと思います。女王陛下の軍隊の中で、わたしたちがもっとも遅く任命され、もっとも少数で、もっとも下の階級に属するからではなく、戦地に赴いて苦しんだ最初の女性たちだからです。帰国にあたり、わたしたちのしたことを吹聴したり、さらに悪いことに、わたしたちがその下で働き、そのために働いたシステムを攻撃したりすれば、たちまち自分たちの品性をおとしめることになりますし、女性たちが戦場でどんなに役に立ったとはいっても、女性には虚栄心と噂好きと反抗心（それを悪用する人ほど軽蔑に値するものはいません）があるから、戦場で働くにはふさわしくないどころか害となるという通念をそのまま《プロ・タント》、正当化してしまうだけです。病院看護というものをただ不快なことで終わるのではなく、それ以上のものにするには、一所懸命に骨を折って仕事をするとともに、仕事を終えたあとも、とても控えめにしていなければなりません。でも、神と人のために正しく行なえば、それは高貴な仕事です。わが良心である神よ、わたしたちが義務を果たそ

うとしたことをご照覧あれ。わたしたちが生きている限り、高潔さを失わず、わが身を責めることがありませんように。

彼女はしぶしぶながら、通常の手続きをふまえてのうえであれば公式の審問に協力してもよいと考えていた。「陸軍省に、いかなる質問にも答える用意があることを示さねばならない[10]」。ナイチンゲールはこれをまだクリミアにいるときに書いている。マクニール＝タロック報告書を審問した軍委員会が軍への批判を退け、告発された将校たちの容疑を晴らす直前である。このような結果に終わったことにたいし、ナイチンゲールは驚き、かつ衝撃を受けた。彼女はマクニールの報告書を熱烈に支持し、はるかかなたから軍委員会を見守っていたのだ。一般兵士への残酷な待遇を暴こうとしたマクニールの試みが失敗したことで、腑に落ちないという彼女の思いが強まったにちがいない。しかし、さらにそれによって軍の欠陥について自分の意見を表明すること、上の者に内密に言うことさえもためらうようになった。彼女はマクニール、タロックの轍を踏むかもしれないと恐れていた。パンミュア卿が報告書を発表した後、卑劣にも二人を支持しなかったために、二人の名声はほとんど地に落ちてしまったようだった。

彼女は改革のために働くにも黒子に徹したほうが安全だと思ったのだろう。しかし、数週間もたたないうちにふたたび考えを変えている。看護の仕事に戻る前に、ひっそりとではなく、公然と改革を応援しよう、と。二度とふたたび病院で働くつもりはないことを確認すると同時に、この運命的な決意によってナイチンゲールは継続中であった政治的危機にまきこまれることになった。その危機については彼女はまったく気づいていなかった。女王陛下の軍隊の統帥権をめぐる軍最高司令部と内閣との確執は今や頂点に達しようとしていた。

ナイチンゲールは最初、陸軍大臣パンミュアの隠密の副官であり、ナイチンゲールと軍官僚との争いを調査するためにクリミアに派遣されたことのあるジョン・ヘンリー・ルフロイ大佐のすすめで改革派に加わった。ルフロイが、副官として直接パンミュアのために仕事をしていることにナイチンゲールが気づいたとは考えられない。彼女はルフロイをパンミュアと陸軍省に対抗する同志とみていた。帰国して一ヵ月後の一八五六年八月末、ナイチンゲールは彼に手紙を書き、陸軍省が改善のための助言を要請してきているが、返事をすべきだろうか、と尋ねている。ルフロイは彼女に、もっと踏み込んで、パンミュア自身が「現行の病院管理法を審問する委員会」を公開で開催することを認めるよう求めるべきだ、と答えた。そうすれば、傷病兵にたいする軍の残忍で無能な扱いに関して、この委員会でおおやけに証言することができるだろう、というのだ。ルフロイに助言されるまで、彼女にはこのようなやり方は思いつかなかったようだ。ルフロイは、役人に言われたように陸軍省に個人的に意見を述べるよりも、このような公開の審問のほうがずっと効果があると話した。また、彼女は必要な情報をもっている唯一の人間なのだから、意見をはっきり述べる道義的責任がある、とも言った。

ルフロイはナイチンゲールに自分の上司であるパンミュアについて二、三、無礼な言葉を発したが、それを聞いて彼女は喜んだにちがいない。しかし、ルフロイはパンミュアに無断で彼女に助言するような浅はかなことはしなかっただろう。当時、改革派に属したどの陸軍大臣とも同じく、パンミュアは身内の陸軍省の官僚たちの抵抗にあっていた。ルフロイがナイチンゲールの心に植え付けた計画によってなら、パンミュアがこれらの官僚たちを出し抜くことも可能になるはずだった。

帰国してちょうど六週間後、フローレンス・ナイチンゲールはスコットランドまでヴィクトリア女王と夫君アルバート公に謁見しにいった。彼女は先に提案された「病院管理に関する委員会」にたいする女王の支持を得るためであることをはっきり表明していた。当時の彼女の手紙を読むと、夫君はとりわけ共感を抱いたらしい。ただ、「近衛騎兵隊にたいする思い入れが強いのにはやや警戒心を抱いた」――つまり、夫君が軍最高司令部の味方だと気づいたのだった。女王と夫君が当時、軍の失態を調査する公開の委員会を再度開くという考えに恐れをなしていたことなど、彼女には前もって知る由もなかった。彼女は、王室と内閣との意見の相違については何も知らず、女王と夫君が彼女の話に深い興味を抱いたのは、もし、軍の健康管理がおろそかになっていたのなら、それを秘かに正すのが女王の信任を受けている大臣たるものの役割だと信じていたからだとも気づいていなかった。二ヵ月前、軍委員会を利用してマクニール＝タロック報告書を葬り去ったのは、パンミュアと軍にいる仲間の貴族の「一団」だとナイチンゲールは思っていた。彼女はまた、もし公式に審問できても、軍の証人たちがはっきり発言することを恐れるだろうから失敗するだろうと懸念していた。(11) それゆえ、彼女は女王に、パンミュアを無視して、直接女王陛下に極秘報告書を書くことを上申するつもりだった。

これについては女王と話をした結果、極秘に女王陛下に報告をしたらどうかという考えをナイチンゲールはすっぱり捨て去った。公開審問を開くようパンミュアを説得するのに女王はあまり役に立たないとも思った。たぶん、ヴィクトリア女王は、マクニール＝タロック報告書を議会に渡したパンミュアにたいする怒りを、ナイチンゲールに少々露骨に示したのだろう。なぜならナイチンゲールのパンミュアにたいする評価がこのとき、邪魔者から単に近寄りたくない者へと一段上がったらしいからだ。

首相のパーマストン卿はナイチンゲールに伝言を送った。戦争について極秘に自分に報告をしてほしいことと、陸軍大臣パンミュア卿が到着するまでバルモラルに滞在していてほしいとのことだった。そうすれば軍の改革の必要性について大臣を説得できるだろうから。(12) その伝言は、パンミュア卿が軍最高司令部の圧力に屈しているという全体的な印象を強めることになった。また、自分の父親が称賛していた政治家である友人パーマストンの要請だったので、改革のために闘うのは自分の義務だという確信についにいたったにちがいない。一八五六年十月初め、ナイチンゲールはバルモラルで女王とともにパンミュアに会い、その後、その近くでひとりで彼に会った。パンミュアはナイチンゲールが望んでいるようなかたちで王立委員会を発足させることに「原則的に」賛成だった。パンミュアはその提案された王立委員会の詳細について話し合うために、翌月、ロンドンで彼女と内密に会うことにした。

ナイチンゲールは十一月の初めにメイフェアのバーリントン・ホテルに移った。パンミュアから正式に要請された極秘報告書の作成に着手するためである。彼女はそれが王立委員会の証拠書類にもなるだろうと期待していた。二週間後、パンミュアがホテルに彼女を訪ねた。二人はナイチンゲールが作成した、委員会に出席する専門家たちのリストについて検討した。そして、彼女はパンミュアにできるだけ多くの改革派を認めさせることができ、驚くとともに喜んだ。パンミュアは親切にもクリミアでナイチンゲールに異議を唱えた陸軍省の役人の名をあげたので、彼女はこう考えた。自分にとって好ましい候補者であるバルフォア博士を認めたパンミュアは、バルフォア博士の改革派としての見解には気づいていないにちがいない、と。軍委員会の審問でタロックが参ってしまったとき、勇敢にもバルフォアが彼の味方をしたことをパンミュアが知らなかったとはとうてい思えない。だが、ナイチンゲールは当時まだクリミアにいたので、知らなかったのかもしれない。パンミュアはまた、審問のために彼女が要請した、きわめて広範囲にわたる関連事項に同意をして彼女を驚かせた。もっとも意外だったのは、パンミュアが突如としてヴィクトリア女王のかかりつけの医師で相談相手でもあるサー・ジェイムズ・クラークの敵にまわったらしいことだった。サー・ジェイムズ・クラークはバルモラルでの話し合いの場に出席していたと思われる。ナイチンゲールは、「タロックにとって《イン・レ》は災いとなった女王を自分の側につける」にはクラークの出席が絶対必要だと考えた。このナイチンゲールの言葉は、彼女がヴィクトリア女王は改革に反対だと考えていたことを示す、ただひとつ残っている厳然たる証拠である。ナイチンゲールの伝記作者たちの多くはこの重要な記録文書を引用しているが、女王にたいする批判的な部分は削除している。クックは一九一三年に伝記を書いているが、女王が「災い」となったという評は削除しているし、ウーダム＝スミスはクック式句読点のつけ方からもわかるように、クックからそのまま転載している。

　ナイチンゲールはあつかましく、パンミュアに、軍を批判したものの、おおやけの場で否定されてしまった報告書を執筆したひとりであるタロック大佐にサーの称号を与えるよう頼んでいる。彼女によれば、パンミュアはこれには助力できないと断ったようだ。ただし、ナイチンゲールがタロックを説得してある種の同意を得られれば話は別だ、としたらしいが、その条件はナイチンゲールにとってあきらかに屈辱的なものだったので、これを考慮することも、面談についての記録に付け加えることさえしなかった。まったく利他的な目的を追求するときでさえ彼女が策を弄することがあるのは、ナイチンゲールの熱烈な賛美者でさえも認めていることだ。彼女が書いたパンミュアとの会談記録では、相手の裏をかいた自分の能力にいかにも満足しているようだ。友人タロックに関するパンミュアの侮辱的な言葉、ほとんどあらゆる問題についての彼の頑固な反対、彼女を確実に怒らせるはずの、「統計があればなんでも証明できる」という彼の主張、それらすべてがあいまってナイチンゲールは、政界での支持者の手を借りて自分は手強い敵を手なずけていると思いこんだ。

パンミュアの本当の気持ちは――弟がコレラによって不必要な死を遂げたのち、軍最高司令部の過ちを個人的に知ってしまったことからきているのだが――表立って論じるにはあまりにも個人的なことだった。しかし、彼が本当はどう感じていたにせよ、政治的な大変動でもなければ、女王とケンブリッジ公のはっきりした反対を前に王立委員会を発足させるという約束を果たせるチャンスはほとんどなかった。ましてや、ナイチンゲールに約束したような広範囲にわたる審問と改革派の委員候補たちというのでは。時間がたつにつれて、パンミュアは上院の軍賛同派を恐れて自分との約束を実行するための行動は何もとっていないとナイチンゲールは思うようになった。マクニール゠タロック報告書を握りつぶしたことからすると彼は軍の改革に反対している、と彼女は思った。そこで彼女は、必要ならば公開する決意で極秘報告書を書きはじめた。

女王に拝謁するためにスコットランドに行ったとき、彼女はサー・ジョン・マクニールをも訪問している。クリミアにいたときから彼をとても称賛するようになっていた。マクニールが、自分やタロックよりもナイチンゲールのほうが世論に大きな影響を与えることができると考えていたのはあきらかである。そのため、ナイチンゲールが極秘報告書を書くにあたり、マクニールは兵士にたいする軍の虐待について自分が気づいたことも教えた。ナイチンゲールはまたタロック大佐の助けを借りるために彼とも連絡をとった。タロック大佐はまだ具合がよくなかった。軍審問で経験した試練は彼を精神的にも肉体的にも参らせてしまった。彼は今、本を書いており、その中で、軍審問の報告書の偽りをあばこうとしていた。タロックの本の注目すべき特徴のひとつが、まもなくナイチンゲールにとってきわめて重要になる。それは大佐が東方で自発的に編纂した病気と死亡率の表だった。戦争がいまだに継続している状況では士気に影響を与える可能性が大きいとパンミュア卿がその発表を禁止していたのだが、戦争が終わった今、タロックはそれをはじめて本に掲載し、一八五七年一月に出版した。その一ヵ月ほど前に彼がそれをナイチンゲールに見せたということはありうる。というのは彼女は一八五六年十二月にマクニールに宛てた手紙の中で、その本は過激すぎるのではと批判しているのだ(13)。

いわゆるナイチンゲールのチームの最後のひとりはタロック大佐の友人ウィリアム・ファー博士だ。この並外れた人物の気概をあらわすのに、その七面倒くさいヴィクトリア朝風の肩書き以上のものはないだろう。戸籍本署統計部部長というのがそれである。ファーの広範囲にわたる非凡さは、彼の変化に富む生い立ちと若いころの経歴によるところが大きい。彼の両親は無学で、バース出身のプライスという男の家で召使いとして働いていた。プライスは今では隠居をしていたが、かつては辻馬車の御者をしており、その仕事で稼いだささやかな貯えがあった。彼は召使いの息子の非凡さに気づき、薬剤師の見習いにした。ファーが二十一歳のとき、プライスが死に、彼に五百ポンド残した。ファーは辻馬車屋が貯めたその金を使ってパリに行き、パリ医学校でもっとも珍しい学問を勉強した。衛生学である。彼はロンドンで仕事を始めようとしたが、自分の卑しい生い立ちは不利であることと、自分の気に入っている衛生学が医学界にとって脅威とみなされていることを知る。イギリスのどこの医学校も彼にその学問を教えさせようとはしなかった。彼はそのかわりに医学ジャーナリストとなり、医学界の改革を唱えた。彼は大衆の健康を改善するために医学統計を利用することを勧める記事を書き、戸籍本署が設立されたとき、その職員として採用された。

はじめて出生、結婚、死亡がきちんと記録されるようになり、本署でまとめられた統計に説明をつけるのは当初からファーの役割だった。彼は数字に強く、それらの数字から直感的な結論を導き出す能力、つまり、各年齢層において千人中の何人死んだかを示す彼の「バイオメーター」もしくは生命表の質の高さと、健康に関する公共措置が民衆の「生命力」を延ばす可能性があるという洞察によって世界的な名声をうち立てた。彼が想像したのは、治療薬の発展によってではなく、病気を予防することにより誰もが寿命の最大限まで生きるような未来だった。彼の考えでは、病気は早すぎる死の原因であるだけではなく、同時に生き残っている者たちを衰弱させるという。ファーは彼らしく詩心あふれた調子でこう書いている。「確かな観察によってどれが死をもたらす秘密の根源かをひとたび指し示すことができれば、人間は熟しきるまで長生きし、最後は老木のように静かに地に倒れるだろう[14]」

ナイチンゲールが帰国して三ヵ月たったころ、タロック大佐は、彼女にファーを紹介した。王立委員会開催の条件についてパンミュアと合意したころで、まだ開催日の延期に失望するという事態にいたる前のことだった。ファーは、先の軍委員会に統計専門家として出席し、ルーカンが騎兵隊の馬を放置したまま餓死させたというタロックの統計的な証明を裏付ける証言を行ない、タロックを援護した[15]。しかし、審問委員会はファーの証言を無視した。十一月にナイチンゲールは、チーム――タロック、マクニール、ファー――の助けを借りて極秘報告書の作成に取りかかった。もともとパーマストンからの要請にもとづいてパンミュアに提案したものだが、もしパンミュアが行動を起こさないのなら出版したいと彼女は思っていた。彼女の極秘報告書は病院管理にとどまらず、兵士たちを入院させるという結果にまでいたらせた兵士への虐待にもおよんでいた。この報告書につけた序文の、現存する初期の草稿からは、彼女がマクニールとタロックの結論を支持していたことがわかる。つまり不十分な衣食住と過労が重なってほとんど全軍の死を招いたというものだ。

戦争経験のある専門家たちは、どの要因が兵士の罹病と死の原因としてもっとも重要かについて、それぞれ異なった意見をもっていたようで、それぞれが自分の意見に合うような統計的証拠を見つけようとしていた。疲労が鍵だと考え、塹壕勤務を行なった期間と連隊の死亡率との間に相関関係を見つけようとした者もいた。その一方で、おいしい焼きたてのパンが重要だとする栄養説が持論であったタロックは、クリミアで軍をほとんど全滅させた真の原因を知るのは自分だけだ、と信じていた。「本当の病因は飢えである」と彼は書いている。[16] タロック大佐と同様、ナイチンゲールも、兵士たちは瀕死の状態になってようやく自分の病院に送りこまれてきた、と信じていた。持論である食事の原則をおろそかにしたことから病気が起こったのだと確信していたタロック大佐は、スクタリの環境も病気を悪化させたり、増加させたかもしれない、と思っていた。しかし、ナイチンゲールはスクタリの環境は健康的だと思っていた。すでに見たように、彼女はパンミュアに、もっと早くスクタリに入院させれば、兵士たちは助かったのに、と書いている。「この冬にスクタリに送られてきた兵士たちが亡くなったのは、瀕死の状態になってからようやく送られてきたためです――今では手遅れにならないうちに送られてくるので、彼らは死ぬことなく快復しています」

このパンミュア宛ての手紙――これまでの伝記作者たちが見逃した二つの決定的な手紙のうちの最初のもの――は、戦争が始まってから最初の冬に入院してきた患者たちはすでに手遅れだったとナイチンゲールが考えたことを示す、現在ただひとつ、知られている記録である。この手紙があるから、彼女が戦後一年間はのちの考えとは反対の立場を激しく主張していたという議論を押し進めることができる。この唯一の手紙は、一連の書類――パンミュア卿の――の中に保管されていた。それを取り戻す機会が晩年のナイチンゲールにはなかったために、このことに関する多くの手紙の中で唯一残ったと思われる。彼女の病院でどうしてあれだけ多くの兵士たちが死んだのか、という、当然手紙で議論したはずの問題にふれた戦時中の彼女の手紙がほとんどなく、あってもほんの少しであることは注目に値する事実である。これまでナイチンゲールの伝記作者たちはみな、この点に関して議論があったことに気づかず、彼女ののちの考え

——病院の衛生が原因——は最初からのもので変わってはいないと決め込んだ。

マクニールとタロックの判定が正しいことを証明できるかどうか判断するために、ナイチンゲールがファー博士に、戦争中の死亡率の統計を調査するよう頼んだとき、ファーはすぐに別の要因がはたらいているとの結論に達したのだろう。彼は死亡率の統計を何年ものあいだ研究していた。そして、彼は環境と給水施設の両方から伝染する病気があることを信じていた。そのような、腐敗から生じた化学物質が空気や水によって運ばれることによって蔓延すると考えられる病気を表現するのに、彼は「発酵病」という言葉をつくりだした。これは、混み合った環境のほうが病気にかかりやすい理由の説明となった。彼は、どうして防御的な衛生手段が有効なのかを説明するために、当時としては比較的進んだ化学作用の概念を使っている。つまり、それらは環境から有害な化学物質を取り除くからだ、としている。ナイチンゲールの語彙の中で、「発酵病」という用語はやがて、予防できる、という意味になっていった。

ファーの理論は、患部への直接接触により、致命的な病気が広まるという狭い意味での「接触伝染」説に改良を加えたものだった。それは、病気の原因は過労、栄養失調、運動不足、「虚弱体質」、もしくは夜間に戸外にいた、などであるという説明よりもはるかに進んでいた。これらの広く信じられていた病因からは、どうすれば病気が広まるのを止められるかの見通しはなかった（「接触伝染」の場合のみ、隔離と検疫が必要となるようだが、これらの方法は実際的ではなく、あまり採用されなかった）。ファーの、致命的な病気に「かかる」のは、患者から直接ではなく、汚染された環境からだ、とする考えは新しいもので、まだ証明されていなかった。知りうる限りでは、ナイチンゲールはその考えにはまだなじんでいなかったようだ。ただ、コレラの場合のみ例外で、彼女は、ちょうど戦争が始まる直前に、コレラは環境による、という考えを述べている。[17] 多くの医学専門家たちのように、彼女も栄養失調や過労がほとんどの病気の原因であり、子どものときの貧しい生活環境が病気への抵抗力を弱めてしまうと信じていたらしい。

ファーは病気が広まることについて進んだ考え方をしていたので、公的資金を投じて都市を清潔にしようとするエドウィン・チャドウィックの試みを支持していた。ファーが一八三七年に戸籍本署の仕事についたのは一部にはチャドウィックのおかげもあった。

ファーはナイチンゲールがこだわっていたクリミアでの大量死という問題に、自分なりの考えをもって取り組んだ。彼は軍はひとつの実験場であり、医師があまり役に立たないことをそこで証明できると考えていた。何年も前、パリの医学校で、彼は軍の罹病率と死亡率の研究に衝撃を受けた。それまで知られていた各軍の死亡率の差は、医学的な治療法の違いではなく、衛生に注意しているかどうかによることがその研究からわかったのだ。勉学の成果を生かす医学の道に進むことができなかったという不満も原因となって、彼は、病院そのものが感染の場になりうると指摘しようとした。しかし彼の調査はお粗末な病院統計により頓挫してしまった。その統計では、「最悪」レベルの病院の死亡率が高いのが他の病院より悪い状態の患者を引き受けているせいなのかどうかを明確にさせるには不十分だった。ナイチンゲールのクリミアでの挑戦は、ファーにとっては自分の理論を証明する好機となるように思えた。一八五六年十一月付のナイチンゲールの手紙には、ファーからの影響の跡がはじめてうかがえる。彼女はファーお得意の死亡率の測定単位「千人中の死者何人」という言い方を使って、一八五五年一月当時と一八五六年一月当時のスクタリ総合病院の状況をはじめて比較している。それまでは、さまざまな野戦病院の善し悪しをまったく組織面における基準をもとに判断して格付けをしていた。

一八五六年十一月の手紙からわかるのは、彼女がいぜんとして、死者を続発させたのは飢餓と風雨にさらされた野営環境であると考え、その野営のあり方に的を絞って極秘報告書を書こうとしていたことだ。たとえば、彼女はあいかわらず軍の物資補給の改善を強く主張している。「わたしの極秘報告書の要点は次のとおり。一、軍が自分たちのことは「自分でする」よう、いかにして教育するか――自分たちの家畜を屠殺し、自分たちのパンを焼き、小屋を建て、排水設備をつくり、靴をつくり、等々」。全部で十六の要点があがっているが、そのうち二点だけが衛生問題にふれたものだ。さらに、「衛生」という言葉は現在ではほぼ「清潔さ」と同義語であるのだが、それをはるかに広い意味に定義している。たとえば「衛生官とは、野営地、食糧、衣服、兵舎建設資材、傷病兵搬送に関して通達を出す者」。スクタリでの死亡率減少を、マクニール＝タロック委員団と同じころにパンミュアによって派遣された民間人からなる衛生委員団の努力の成果であるとはじめて認め、この委員団にたいしてこれまで以上の敬意を払ってはいるが、いぜんとして彼らの業績を、スクタリではすでにほとんどみられなかったコレラの発生を抑えたことに限定しているにすぎない。死亡率が減少した最大の原因は、自分の病院における要因よりも、クリミアの野営地における衛生・物資補給委員団の仕事の結果、搬送されてくる患者たちの容態が改善されたためだ、ととれるような言い方をしている。

同じ手紙の中で、彼女はサマセット・ハウスにあるファーの戸籍本署を訪れたことにふれている。その

訪問について記した覚え書が今でも残っており、そのときの様子がよくわかる。(18)

一八五六年十一月二十四日

戸籍本署長官のご好意により、長官とともに記録をすべてあたってみる。

サー・コリン・キャンベルは、わが軍とサルディーニャ軍とを比較してみると恥ずかしいとおっしゃった［サルディーニャの同盟軍は兵士の死因につき詳細な記録をとっていた］。だが、わが将官たちは、文民による登記所の記録と軍の記録とを比較すれば当然恥辱を感じなければならないということがわかっているのだろうか。

文民による登記所の記録には、病気の原因とそれを取り除く手段とを決めるのに必要なものすべてがある。軍の記録には、女王陛下の軍の状態について女王陛下の大臣たちに何も知らせないでおくのに必要なものがすべてである。

実務に長けたある指導者がある目的を達成するために乗り出すとき、その目的がビールを作ることだとするなら、その結果は、たとえばバートン醸造所に見ることができる。数学的能力に秀でた指導者がある目的を達成するために乗り出すとき、それが大量の統計を分類し、登録し、ある集団内のさまざまな出来事の原因を究明することであるなら、結果は戸籍本署におけるみごとな組織機構、その明快さと節度と効率のよさゆえのみごとさに見ることができる。

戸籍本署が毎週発行しているような疾病報告書があれば、わが軍は助かったかもしれない。サルディーニャの場合はそうだった。政府だって、そのような情報と面と向かえば、塩漬け肉とビスケットばかりを配給するわけにはいかなかっただろう。

戸籍長官は一八五五年二月に陸軍省との間で取り交わした書簡をみせてくださった。その中で彼は、兵士の死を文官が記録することを申し出たのだが、断られている。

一八五五年一月には、千人中五百七十六人という割合で死者が出ている。一八五六年一月の同じ週では千人中十七人の割合なのに。これらのことを考えれば考えるほど、軍の方式を破り捨てる必要性を感じるとともに、そうするための証拠を得ることが（ほぼ）不可能であると思わずにはいられない。

サー・ジョン・ホールは今、スミスとともに戦時中の軍の医学的統計をとる準備をしている。彼らは四人のうち一人なら集計できると言っている。もし、そうならば、もし、徹底的に検討した末にそのような結論に達するのであれば――つまり、一連の否定の命題を証明することによって肯定に達するのならば、そして、まだ四千人もの兵士の死が集計されていないのがわかっているのに、それを記録だと呼ぶのであれば、そしてそれをパンミュアが見逃すならば、われわれはもうおしまいだ。パンミュアはその気ではないか、と思ってしまう。打ち負かされてしまうかもしれない。だが、とにかく、正々堂々と闘おう。パンミュアの王立委員会はとても不公平だ。

この覚え書は社会批評に富んだものである。戸籍本署が統計を効率よくどんどん出しているのとバートン醸造所が効率よくビールを驚異的なほど大量生産しているのとを彼女が比較しているのをみれば、産業革命のやり方が文民政府の変化をうながしたことがわかり、これらのやり方を軍の問題にも転用したいという気持ちを彼女の中に芽生えさせたことがはっきり見て取れる。しかし、彼女がいまだに言外ににおわせているのは、クリミアの統計をきちんととれば、彼女の病院の兵士たちがクリミアでの貧しい食糧配給のせいで亡くなったことが証明されるだろうという考えである。この覚え書の中ほどにあらわれるスクタリでの死亡率の統計からわかるのは、彼女がサマセット・ハウスを訪問しているあいだに、ファーが彼女のために実際に計算してみせたことだ——彼女の新しい勉強の始まりである。

ファーはまた、サマセット・ハウスからパンミュア卿に送った手紙を見せてくれた。その中で彼は軍に死亡者の名を記録することを要請している（皮肉にも、重複して記載されていた死傷兵を総数から差し引いたために信頼できる統計となった）。ナイチンゲールはパンミュア配下の陸軍省局長からの返事をのちに充分に活用することになる。彼はみごとな官僚的方式で、要請は断らず、単にその検討を先延ばしにしており、そうこうしているうちに当面の戦争による難題（兵士の死も含める）は過去のものになってしまった。正確に何人の兵士が戦争で死んだのかについて、ナイチンゲールは知らなかった。そして、タロック大佐から統計を見せられたにしても、それは二年の戦闘期間中のほんの七ヵ月を対象にしたものにすぎなかった。イギリスに帰国後書いた手紙の中で、彼女は何度か総死者数にふれているが、それらの数字が彼女が管轄していたトルコの病院でのものなのか、戦争区域全体でのものなのか、明記していない。ナイチンゲールはあきらかに、どこまでが含まれているかについて、はっきりした定義なしにさまざまな資料から漠然とした推定値を引用していた。

軍はそれから十二ヵ月たって、ようやく公式な統計を発表した。しかし、そのころまでには、ナイチンゲールはとうの昔に漠然とした数字を引用することをやめていた。彼女はみずからをクリミアの死亡率の記録保管者とし、それらを聖遺物のように扱い、それらを公開するときには必ず正式な統計表およびグラフと数字の出所との両方を明記した。彼女の統計的分析の基礎は一八五六年から七年の冬にファーと行なった仕事にある。そのとき、彼女はマクニールとタロックの調査結果を確認しながら極秘報告書を執筆することにも忙殺されていた。

一八五七年初頭、彼女は、パンミュアが約束した審問委員会がまだ開設されないままになっているのに激しい怒りを感じ、極秘報告書の内容を民衆に漏らすと脅した。奇妙なことに、サー・ジョン・マクニールはそれはやめたほうがよいと彼女に助言した。マクニール自身、ついこのあいだ、同じ理由で今彼がナイチンゲールに思いとどまらせようとしている手段をとるぞと脅したばかりだったから、実に奇妙なことだった。自分の助手のタロック大佐を、はやまって自分の悲運を吹聴しないようにたえず引き留めていたほどの、実に品行方正な役人であった彼が、みずから公表すると脅したのだった。彼は内閣にこう書いた。「けれども、この件は軍委員会報告書で終わらないということもありえます。問題の件に関する彼らの意見は、国民には決定的なものとして受け入れられないかもしれません。そのような場合、最終判断を下すのは世論であります。世論に訴えざるをえないのは残念なことですが、委員会の報告書を読めば、選択の余地はありません(19)」。この手紙に続いてパーマストンはマクニールに、君とタロックは軍の批判において結果的には正しかったことが証明されることになるだろう、と個人的に請け合った。マクニールはまたパーマストンとともにパンミュアも自分の味方だと信じるようになった。なぜなら、パンミュアはタロック大佐に軍委員会には出頭しないようにと助言していたからだ。[20] パンミュアが軍の側に立っていたのなら、タロック大佐を屈辱的な立場へとおいやることになるはずの、その良心的ではあるが性急な大佐の結論を歓迎しただろうから。

それから六ヵ月後の今、マクニールはナイチンゲールに我慢するようにと忠告している。表面的には平穏でも、その下ではパンミュアとパーマストンが下ごしらえした大釜がついに沸騰寸前の状態であることを彼は知っていたにちがいない。マクニール自身は、内閣の賛成のもとで、無言であれ何であれ、脅しをかけてさらにその火を燃え立たせようとしていたのかもしれない。彼あるいは別の人物かもしれないが、誰かが軍委員会の報告書に対抗する世論を形成するために、一八五六年の秋に議会が閉会になる時期を利用していたとみえる。新聞を通じてではなく、国じゅうの有力な市民たちと接触することによってである。軍委員会の報告書はベストセラーだったはずだ。というのは一八五七年のはじめに議会がふたたび召集されたとき、国の著名な市民はみな、それについての意見を固めていたようなのだ。

狭義に解釈するなら、軍委員会の報告の多くを擁護することはできる。たとえば、融通のきかない軍規のせいで将校たちは兵士たちの最大の利益のために行動することができなかったのであり、軍法会議はこのために被告である将校たちを有罪にできなかったのではないか、というような。しかし、報告書にはルーカンや他の将校たちが、彼らのまわりにいた見捨てられた忠実な兵士たちの筆舌に尽くしがたい苦しみにたいしてまったく無関心だったことを示す証拠がおびただしいほど盛られていた。これは軍委員会が審問するつもりのことではなかったが、有権者が大目にみるには度を越していた。有権者たちは、サー・ジョン・マクニールとタロック大佐へ宛てた一連の公式声明を通じて今やその考えをあきらかにしはじめていた。そしてそれらの声明には市長、議会の長老議員、参事会員、治安判事、その他大都市の有力者たちが署名していた。これらの声明ではマクニールとタロックに惜しみなく感謝の念を表明する一方で、同じようにできなかった議会をきびしく非難している。

リヴァプールが最初だった。一八五七年一月に出された声明には、「悲しい惨事を引き起こした張本人である者たちの幾人かに名誉が与えられたというのに、これらの惨事を、いくらかでも償おうとしてあなたがたが行なった正直な努力はこれほどまでに冷たく無視されてきた」とある。怠慢な議会に無視されたが、二人のクリミアの委員たちの業績は「感謝に満ちた国民からは貴重なものと思われている」と。リヴァプールの次はプレストンであり、そのうちに、国じゅうの裕福な都市で大学人や裁判官、官僚たちが立場をあきらかにするにつれて、大げさな賛辞の波が二人の委員を国民の尊敬の的に祭り上げた。リヴァプール、プレストン、バース、エジンバラ、マンチェスター、バーミンガムなどはどれもが、マクニールとタロックに賛成し、軍最高司令部にたいし異議を唱えた。自治体の声明の中には、マクニール＝タロック報告書と軍委員会の報告書の両者をじっくり検討した結果、どちらに強い感情を抱くか断言するのは不可能だ、とするものもあった。まず、誇らしさを感じ、それから恥ずかしさを感じたのだろうか。これだけ次々とあらわれる声明を見ていると、各都市がたがいに協調しているわけではないとはなかなか信じがたい。

下院議会は都市の有力者たちによって数多く加えられた恥辱をできるだけ無視した。フローレンス・ナイチンゲールはこのころまでにはもう改革の希望をあきらめており、議会においては軍賛同派の力があまりに強いので政府が行動を起こすことができない、と述べている。彼女は、前年の夏ならパーマストンがこの問題を争点に総選挙に打って出られたのに、そのチャンスを逃してしまったと考えていた。彼女は三月一日にこう書いている。「八ヵ月前なら、パーマストン卿は大きな賭けにでて、「わたしは軍の改革をするつもりだ。下院が反対するのなら、国民がわたしに賛成かどうか試そうじゃないか」と言い、勝つことができただろうに。もう遅すぎる。チャンスを逃してしまった。わたしが生きている間には、二度とふたたびないだろう」

「下院では今、軍が強大な勢力をもっているので、上院でいつもやるようにわけなく全閣僚を首にできる。……パーマストン卿がもっと若ければ、こんなことは決して起こらなかっただろう。彼には味方のいない内閣でたったひとりでこれほど多様な問題に対処する力はない。だから、彼の属する階級、それについては本当のところ伍長のボタンほども気にかけてはいないのだが、その階級のために行動して国民の利益の大半を犠牲にしている」(21)

しかし、彼女の考えは間違っていた。七十三という年齢で、パーマストンの力は頂点に達しており、賭けはまだ終わっていなかった。彼は、無視されている二人の委員をおおやけに誉めてほしいという議会内の個人的な要請に抵抗しつづけ、さらに以前には誉めていたマクニール＝タロック報告書の価値にたいしてそっけない態度をとりさえした。この表向きは百八十度の転換にたいしてマクニールは狼狽しなかった。彼は熱心な支持者のひとりに宛てた手紙で、今は芝居をうっているのだ、と書いて相手を落ち着かせようとした。「議員たちの間では、パーマストン卿がある種の圧力と障害――彼の手には負えないような目に見えない影響――のもとでものを言っているという印象が広まっている」[22]

下院には、心から党に忠誠を誓ったわけではなく、政府の政策を確実に支持してくれるかどうか頼りにできない無所属の議員がたくさんいた。パーマストンの党は僅差で与党となっているにすぎず、ディズレーリやグラッドストーンのような強力な競争相手は、機会があれば彼を退陣させようと画策していた。そして結局彼らはそれに成功した。それはほんの数日後に起きた中国をめぐる政策の問題を問うたものであったが、そのときまでにはマクニール＝タロック問題はすでに解決していた。

マクニールとタロックの功労を認めてほしいという町政庁舎の要請にたいするパンミュア卿の返答が驚くほど不適当だったところをみると、彼が手紙に教訓として添えたのは王室の考えのひとつだったのかもしれない。パンミュアは一度、アルバート殿下が退出した直後、個人秘書にこう漏らしたことがあった。「殿下に本当のことを申し上げる勇気のある者がいないのは異常なことではないかね？」と。[23] くだんの二人の英雄をおおやけに認めてほしいという呼びかけに答えて、パンミュアはマクニールとタロック両者に、過去の功績にたいし、それぞれ千ポンドを支給するという手紙を書いたのだ。その手紙は、そのような人びとがどうして自分たちの名声を犠牲にしてでも公益のために尽くすのか、についてはまったく理解を示していない言葉でこう表現されていた。「この下賜金は貴殿の調査結果を単に金銭に換算したものではなく、これらの調査が情熱と手腕をもってなされたと女王陛下の政府が認めたことを、二人にもっともふさわしいと思われるやり方で伝えるものである」[24]。このようなやり方がこの種の公務に報いるのにもっともふさわしいやり方だと信じている人びとが国を動かしているという考えは、有権者たちを恥ずかしさで真っ赤にさせるのに充分だった。パンミュアはやりすぎた。下院は、表彰によって討議が必要ではなくなったと同意するどころか、今では団結して討議を求めていた。討議において、パーマストンはマクニールとタロックをさらにさげすむような言葉を言ったため、下院を憤慨させた。女王陛下にもっと適切な報償を賜るようお願いすべきだという動議を出す役割はシドニー・ハーバートにまかされた。発言はそこで打ち切りになった。その動議への投票を求める叫びがあまりに大きく、政府が行動しなければ大きな痛手をこうむることはあきらかだったからだ。

パーマストンは、今や下院がついにその義務を果たし、国民の声に耳を傾けたのをみて、不愉快であるふりをしながらそれに屈してみせた。数日のうちに彼はタロックに、ナイチンゲールが何ヵ月も前にパンミュアに大胆に要求したナイト爵を与え、友人のサー・ジョン・マクニールを枢密院の顧問官に任命した。それは国でもっとも高い政策立案機関であり、マクニールにはライト・オノラブルの敬称がつくことになった。サー・アレクサンダー・タロックはパンミュアが個人的に謝りたいという使いをよこしたことに喜んだ。そこで陸軍大臣は彼に、これまでには説明しがたい困難があった、と語った。

パーマストンは、軍の物資補給組織の問題に関しては女王の特権を廃するのに成功した。彼がそれを断行したのは、公然と議会にその責任を与えたことによってではなく（その手なら、ヴィクトリア女王は反対できた）、むしろ下院に国民の英雄の救出に乗り出させることによってであった。そして、そうすることで一方的に問題の権力を手にしたのだった。パーマストンの政府はこれより数日前に、まったく別のことで、下院で不信任されてしまった。パーマストンがイギリス官僚の中国での好戦的で正当とはみなされない行動をあまりにも熱心に支持したためだった。しかし、下院での敗北にもかかわらず、国民の気持ちは彼の側にあった。彼は女王に総選挙を願い出た。そうすれば、敵が下院に非難を強いた外交政策の承認を国民に訴えることができる。そして、女王はその願いを聞き届けた。マクニールとタロックの承認を求める国民の叫びに屈しても、彼の人気に翳りはみえなかったようだ。国民は大差をつけて彼の党を与党に戻し、彼にうるさくたてついた反対派の党を忘却の彼方に追いやってしまった。あまりにも静かに議会が開かれるようになったので、政治日誌をつけていたグレヴィルはほとんど絶望的にこう書いている。「六月三日［一八五七年］。本当に何も書くことがない。だが、会期がひどく静かに、平穏無事に終わることになるのは確かだ。これまで、パーマストンほど、誰にも邪魔されない平穏な政権を維持した大臣はいない。彼の驚異的な幸運と成功には何か危ういものがある。彼にあっては何でもうまくいった。下院では、彼が提案することにたいして、異議らしきものはほとんどあがらなかった。王女の持参金について、ちらほらとローバックや迷いこんだ急進派から声があがったが分裂させるほどのものではなかった。少々異議が唱えられたにせよ、少数派は滑稽なほど少数だったので反対してもどうしようもないことを示したにすぎなかった」(25)

マクニール、タロックの勝利に続く一八五七年四月の総選挙後の会期は、パンミュアにとって閣僚としての最後の会期だった。選挙後まもなく、彼はバーリントン・ホテルに、ナイチンゲールが熱望していたものを携えてやってきた。それは議会がマクニール＝タロック問題で議論の余地のないほどの権威を確立するまでは実現できないでいたもの、つまり、軍の衛生状態に関する王立委員会の開催命令への同意だった。それは実質的に彼女のはじめの提案そのものだった。しかし、ナイチンゲールのパンミュアにたいする低い評価は変わらなかった。「パンミュア卿は何か魂胆があるようだ。それが何なのかはわからないが」と彼女は書いている。(26)

ナイチンゲールは、パンミュアが何か正しいことをすると、とくに辛辣に批判したものだった。もっと後になって、自分が望んでいたことを彼がすべて実現させたときも、こう言っている。「パンミュアは委員会を許可し、それとともにあれだけたくさんの要望ものみました。お察しのとおり、それを書いたのはわたしです。パンミュアはなんて愚かなんでしょう。その結果、自分がどうなるかわからないのかしら、それともそんなことはどうでもいいのかしら？」(27)この時期、彼について述べた彼女の言葉には後味の悪さが残る。しかし、パンミュアがわざと彼女を挑発していたらしいことは心に留めるべきだ。それはまるで闘犬の持ち主が犬を敵にけしかける前に棒で手荒にからかうようなものかもしれない。彼はパーマストン卿に心酔してその策略を学んだにちがいない。そして、それはたしかにナイチンゲールには効き目があった。彼女はマクニールに新しい敬称のお祝いを伝える手紙の中でこう書いている。「パンミュア卿への手紙にはまだ「ザ・ライト・オノラブル」という敬称を使えないでいます。そのうちに「ザ・ライト・ディスオノラブル」になってしまうのではないかと思って」(28)。数年後、彼女はパンミュア卿についての考えをすっかり改め、兵卒の境遇を改善した功を認めてめでたしめでたしとなった。しかし、彼は自分がどれだけ彼女を支えてきたかを決して悟らせはしなかった。王立委員会をめぐってぐずぐずしていたのは改革の呼びかけのもとに国民と下院を団結させるのと、彼女の友人マクニールやタロックが軍最高司令部の手にかかって味わったような屈辱から彼女を守るために必要だったことを彼は説明したりすることはなかった。

　一八五七年三月の総選挙でパーマストンが勝って、ようやく、パンミュアはナイチンゲールの王立委員会のための要望書を、女王に署名してもらうために思いきって送付した。「パンミュアは謹んで女王陛下に、軍医療当局に関する王立委員会の草案を具申し上げます」。彼は続けて女王にもう一度、王立委員会はパーマストンの見解により要請されている旨説明した。パーマストンによれば、議会には税金がどのように使われているのか知る権利があるという。その答えのほとんどが大臣や女王にはすでにわかっていることであっても。「この書類の中で言及されている多くの点は即刻、女王陛下の承認のもと、当局の手で対処されねばなりません。しかし、それには費用がかかりますし、そのような委員会が表明する意見は、予算が増大することをよしとする大臣の意見よりも下院では重要視されるでしょう」。軍の医療への責任はここで確かに下院に移されることになった。というのは、王立委員会は議会に報告することになるからだ。ヴィクトリア女王と近衛騎兵隊が抵抗しても、下院が突撃してフローレンス・ナイチンゲール救出に向かうだろう。もう一方の民衆の英雄マクニールとタロック救出に結集したように。

　長く待ち望んだ王立委員会の承認状をパンミュアから受け取ったとき、ナイチンゲールはそれ相応に勝利感を味わうことができたのかどうか、定かではない。ほぼ同時にファーの意見によって彼女は愕然とするような結論に達せざるをえなかったからだ。彼女は身を切られるような論争を何度も重ねた末、ファーの意見をついに受け入れた。つまり、入院した兵士たちの死亡率が異常に高かった理由について、マクニール＝タロック報告書の分析はまったく間違っている、というものだ。ファーとともに異なった地域での死亡率の差を分析し、とくにクリミアの前線の病院とスクタリという後方地での病院との差を分析した結果、二万五千を数える軍のうち一万六千人をも死なせてしまった病因は、誰もが信じていたように、不十分な食糧や過労、あるいは不備な宿舎のせいではないことがわかった。そのおもな原因は衛生状態の悪さだった。病気がもっとも蔓延していた場所は、過密状態によって不衛生な環境の悪影響がさらに増大したところだった。その中でも群を抜いて悪かったところ、一八五四年から一八五五年にかけての冬に衛生状態の悪さで五千人もが死んだのはフローレンス・ナイチンゲールが拠点としていたスクタリの病院だった。衛生委員団が来る前の五ヵ月のあいだ、一八五四年十一月から一八五五年三月のあいだにナイチンゲールが管理していたのは病院と呼べるものではなかった。それは死の収容所だった。

クリミア赴任後の、あの最初のひどい六ヵ月のあいだに、一万二千人が彼女の病院にやってきた。そのほとんどが負傷者ではなく病人で、八人のうち一人は死んでしまうような前線の何の設備もない連隊付き簡易病院から移送されてきた者たちだった。医療品や技術にはほとんど不足はないが、こわれた排水溝の上に建った換気の悪い建物に患者がすし詰めになっていたナイチンゲールの病院に送られた者たちの間では八人に一人どころか、八人に三人の割合で死亡者が出た(29)。船上で死んだ者はほんのわずかにすぎなかったから、彼女の病院は航海を抜きにしてもやすやすと二倍の致死率となってしまった。それでも彼女の病院への移送は続き、何ヵ月ものあいだ、誰もそのことには気づかなかった。

ファーがナイチンゲールに衛生の悪さが死因であることを確信させた過程を正確に再現することはでき

ない。彼女は自分の命は長くはないと言って、ファーに、この期間送った自分の手紙をすべて破棄させている。彼はこう答えている。「わたしはナイチンゲール殿の手紙は内密のものだといつでも思っていましたから、今朝（たいへん残念に思いながら）自分の手持ちの手紙はすべて焼却しました」[30]。その件に関してファーからナイチンゲールに宛てた手紙は彼女の保管文書の中にも残っていない。この文通の跡が残っていないので、彼女の残した手紙類にほとんどを頼っているナイチンゲールの伝記作者たちは、ファーがこの時期ナイチンゲールに与えた影響はおもに統計について教えたことだけだと信じていた。しかし、彼は衛生が重要であるという自説を彼女に教え込むにはきわめて適任だった。そして、他の人に宛てた彼女の手紙からは、このころから衛生への興味が大きくなりはじめたのがわかる。ファーは戸籍本署で統計専門家として仕事をしていたが、自分の地位を公衆衛生についての自説を広めるための教壇として利用し、一連の啓蒙的な文章を戸籍本署の年次報告書に掲載していた。彼はエドウィン・チャドウィックの欠点を克服しようとした。チャドウィックがまとめた衛生概念には、科学的な裏付けと感情へ訴えかけるものが不足していた。チャドウィックのようにファーは医学界に深く幻滅していたが、チャドウィックと違って彼自身が医師でもあった。従来のように、ナイチンゲールの教育におけるファーの役割を低く見積もることは、彼女自身をいっそう完璧にみせることになるが、逆説的に、彼女の精神的な成長を減じてしまうことにもなる。彼女の受けた医学教育は通り一遍のものにみえた。しかし、その実、当時の一流の医学理論家から六ヵ月みっちり教え込まれたのだ。彼女はこの教師にたいして、社会的には最下層の家庭の出であることから、特別の敬意を感じたにちがいない。

いくつかの断片からみて、彼女が最終的に死因についての新説を受け入れたのは一八五七年五月の初めごろということができる。それまでについていえば、父親との手紙のやりとりから、三月二十日までにはファーの提唱する衛生原理が彼女にとって宗教的意味をもつようになっていたのがわかる。父親は彼女にパーマストンの日和見主義的な総選挙で議員候補に選ばれなかったことを詳しく書いた。自分が推薦された唯一の理由は、娘の名の魔法のせいだった。「だって、ナイチンゲールという名ほど、成功を約束できる名があるだろうか？」と、ウィリアム・ナイチンゲールは要請した支持者の言葉をひいてみせた。しかし、魔法の名も有権者を揺るがすにはいたらず、彼はフローレンスの同情を求めた。「わたしは悲しい思いに浸っている。おまえに慰めてもらいたい。まず、思うのは自分は名声を得られないこと、競争に負けるのは肉体的に能力がないのか、あるいは精神的に無能なのか、そして今、どたんばで……。しかし、本筋に戻ると――どこまでいったかな？　わたしはおまえの言うとおりにするよ。おまえだけの。おまえは、わたしの唯一の天才！　政治生活においても、おまえはわたしを励まし、支持してくれるかもしれない。だが、だめだ！　はっきり運命の本に書かれている。人生という仮の住まいから出ていく者は後の者のために場所を空けてやらなければならない……。来世にも下院はあるのだろうか。さようなら、わが子よ」(31)

これにたいする娘の威厳のある返信は子が親に宛てたものというより、むしろ親が子に宛てたもののようだ。

一八五七年三月二十日

親愛なるお父様

この世で下院にはいることができなかったのは残念です。でも、来世にもきっと下院があると思います。それはもっと健全な原則にのっとったものでしょう。

神の言葉は「祈り」ではなく「実行」だとは思いませんか。神が熱病の流行を止めるのは、「主よ、疫病やペストや飢饉からお助けください」という祈りに答えたのではなく、排水溝や陶器製のパイプや洗濯場で神の言葉や考えが実行されているのに応えているのだとは思いませんか。死亡率、道徳、健康、教育といったものは神が課したある状況の結果ではありませんか。

いつでも大好きなお父様へ

愛する子より
F・N(32)

この手紙を書いたときには彼女はファーの英知を深く飲み干していたのはあきらかだ。しかし、まだその考えの信奉者にはなっていなかった。これに続く六週間のあいだに、クリミアでの経験の意味するものの全貌がはっきりみえてきた。三月末に、彼女はエディンバラのサー・ジョン・マクニールを訪ねた。訪問を打ち合わせる手紙では、彼女は、何が自分の患者を死なせたかについてのタロックの見解（粗末な食糧）からファーの見解（汚れた空気）へと転向している途中のようにみえる。彼女はこういう言い方をしている。「クリミアで一万六千人もの兵士を死なせたシステム、壮大な規模で現代の歴史がまのあたりにした申し分ない実験、すなわち、粗末な食糧と汚れた空気のみで所定のどれだけの人数を思うままに死に至らせることができるかについての実験(33)」

一ヵ月後、彼女はもはや粗末な食糧が原因だとはまったく言わなくなっていた。一八五七年五月十一日付マクニール宛ての焦燥感にあふれる手紙の写しが、どうやら偶然にも姉の文庫に残っており、戦時中の死因についての彼女の説明がそのときにはすでに根本的に変化していたことを示している。その手紙をみると、三月の末にマクニールを訪ねたとき、新しく可能性を帯びてきた説について議論したらしいことがうかがえる。

ご親切に、相談にのっていただいたのですから、スクタリについてわたしが述べたことに関してご説明しなければなりません。スクタリは、もはや仮説の領域ではなく、われわれに多くの確実な知識を与えてくれるだけの重要性のある歴史的な事例なのです。衛生環境を整えたことによって戦争の後半、死亡率が一・八パーセントに低下したというのは本当です。では、いったいどんな条件で? 約二百十三メートル四方で三階の高さの建物に千人以上は収容しないという条件のもとでなのです。この建物がその構造に応じて異なった使われ方がされていたら、治癒するのにふさわしい条件でゆうに三千人の患者を収容できたかもしれません。このような建てられ方は破滅的です。問題は、できるだけ多くの患者を収容でき、かつ、治癒もきわめて容易であるような建物を決められた場所に見つけだすことです。

スクタリでの大惨事の原因は、換気の不足、排水の不備、不潔さ(あまりに不愉快でこれ以上詳しく申し上げることはできません）、入院生活を楽にする品々の不足、驚くほどの過密状態であると迷うことなく申し上げます。どんなに建物がよく、廊下の換気がうまくいっていても、患者を詰め込めば、二つの病院を背中合わせに建てたのと同じです。われわれのすべての経験において、健康であっても、病人であっても、そのような建物は病気を発生させます。そして、これらの点に関しては、現在のわれわれの知識は完全ともいえるほどなのです。

最初の冬にクリミアから搬送されてきた兵士たちの容態はあまりに悪く、どんな状況であったとしても快復しようがなかったのではと言われれば、次の冬に陸上搬送隊が移送してきた兵士たちもまったく同じく悪い容態だったのですが、受け入れる環境が異なっていたので彼らは快復した、と答えることができます。死亡率に注目してください――一・八パーセントです。でも、繰り返しますが、それはほぼ二百十三メートル四方の建物をきわめて少ない人数の患者に制限したことによるのです。

「胃腸の疾患」による死亡率は、スクタリでは二三・六パーセントで、クリミアでは一八・三パーセントです。

どうしてこのように死亡率が上がるのでしょうか。スクタリでの建物の状況が充分答えとなります。スクタリでは、この原因だけでクリミアよりほぼ二五パーセントも多くの兵を死なせていることがおわかりでしょう。そして病気はおもに建物そのものの中から発生しました。このきわめて重要な問題に関して、公務上関心のある人には誰にでも、女王陛下にすでに行なったように、詳細にいたるまですっかりお話しするつもりです。

親愛なるサー・ジョンへ

忠実なるフローレンス・ナイチンゲールより(34)

パーセノピが筆写したこの手紙の写しがあることをナイチンゲールが知っていたら、彼女はきっとそれを破棄していただろう。手紙の原文はおそらく破棄したのだろうが、それと同じように。これは、これまで彼女の伝記作者たちはふれなかった、鍵となる二通の手紙のうちの二番目のものである。最初の手紙は戦時中に書いた、自分の病院のせいで兵士たちが死んだ、という説を否定したものだ。その十八ヵ月後に書かれた二番目のこの手紙は、さきの手紙に真っ向から反対のことを述べている。そこでは最初の冬の患者たちは快復したかもしれないこと、「スクタリの空気」がまさに死因であったことを認めていた。ナイチンゲールは次の三ヵ月間、自分の新しい発見を審問の最重要問題とするよう王立委員会の委員たちの説得につとめた(彼女は委員会の公式の委員ではなく、ファーを委員に入れようと彼女が努力したにもかかわらず、ファーも委員ではなかった)。しかし、マクニールに宛てた五月十一日の手紙によると、ファーの結論を発表しようとする彼女の闘いはすでにもっとも思いもよらないところで始まっていた。王室である。「女王陛下にすでに行なったように……詳細にいたるまですっかりお話しするつもりです」。三月の末以来、女王陛下との話についてふれているのはここだけである。王室の記録保管所にはこの時期、ナイチンゲールが王室と書簡を交わした形跡がみあたらないので、彼女が女王にどのようなかたちで詳しい情報を伝えたのかわからない。しかし、彼女が訴えたとしても、女王は聞く耳をもたなかったようだ。それ以来、ナイチンゲールはヴィクトリア女王をめったに褒めることはなくなった。翌年、彼女は自分のことを「女王にないがしろにされ、大いに苦しんでいる。もし、女王には言うことができ、かつそれが義務である、ある一言をおっしゃってさえいただけたなら、わたしの人生も実際に救われただろうに」と言っている。(35)

ファーの計算から、病院ごとに死亡率に大きな差があるのがわかった。その結果、ナイチンゲールはそれぞれの病院の優劣についての評価の見直しをすることになった。たとえば、一八五六年六月に、クリミアのバラクラヴァの病院は最悪だと書いたが、今ではそれがスクタリにあるどちらの病院〔スクタリにはトルコ軍の病院を借用した通称大病院と、トルコ軍兵舎を病院にした兵舎病院があった。ナイチンゲールが赴任したのは兵舎病院〕よりもはるかによい記録をもっていることがわかった。また、サザランド博士の衛生委員団が病院を浄化しはじめてから全般的な死亡率の低下が突然起こっている。この大きな変動はファーとナイチンゲールに、病気による死のほとんどすべて――一万六千人以上――が病院そのものの衛生状態を改善することで避けることができたと納得させるのに充分だった。もし、それが本当ならば、衛生が重要だとするファーの意見が高らかに立証されたことになる。その意見はファーがパリから帰国したとき、イギリス医学界からは否定されてしまったのだが。ナイチンゲールがファーの考えに転向したことは彼にとっては重要な躍進だった。彼女の一家は政治に携わる貴族たちと親しかった――クリスマスには自宅にいる首相を訪問している――つまり、今やファーはこれまで卑しい育ちと低い官位のせいで締め出されていた社会の中に、自分のために代弁してくれる闘士を見いだしたのだった。

ナイチンゲールは自分の極秘報告書を書き換えはじめた。今度は、ファーの結論について学ぶ前の四月にマクニールと論じたものよりもずっと病院の衛生に重きをおいていた。五月末には新しく「スクタリでの惨事の原因」という題のついた一節を印刷屋に送っている。序文の最初の草稿が残っており、このように書き換える前には、ただマクニール＝タロック報告書にあった軍の物資調達批判の多くを反復しているにすぎなかったことがわかる。最終的に印刷された版はほぼ全面的に、病院での衛生状態が原因となった災難を扱っている。そして読者にたいし補遺に注目するよう促している。補遺にはこうあった。「クリミア戦争の場合、どれほどの死亡率がスクタリ総合病院の恐るべき状態のせいだったかがわかる。つまり、各連隊が不幸にもこの死の病院にどれだけの人数を送ったかにかかっていたことがわかるだろう」。報告書の本文が印刷されてから補遺が追加されたために、そこには読者にとってわかりにくい順番でページ数がついており、利用しづらいだけではなく、補遺がどこにあるのかもよくわからなかった(36)。ナイチンゲールのどの伝記にも、あるいは知る限りどの出版物にも、この補遺の内容についての議論はない。たまに、文学作品の中で、ナイチンゲールの序文にふれているものもあるが、たいてい兵士の死はナイチンゲールが到着する以前のことであるとはっきりと、あるいはそれとなく述べられている。しかし、補遺を読めば、そうではないことがはっきりする。

補遺からまたわかるのは、ナイチンゲールを納得させるためにファーが使った資料の出所がどこからのものであるかだ。そこに掲載されていたのは、タロックの病気と死亡率の表の改良版で、一八五五年春に彼がサー・ジョン・マクニールとともに東方を訪れる前の七ヵ月間も含めたものである。タロックはパンミュアの強い要請で、正式な報告書にはこの表を載せなかった。しかし戦後、軍委員会報告書への反証を発表したとき、その中に掲載した。発表したタロックの表には十いくつの連隊ごとの項目があり、そのそれぞれについて入院した数、クリミアの病院で死亡した数、そしてそれとは別に、スクタリの病院で死んだ者の数が掲載されていた。けれども、ナイチンゲールの極秘報告書の補遺に入れられたとき、タロックの表には「スクタリに搬送」という見出しの特別の一覧が加えられていた。これによってクリミアの患者とナイチンゲールの病院の患者との生存率を比較することができる[37]。この追加された情報によって、兵士の生存のチャンスがいかに病院の選択によって左右されたかを理解することができる。

ナイチンゲールはおそらくどれだけの兵士がスクタリに送られ、どれだけがそこで死んだかをもうすでに知っていたのだろう。だから、一八五七年一月にこの追加の資料がまだないタロックのもとの表をはじめて見たとき、スクタリでの死亡率のほうが高いことがわかったはずだ。彼女は必ずしもこれにひどく驚いたわけではなかった。というのは、そこに送られてきたのは最悪の状態の傷病兵たちだったと考えていたからだ。たとえば、もっともつらい塹壕の任務についていた部隊が、スクタリに送られたかもしれなかった。そしてもっと後方の任務についている兵士たちが近くの別の病院に送られたということも充分ありうる。けれども、十いくつの連隊それぞれ、別個に結果を出すことで、タロックの改良された表ははっきりと、同じ種類の激務を行なっていた連隊が、食糧の供給のむずかしい塹壕任務であったとしても、非常に異なった死亡率を示しており、ナイチンゲールの病院に傷病兵を送る率が高くなるとその死亡率も高くなることを示していた[38]。あきらかに、連隊の傷病兵全部を別の病院、たとえばバラクラヴァの病院に送るほうがいいと思った軍医もいた。このようにどの病院に移送するかの選択は、患者のそれまでの経緯とは無関係だった。

病院の選択が無作為であることはファーにとって天の賜物だった。それはロンドンの大病院ほど死亡率が高いという自説を証明するのに障害となっていた問題を取り除くこととなった。ナイチンゲールの友人たちの多くと同じように、彼も軍隊は自分の社会理論を証明するための完璧な実験場だと悟った。彼はこんにちわれわれがもっているような統計計算をする道具は手にしていなかったから、彼の結論は証明されないままだった。衛生が生存を左右する主要な要素だったという彼の結論が立証されたかどうかはわからない——しかし、彼の結論はナイチンゲールに劇的な影響をおよぼした。彼女はそれを信じたのだ。統計があれば、兵士の死因を特定し、患者を安全な病院に移すという行動がとれたのに、その統計が戦時中どうしてフローレンス・ナイチンゲールの手に入らなかったのか、についてはのちに検討する。実際には、東方にいる間、彼女は深く考えるほどくらべてみなかったのだ。彼女はクリミアやスクタリで死亡した軍医の人数を知り、彼らにとって、前線よりスクタリのほうが危険が大きいとしている。彼女は戦時中、この情報を使って、前線の軍医は勲章獲得といううまい汁を吸っていると論争した。クリミアにいたモアット（ときにはムアットと書かれた）という名の上級軍医は、「スクタリのナイチンゲールの病院にいる同僚は「天蓋付きの寝台で気楽なものだ」と言って彼女を憤慨させた。モアットの主張によれば、自分のようなクリミアの軍医はもっと危険を冒しているのだから、ナイチンゲールと一緒に仕事をしている者たちより多くの勲章をもらうべきだという。彼女は、スクタリではもっと高い割合で軍医が病死していることを指摘して彼の主張を退けた。あきらかに、彼女の患者もまたクリミアの患者たちよりずっと悪い状況にいるはずだということには気づいていなかった。

勲章を切望していたモアット博士は望みを達した。彼はずっと遅くに、戦場での働きにたいし、ヴィクトリア十字勲章——戦場での勇敢さにたいする国の最高の勲章——を授与された。軍の歴史を研究する者たちは彼の勇敢な働きという正式な理由と、当局がそれを認識するのにひどく長くかかったという事実にいまだに戸惑っている。ナイチンゲールによれば、戦後モアットは彼女の病院の衛生の悪さの責任が誰にあったのか、自分は知っていると主張した。そして彼女は彼がその人物の名を暴くのを切に願った。しかし、真実はあかされなかった。というのは、彼が王立委員会に証人として出頭したとき、モアットはその問題に関して不可解なほど沈黙したままだったのだ。彼の四年前の行動がヴィクトリア十字勲章に値すると決定されたのはこの直後のことだった。

4　隠蔽

軍の衛生状態を調査する王立委員会は、一八五七年の五月から七月までロンドンで開催され、広く軍や民間の専門家から、文書あるいは口頭による証言を得た。証言者のほとんどがクリミアで過ごした経験があった。ナイチンゲールはこの三ヵ月のあいだじゅう、委員会が、今では彼女の唯一の興味の対象である問題に的を絞るよう仕向けるのに時間を費やした。それは軍の建物の衛生に関する問題だった。これまで王立委員会の審問事項の範囲に入れようと尽力した結果、希望どおりとなったいくつかの問題、つまり軍の食糧の支給、病院の物資調達、医師の訓練などは、ファーの助けを借りて「東方での惨事の真の原因」を突き止めた今では的はずれなものにみえた。この発見ののち、彼女は自分の極秘報告書の草稿を建物の衛生を中心にしたものに書き換え、この報告書を王立委員会に自分の証言として提出しようとした。そうすれば、パンミュア卿宛ての極秘報告書にとどまらず、おおやけに発表されることになるからだ。その中に、彼女は自分の病院での高い死亡率を掲載した。治療や病院組織よりも衛生がはるかに重要であることを示すためである。

議長のシドニー・ハーバートはこれらの発見をおおやけにすることを躊躇した。衛生改革者のエドウィン・チャドウィックを、もっとも必要とされている時期に政府が解任したことをめぐってふたたび論戦を巻き起こすことになるだけではなく、政治家と官僚との間での非難応酬の引き金を新たに引くことになるからだった。ハーバートには、委員会をまたもや官僚の無能さを非難する場にしたくない理由があった。なぜなら官僚が失態をみせたのは病院が自分の監督下にあったときだったからだ。彼はまた前政権の政策については歯切れが悪かった。下院のセバストポリ委員会でもそうだったように、王立委員会でも、クリミアの最高司令官ラグラン卿の失敗については弁解がましかった。ナイチンゲールは友人としてハーバートに、彼の正義感に訴える、という圧力をかけた。二人は、善い仕事をしたいという共通の関心事で親密になってから、もう十年来の友人だった。もちろん、閣僚として、ナイチンゲールを看護団とともに東方に派遣することを発案したのはハーバートだった。

最初、ナイチンゲールは惨事の原因は医療関係者にあるとハーバートに言わせたかった。医療関係者が無能で、兵士たちが死んでいく原因がわからなかったために、自分も巻き込まれて人殺しの共犯者になってしまったと思っていたからだ。自分を誤らせた張本人の医師が誰であるかをはっきりさせたいという気持ちを抱いたのは今回がはじめてのようだった。イギリスに帰国したばかりのころは、悪いのは個人ではなく、むしろ組織であり、東方の病院について報告するとしても、「医師にとっては組織のもとで生きているのであり、彼らの行動はその組織の結果にすぎないのだから、個人個人の医師を非難することは避けよう」と何度も述べている。しかし、それは惨事の本当の原因と、それと自分とのかかわりを知る以前のことだった。今では、加害者が誰かをはっきりさせたいと思っていた。スクタリの惨事の加害者として彼女が最初に選んだのは東方に展開する軍の軍医長だったサー・ジョン・ホールだった。サー・ジョン・ホールとは戦時中に何度もぶつかることがあったが、これまでは彼を批判するときはいつでもその能力にたいする公正な褒め言葉も忘れず添えたものだった。しかし、証人として登場するホールについて前もって委員たちに説明するに際しては、そのような公明正大さは消え失せている。「ただひとつ、あなた方に思い出していただきたいのは、彼の信じられないほどの冷淡さを示す長い一連の証拠です。まず最初が、一八五四年十月付の、スクタリの状況を是認した決定的な手紙です」と書いている。(1)

ナイチンゲールがホールを告発したのは、この一八五四年十月にスクタリの建物に何ら問題はないとホールが文書で認めているという申し立て——いまだに論議の的だが——のせいだけではなかった。冬が深まり、軍の動きが止まり、野営地も病院も死体や糞便で不潔になってきたとき、ホールもその部下も何もしなかったという。少なくともナイチンゲールに言わせるとそうだった。ホールはそれに答えて、自分も部下も野営地を浄化するよう上層部に進言したが無視された、と言い続けた。ホールによれば、新しいパーマストンの政府によって派遣された民間人による衛生委員団だけが成功できたのは、彼らが軍から独立して行動する権限をもっていたからで、それにひきかえ、自分にはそれがなかったという。ナイチンゲールはハーバートに、医師たちを反対尋問してほしいと頼んだ。彼らが衛生について不平を訴えていたかどうか、そしてもしそうなら、誰にたいして訴えていたかを知るためだった。

「昨日、あなたがおっしゃったことをじっくり考えてみました。［と、彼女はハーバートに書いている。］そのようなやり方については大いに異議があるのですが、あなたに内密の報告書を書こうという結論に達しました。もし、わたしがあなただったら、モアット博士とその仲間に、自分たちの主張を裏付ける文書がぜひとも必要だ、と言うでしょう。彼らの目的は（これを渡すことではなく）、あなたが下院であいまいな答弁をすることなのです。わたしは事実として、彼らのうち誰もがたがいに相手が何をしているのか知らなかったということを知っています。だから、モアットの言っていることは、彼自身にしかあてはまりませんし、文書による証拠なしには彼の言っていることさえ信じる気はありません。でも、もしサー・ジョン・ホールとモアット博士が五四年と五五年の冬に、のちに衛生委員団が行なったような衛生に関する進言をしたと証明することができれば、これを明るみに出すことで、あなたはどんなことよりもはるかに善い事をなすことになるでしょう。なぜなら、あなたは軍を失うという結果をもたらした原因の責任がどの部署にあるか正確に突き止めることができるでしょうから。そして軍医たちには知識があったとしても、権限がなかったことを証明できるでしょう。

あなたが事を棚上げしないことを信じます。というのは、わたしはできることなら、衛生問題を物資調達の問題よりもずっとわが軍の命にかかわりのあることだとみたいからです。昨日あなたがおっしゃったことは、今まで聞いた中でもっとも重要なことだと思います。ウェリントン公がトレスヴェドラスで、まさにこの手を使ってマセナ元帥の軍を滅ぼしたことを忘れないでください。ロシア軍はわれわれがブルガリアを発つ前にまさにそのせいで六万人の兵を失い、ナポレオンは二十八万八千人の兵を失いました……。バラクラヴァの上級軍医だったモアットが、衛生改善を最初に言い出した人物として、サザランドが自分の名を挙げてくれなかったのをひどく不快に思っていたのを知っています。サザランドはずっと低い地位の者の名を挙げました。マシュー、ジェフソン、テイラーなど、陸軍輸送部隊の中では最良の人選です。しかし、このうちの誰も昇進したり、勲章を授けられてはいないことをどうぞよくご覧ください［モアットはすでにバス最下級勲爵士を、ホールはナイト爵位を授与されていた］。われわれが待ち望んでいる結論がどんなものであっても、それについてははっきりした説明を余儀なくさせるような尋問と反論をあなたが引き出してくれることほど、わたしに、つまりわれわれ兵士たちにとってありがたいことはありません」(2)

この覚え書は、おおまかな草稿が残っているだけなのだが、ハーバートが、衛生改善を進言したという上級軍医たちの主張について厳しく詰問するのをためらっていたことを示している。そうすれば公文書に記録されることになるからだ。ナイチンゲールは彼に追及してほしいと思っていた。もし、詰問で、軍医たちがその主張どおりに進言を行なったことがはっきりすれば、責任は進言を受けた者にあることがあきらかになるだろう。ナイチンゲールは、少なくともひとりの医師が本国の当局に、スクタリの病院の状況は危険だと警告していたことを知っていた。これはラグラン卿のかかりつけの医師ヘンリー・メイプルトン博士だった。彼は一八五四年十月、スクタリの下水の状態に唖然とし、本国の当局に、病人はまっすぐイギリスに帰国させるほうがよいと進言した。ハーバートの委員会はメイプルトンを証人として召喚したのだが、彼らがしたような質問では、はたしてメイプルトンがその問題について考えたことがあるかどうか、ましてや、戦時中におけるもっとも抜本的で思慮深い提案をしたのかどうかについては判断のしようがない。病人を本国へ直接帰還させるという彼の提案は、すでに軍隊の輸送に使用されていたブルネルの新しい汽船グレートブリテン号の理想的な利用法とはなっただろうが。

ホールとモアットへの質問のあいだ、委員も証人たちも、医師たちが病院の建物の衛生状態が良好であるとみていたかどうかという問題にはふれなかった。ハーバートはホールに、今では故人となっている最高司令官ラグラン卿にたいし、不健康な場所を野営地としたことおよび食糧が不足していたことを訴えたかどうかを尋ねた。これらのことは、遠く離れたロンドンの政府ではなく、ラグラン本人に責任を帰すべき戦術的な事柄だった。ホールはそのようにしたと答え、ハーバートはナイチンゲールに言われたように文書で証明するようにと命じた。しかし、質問者は誰もホールに、彼がスクタリの欠陥病院をよしとしたかどうかは尋ねなかった。ハーバートがホールの部下であるモアットを証人として喚問した際、モアットがクリミア戦争中に衛生状況について苦情を言ったかどうかとの事実に関して、ハーバートからもモアットからも問題は提起されなかった。ハーバートはモアットに、軍の衛生状態に関して苦言を呈したことがあるかと質問し、その問題を取り上げるチャンスを与えた。それに答えてモアットは、インドやアイルランドで兵舎の衛生状態について軍と争った例をいくつも挙げたが、クリミアについては一言も言わなかった。ナイチンゲールはモアットに直接クリミアのことを質問すべきだとハーバートに主張していたが、彼はそうはしなかった。

それゆえ、これらの証人たちは、証拠として公表されることになる王立委員会では自分たちの個人的申し立てを繰り返すことはなかった。モアットの場合はとくに注目に値する。ナイチンゲールによると、彼はハーバートに、医師たちはクリミアで衛生改善の勧告をしていたと議会で答弁してほしいと頼んでいた。しかし、おおやけの場でこの主張を繰り返すことを彼は拒否したのである。ハーバートも彼に、その主張をおおやけの場で繰り返すか取り下げるかのどちらかにするよう強制しようともしていない。もしモアットが、ナイチンゲールが発表すべきだと迫った書類上の証拠をもっていたとしても、それは永久に日の目を見ることはなかった。ナイチンゲールがモアットをよく思っていなかったらしいことは、のちに彼の昇進が考慮されたときに彼女が下した人物評価のひどさから判断できる。「モアットは典型的な小賢しい男で、無節操な悪党で、まったくのならず者です。いうまでもないことと思いますが、これは、監督官である軍医［上級軍医のこと］としての、部下の兵士にたいする彼の行動についてのみ、申し上げております。彼の治療の仕方について申し上げたものではまったくありません。それについて意見を申し上げるのはわたしの役割ではありませんから」(3)

ナイチンゲールが暗に述べているのは、モアットが、兵士に腕や脚の切断手術を施すとき、自分たちが調達したクロロホルムを麻酔薬として使用しないようにという軍医長サー・ジョン・ホールの指令を徹底させるのに加担したことかもしれない。クロロホルムはその前年、ヴィクトリア女王が出産した際に使用されて信頼性を獲得していた。しかし、ホールはこう書いている。「ホール博士はこの機会に、撃たれてひどいショック状態にある負傷兵にクロロホルムを使用しないように各軍医に警告する。使用してもほとんどが生存しないと考えるからである。どんなに野蛮にみえても、ナイフによる痛みは強力な強心剤であり、激しく呻き叫ぶのを聞くほうが、沈黙のうちに死へと沈んでいくのを見るよりもはるかにましである」。モアットはホールのクロロホルム反対の指令を支持する者の中でも最上級の軍医であり、その指令にたいする各方面からの批判についてはホールにたいする言いがかりだとして退けていた。しかし、ナイチンゲールはスクタリの外科医がその指令を無視するのに手を貸していた(4)。

ナイチンゲールが悪く言っても、モアットが軍の医務局長に昇進するのを阻止するわけにはいかなかった。彼はさまざまな栄誉に輝き、なかでももっとも誉れ高かったのはヴィクトリア十字勲章を授与されたことだった。それは歴史上、「騎兵隊の突撃」として知られている並はずれた勇敢な行動にたいして授けられたものだった。軽装備で援護のないイギリス騎兵隊が一・六キロにもわたって隠れるところがまったくない平原で、強力かつ狙い定めた砲撃の雨の中をロシアの砲兵隊に向かって突撃したときのことだ。歴史には、その突撃の英雄のひとりがジェイムズ・モアット外科医であると記されている。ナイチンゲールが「無節操な悪党で、まったくのならず者」と呼んだ人物であり、医師たちが出した衛生に関する警告に時の政府は注意を払わなかったと主張していたにもかかわらず、王立委員会では沈黙していた人物である。モアットの名声にとって問題だったのは、のちの陸軍史の研究家にとって、モアットがどのようにしてこの突撃に際してヴィクトリア十字勲章を得るような行動がとれたのかがわからなかったことだった。彼は勇敢にも戦地で負傷した将校の治療をしており、そうしながらもコサック兵から身を守るために剣を抜いたと思われていた。しかし、くだんの負傷した将校はかなたの谷まで退却し、ロシアの砲撃の射程距離から逃れ、イギリスの重装備の騎兵隊のもとにたどり着いている。陸軍史の研究家は、モアットがどのようにして砲火にさらされることになったのか、どのようにしてコサック兵の襲撃を受けることになったのか、理解できないでいる。研究家たちはモアットが勲章を授与された時期についても戸惑っている。その戦いから四年もたってからであり、ごく最近の勇敢な行為にたいして二人もの軍医がヴィクトリア十字勲章を授与された後だったからだ。(5) 勲章が授与されたのは、ハーバートが軍の衛生に関する王立委員会でのモアットの証言を公表してまもなくだった。その証言の中で、モアットはハーバートの政府の信用をひどく傷つけることになる自分の申し立てをおおやけに繰り返すということはしなかった。モアットへのヴィクトリア十字勲章授与がひどく遅れたこととの説明という課題は、ナイチンゲールの王立委員会における彼の役割に気づいていなかったある研究家によると、「興味深い謎だが、おそらく解明されることはないであろう」(6)

モアットがまったくのならず者かどうかはいざ知らず、衛生状態について苦言を呈したことは考えられる。しかし、ナイチンゲールにとっては、この問題はたちまち的はずれなものとなってしまった。委員会の審問がまだ半ばのころに、彼女は、軍医たちはそのようなことについて正式の訓練を受けたわけでも、責任があったわけでもなく、自分が主張している惨事の責任を負わせるわけにはいかない、と確信するようになった。彼女は軍医たちが建物の衛生状態を認定できるだけの訓練を受けていなかったことを示し、そうするには専門家が必要だったはずだと、自分の極秘報告書を書き変えた。この変更は戦時大臣だった二十年前にやはり軍の管理に関して王立委員会を開催したグレイ卿に宛てた手紙からみてとれる。彼女は意見を聞くために、極秘報告書の草稿を彼に送ったのだ。

グレイ卿は彼女の草稿について長々と論評してきた。その中で、彼は、軍医務局に予防医学の責任を負わせるのは無理だとする彼女の考えを否定している。(7) ナイチンゲールは彼の批判を容れて、建物の衛生に関する責任だけを別個に追及するようにと報告書を修正し、シドニー・ハーバートと委員会をこの新しい区別の仕方になじませようとした。彼女は七月一日にこう書いている。「親愛なるハーバート……軍の衛生に関してグレイ卿から長い手紙をいただきましたのでお見せしたいと思います。いくつかの点で彼は間違っています。個人の衛生と建物の衛生状態との違いが彼にはわかっていませんし、あなたの委員会も本当はわかっていません。このことにはそれぞれまったく別の二つの異なった組織が必要なのです」。この文を見てもおそらく彼女が描こうとした区別についてハーバートや委員会の理解が増すことはなかっただろう。そもそもの間違いは、二つの文脈に同じ「衛生《ハイジーン》」という言葉を彼女が使ったことだ。個人の衛生と建物の衛生との区別は技術の違いではなく、ただ単に対象の違いでしかないようにみえる。どこかで彼女は「個人的な衛生《ハイジーン》」とは「軍における服装、給食、職務、地位など」のことであると述べている。これは建物の衛生《ハイジーン》という彼女の新しい概念とはまったく異なっている。建物の清潔さには別の用語を使ったほうがよかったのだろうが、運が悪いことに、英語にはまだそのような区別はなかった。「衛生《ハイジーン》」も「公衆衛生《サニタリー》」も「衛生設備《サニティション》」も当時は単に体の健康を保つことを指すだけだった。エドウィン・チャドウィックは一八四二年の「労働者の衛生状態《サニタリー》」に関する報告書で、健康のあらゆる面を調査しているが、彼が提案した「衛生改革《サニタリー》」は、これまで「衛生科学《サニタリー》」として知られていたものに清潔さの概念を取り込んだ。一八五七年から一八八〇年にわたってこの用語の意味がほぼ逆転して「衛生《サニタリー》」というと環境の清潔さを意味するようになった。その結果、ある特定の時期に大衆がどれだけ知っていたかを判断するについても混乱をきたしている。しかし、王立委員会が進行中だった一八五七年には、チャドウィックの提案はまったく認められていなかった。

ナイチンゲールはグレイ卿が自分の草稿について行なった批判に答えて手紙を書き、どうして自分がそれでも建物の衛生についての責任は軍医にあるはずがないと思ったのかについて説明をした。彼女はその議論を自分でつくったちょっとしたたとえ話になぞらえている。ちょうど、悪臭がとりわけひどくなる夏のあいだ、この手紙を書いていたメイフェアで、下水溝設置工事の監督を王室かかりつけの医師に頼むようなものだとたとえている。「グレイ卿の手紙への覚え書。問題は兵舎や駐屯地や現存する病院にある。非常に知的で高度に教育を受けた衛生官だけがこれらに対処することができる。これを例証するには実例をいくつも挙げたほうがいいかもしれない。一、ニュー・バーリントン・ストリートは排水がうまくいっていない。ここを排水するには二万ポンドかかる。かかりつけの医師サー・ジェイムズ・クラーク［女王のかかりつけの医師であったが、ナイチンゲール一家も診ていた］は個人の健康問題については最高の医師だが、この件については頼めるだろうか」

次にこのたとえ話の教訓をスクタリに当てはめている。「二、スクタリの病院。もっとも醜悪な衛生面の害がここにおいてはさらに悪化――その害によって、患者の数が倍になるたびに死亡率が倍以上、三・五パーセントから一〇パーセントへと上がる。六ヵ月のあいだ、まったく何の手も打たれなかった［彼女は自分が総監督になった最初の六ヵ月のことを言っている］。それでいて、これらの病院のことを知らない者はいなかったし、東方に赴任していた上級軍医たちのほとんどによって報告されていた。これらの病院の壁の内側にはいつの時代にも衛生《サニタリー》［すなわち健康］問題について軍きっての識者がいたはずだ。しかし、その誰もがそのような害を見落とし、解決策を提案しそびれた」

「それどころか、それらの建物は傷病兵たちを受け入れるのにふさわしいすばらしい建物だと報告されている。スクタリの死亡率が年間二〇〇パーセントでクラリでは三〇〇パーセントだというのにこうなのだから！」(8)

想像上のたとえ話の中で、衛生について判断する資格があまりない医師の例にサー・ジェイムズ・クラークを選んだのはまさにぴったりだったことが証明された。四年後、ヴィクトリア女王の夫君であるアルバート公は排水の悪いウィンザー城で腸チフスにかかった。付き添って手当てをしていたサー・ジェイムズ・クラークは、愛する夫の病気は過労と女優との間に浮き名を流している素行の悪い息子への心配によるものだとする女王の意見に賛成した。その四年前、サー・ジェイムズ・クラークはナイチンゲールの王立委員会の委員だったのだが、それにもかかわらず、彼はアルバート公が死をもたらすウィンザー城の寝室にとどまるがままにし、アルバート公はスクタリ病院の兵卒と同じようにそこで静かに息を引き取ったのだった。

グレイ卿は手慣れた政治家として、ナイチンゲールのすっぱ抜きに対抗して、政治的に敵対している相手の党にクリミアでの惨事の責任を負わせた。彼は、クリミアで最高司令官だったラグラン卿の責任だと述べ、自分はラグラン卿の任命には表立って反対した、と述べた。ナイチンゲール自身、自分の敵に責任をなすりつけるという同様の誘惑から決して自由なわけではなかった。それは昔からの敵であるホールを当初性急に非難したことからもわかる。しかし、数週間のうちに、グレイ卿との議論から、ホールはこの件における主犯ではないと彼女は確信した。医療訓練や医療の責任の限界についての理解が深まるにつれ、彼女は別の人物を割り出すことができた。もし、医師に建物の衛生を判断する資格がないとするなら、いったい誰がそのことについての命令を下しえただろう。もし、医師がきちんとした訓練を受けていなかったにもかかわらず、衛生面での欠陥を上官に警告したとするなら、決定を下す権限をもちながら、それを怠った上官とは誰だろうか。医師たちが衛生について苦情を言ったにせよ言わなかったにせよ、いずれにしても、手がかりは同じ方向を指し示していた。それは、スクタリの建物を病院に選んだこと自体に責任がある、もしくはこの選択を資格もない軍人や医師（ラグラン卿やジョン・ホール博士）にゆだねた閣僚を指し示していた。手がかりが指し示していたのは誰もがその誠実さや職務への献身を認めている人物だった。あらゆる党派を越えて同僚たちから称賛され、未来のイギリス首相と目されていた人物。スクタリに病院が開設されたときに閣僚だった人物。個人的な関心からみずから進んで病院への一時的な責任を負い、同僚である陸軍大臣の補佐をした人物。ナイチンゲールは今やこう結論を下した。この死の病院で最初の軍を失った責任は彼個人にある、と。それは彼女の親友シドニー・ハーバートだった。彼は今、王立委員会の議長だった。

われわれの感覚からすれば、彼に責任があったとは思えない。しかし、ナイチンゲールは厳しい審判だった。そして彼女が憤慨したのは、イギリスを支配している者たちが現代科学に疎く、それらに精通した人びとの意見を聞こうとさえしなかったのを発見したことにもあった。ハーバートはこの種の政治家の典型だった。彼にとっては、善意と社会的良心が政府で役割を果たすために欠かせない資質だった。ハーバートの伝記を書いたスタンモア卿は特権階級に属する観察者であると同時に、シドニー・ハーバートを政府に送り込んだ貴族支配のシステムに同じように無邪気に参加しており、彼が書いたハーバートの思い出は、作者自身がそのシステムを無批判で受け入れているがゆえになおさら真実を露呈している。伝記を書いた彼自身がこのシステムの一員だった。つまり、彼は、戦争のやり方について議会の批判を浴び、内閣総辞職に追い込まれたアバディーン卿の息子だったのだ。ハーバートはアバディーンの政府で大臣をしており、伝記を書いたスタンモア卿は議員でもあり、父親の政務次官でもあった。

スタンモア卿の話だけではなく、他にもシドニー・ハーバートが、控えめに言っても世間知らずだったことを示す証拠がある。たとえば、王立委員会の第一日目にハーバートが行なった軍医総監への質問である。

軍医総監　「[軍医を目指す者の]競争試験を続行したいと思うのですが、どうも現実的ではないようです。というのも最近の試験問題が発表されてから八人の候補者がやめてしまったからです」

ハーバート　「それはどうして?」

軍医総監　「たぶん、むずかしすぎると思ったのでしょう」

ハーバート　「何が出るかわかっていたら、そんなにむずかしすぎるはずはないのでは?」

軍医総監　「だが、それはわからないのです。これから行なわれる試験で出される問題を前もって教えるようなことはしません」[9]

ハーバートのように、医務局が、運転免許試験のように毎年毎年まったく同じ問題を競争試験で出題すると考えるにはかなりの世間知らずでなければならない。スタンモア卿の話によれば、ハーバートがオックスフォード大学にいたときの彼自身の競争試験の経験は限られたものだった。「シドニー・ハーバートはもともと優等コースをとるつもりで勉強していた。しかし、大学の学期が近づくにつれて、その勉強を断念せざるをえなくなり、一八三二年に普通の学位を取った。彼は生涯をとおして頑健ではなく、厳しい勉学による過労に耐えられなかったようだ[10]」

ハーバートはペンブローク卿の次男だった。兄は浅はかにもシチリア女性と結婚し、外国に住んでいた。シドニーはシュロップシアとアイルランドの広大な地所を相続し、裕福になった。彼は外国にいる兄と財産分与の取り決めをし、その結果、イギリスでもっともすばらしい邸宅のひとつであり、先祖代々伝わるウィルトン・ハウスの主人となった。若い男性としてシドニー・ハーバートはその魅力的な振る舞いと優美な姿とで有名だった。貴族の生まれであることに加えて、これらの資質のせいでまだオックスフォード大学にいたころから国の統治者となるべき人物とみなされていた。スタンモア卿は伝記の中でオリオル・カレッジの彼の部屋でハーバートにインタビューした「当時の雑誌」を引用している。そこには、今の時代、統治というのはどうあるべきかについて、この未来の統治者がいかに認識不足であるかを皮肉な調子で記録していたのだが、その皮肉があまりにも洗練されていたのでスタンモア卿には通じなかったようだ。「シドニー・ハーバートはほとんど女性的といえる繊細な顔立ちや顔色をしている。背は高く、折れそうなほど細い……われわれは彼に勉学のことを聞いた。この偉大な商業国のおおやけの事柄に多少なりとも影響のある一翼を、ほぼ必要に迫られて担わねばならない人物として。彼はヘロドトスを挙げ、ニコマコス倫理学を挙げ、微笑みながらニューマン氏の初期の説教を挙げ、そしてワーズワースの新しい版を挙げた。アダム・スミスもジェイムズ・ワットも貿易も植民地も商業もその部屋では出番がなかった」[11]

ハーバートが三十五歳で初めて閣僚になったとき、政治日記を書いているグレヴィルはそっけない反応を示している。「シドニー・ハーバートとリンカーン卿が入閣した。……シドニー・ハーバートは頭の切れる若者だ。しかし、議会でこれほど目立つことのなかった二人の人物が閣僚になった例を思い出せない」[12]。三年後にグレヴィルはもっとそっけなくなっている。「リンカーン卿はシドニー・ハーバート一ダース分の値打ちがあることがわかった」。いつかはイギリスの首相になるだろうと誰もが認めていた人物についてがこうだったのだ。彼がこの地位にふさわしいと思われたのは、当時よくあった連立内閣のどれにも適応できる能力があったからだ。つまり、彼には敵もいなければ、すでに考え抜いた主義もなく、あるのは社会的良心だけだったからだ。彼について語ったもののうち、当時よく知られていた言葉はこの意味でかなり誤解されていた。「彼はまさにイギリスを統治する人間だ。生まれ、富、優雅さ、如才なさ、そしてあまり主義主張がないところ」。この最後の言葉を「無節操」と解釈したものもいる。しかし、これは評者が意図したところとはほぼ正反対である。この評は混じりけのない誉め言葉で、ハーバートのおおらかさを語っているものだ。彼を知る人はおそらく誰も「無節操」とは言わないだろう。彼には敵がいない、というのは本当かもしれない。しかし、妬んでいる者はいた。この男は何でも持ちすぎている。「生まれ、富、優雅さ、如才なさ」に加えて、イギリスでもっとも立派で荘厳な邸宅をもち、彼に夢中のうっとりするほど美しい妻がいた。そのどれかひとつにでも値するような何を彼が行なったというのだろうか、と。

ハーバートの健康が見るからに衰えはじめたとき、彼の知人が表明した感想には確かにこの妬みがいくぶん含まれている。「どうして君のような人間がそんなに具合が悪くなるんだ？　君のような暮らしをしていれば、わたしだったら千年ぐらい生きるだろうよ。頭痛なんて決してないだろうね」(13)。これはひどく残酷な言葉だった。ハーバートの長引く不治の病は、ナイチンゲールが一万六千人におよぶ兵士の死は彼個人に責任があると言ってから数日以内にあらわれたはずだからだ。それからまもなく、彼女はもっと責任のある人物を見つけることになる。しかし、だからといってハーバートが無罪放免になるわけではなかった。彼の内部に灯っていた命の灯は消えてしまった。これから、さらに四年間、彼はロボットのように仕事を続けることになるのだが。

一八五四年に最初に東方に派遣された軍を失ったことの責任を突き止めようとするナイチンゲールの執念は、個人的な改革推進運動であると同時に時代の産物でもあった。これまでにも軍隊をそっくり失ったことはあったし、それも同じ理由からというのがほとんどだった。しかし、そのような惨事による社会的・経済的損失はこのところ拡大しつつあった。それは、軍当局がまだ気づいていなかった社会的な変化の結果である。ナイチンゲールは、内閣のために書いた極秘報告書の中で、イベリア半島戦争での古い報告書を掘り出し、星の下で震えていた部隊が生き延びているのに、宿泊施設が整って楽だったはずの部隊が大勢死亡していることを示している。当時、その理由を解明しようという試みはなかった。

その後あきらかに変化したことは、一八五四年には軍はもはや、ウェリントン公が五十年前に言ったとされる記憶すべき即物的な発言にあったような「一杯やるために入隊した人間のくずども」で構成されてはいなかったことだ。ウェリントンがそう発言したころ、兵士の任期は少なくとも二十年だった。そして軍は有給の職に就く当てのない者たちのはきだめとなっていた。一八五〇年代までには、そのような人びとはだんだんまれになり、新しい入隊形式──短期兵役法──によって、当面定職がなく、世の中を少し見てみたいと思っている若者にとって、軍隊は魅力的な機会を提供するようになっていた。短期兵役法成立に関わった政治家はパンミュア卿だった。のちに軍を調査するために東方に民間人を送ることになった人物である。それはウェリントン公の哲学とは反対に、軍を市民生活の中に組み込もうとする彼の計画の初めの一歩だった。短期兵役法の一番の反対者はほかならぬシドニー・ハーバートだった。

したがって、東方の病院の床の上で何千人という単位で死んだ兵士たちは、それ以前の世代の兵士たちにはなかったようなかたちで、ヴィクトリア朝のイギリス経済にとって損失となった。ナイチンゲール配下の看護婦のひとりがその中でも典型的な兵士について語っている。「チャールズはかなりちゃんとした教育を受けた若者で、ベリックシアの農夫の息子だったが、父親は子どもたちが一人前になる、もしくは身を固める前に亡くなってしまった。彼は仕事を探してロンドンに出たが、うまくいかなかった。しかし、ここでぶらぶらしていたり、帰郷して母親のお荷物になるよりも、兵卒として入隊したほうがいいと実家に書いたそうだ」。彼は一八五五年二月にスクタリで亡くなった。そのような人たちは新しい産業経済を活気づける労働力の一翼を担っていた。そして国は個々人の悲しみ全部を合わせたよりもその喪失を痛烈に感じていた。ナイチンゲールが「わたしの一万八千人の子どもたち(14)」と言うとき、彼女があらわそうとしていたのはこの共同体における喪失だった。

筆者の曾祖父は、クリミア駐留軍を構成したそのような身軽で無頓着な若者世代のひとりだった。十九歳のとき貧しさからデヴォンの実家を離れざるをえなかったのだが、彼は他の多くの若者のように軍に入隊せず、そのかわりに「塩からい水を飲んだ」、つまり船出したのだった。一八五五年の初め、スクタリに死体が積み上げられていたころ、彼はオーストラリアで金を掘っていた。インド、中国と回り道をして帰国してから、彼は新天地に農夫として落ち着いた。そして孫が外科医になるためにロンドンに帰れるだけの資産を残した。もし、彼がプリマスではなくロンドンに行っていたら、トルコの病院の床で人生を終えていた可能性は大いにあった。

ナイチンゲールはどうしてそんなに多くの若者が死んだのか、国に知ってもらいたかった。彼らが、想像できうるかぎりのもっとも完璧な実験のひとつにおけるモルモットであったことを国に知ってもらいたかった。その実験による結果は、ファーやチャドウィックをはじめとする、のちに「衛生改革派」として知られることになる人びとの主張が正しかったことを証明していた。戦争初期にあらゆる地位階級の兵士が死んだのは、建物の清潔さに欠陥があったのが原因だった。陸軍大臣パンミュアに宛てた彼女の極秘報告書はほぼ完成に近づいており、スクタリでの恐ろしい実験の結果を分析していた。彼女はシドニー・ハーバートにこの報告書を王立委員会へ提出する自分の証言書として認めてもらいたかったし、委員会のおおやけの報告書として全文を印刷してもらいたかった。

彼女の極秘報告書は、一八五七年七月、王立委員会が最後の証人喚問をしていたころ、政府に提出するために非公式に印刷された。ナイチンゲールはストレスと事務作業に圧倒され、例外として常勤でない秘書を頼んだ。いとこの夫であったアーサー・クラフである。この若者は、早くから輝かしい才能を示してはいたが、結局期待はずれに終わり、いくつかの複雑な詩を作り、行政事務の書記の職を得たにすぎなかった。クラフは七月の一ヵ月間、湖水地方に滞在し、ナイチンゲールの極秘報告書の校正刷を彼女に送ったり印刷業者に送ったりした。七月十四日の手紙で彼は彼女にこう助言している。「[極秘報告書を]提出する時期を、委員たちがパンミュア卿から受け取るのに間に合わせたいのなら、このようにしたらよいと思います(15)」。パンミュア卿の手から自分の報告書を委員会に渡してもらいたいというただひとつの理由は、委員会にそれを発表させたいからにちがいなかった。その報告書は、「イギリス陸軍の健康、能率、病院管理にかかわる諸問題についての覚え書――おもに先の戦争の経験にもとづく」と題したもので、陸軍大臣への極秘報告書であり、それをパンミュア卿が委員会に公開することになっていた。

ナイチンゲールの伝記作者は誰もこのクラフの手紙については触れていない。ナイチンゲール文書に含まれていないこの手紙は、政府が極秘報告書を公開し、陰惨なスクタリの秘密をあきらかにすることを彼女が望んでいたという見解を裏付けるものだ。伝記作者の何人かは、公表されている彼女の証言と彼女の極秘報告書とは同じものであると述べているが、それは間違っている。スミス教授の場合がそうである。彼はこう主張することで、彼女が自分の極秘報告書を隠蔽しようとしていたハーバートの試みを挫いたという自分の結論は正しいとしている。[16] 彼女の公表されている証言は極秘報告書を要約したものだとするものもある。しかし、もっとも議論の的となる部分――スクタリに患者を送ることは彼らを死へと追いやるものであったことを示すデータ――が削除されているのを指摘した者はいない。ウーダム＝スミスはこう主張している。ナイチンゲールは自分の報告書への興味を湧かせるために、政府への報告書は極秘であるかのようなふりをしたという。[17] しかし、ウーダム＝スミスの論では、ナイチンゲールがなぜ、アメリカにおけるその出版計画を中止させるような行動をとったのか、また、印刷業者宛てに報告書を購入したいと手紙をよこした人びとの要求を拒んだのか、それらについての説明ができない。彼女自身、あきらかに自分の報告書が広く読まれることを望んでいたのだから、このように広く出回ることを制限した唯一の理由は、極秘報告書を完全に公開するというかたちで自分の仕えた政府を裏切ることができなかったということにちがいない。

ハーバートはスクタリでのより高い死亡率に関するデータの公表を望んでいなかった。もし病院の清潔さが学ぶべきおもな教訓であるのなら、証言を将来の病院建設の問題に限るべきだ、と思っていた。彼は安全のために、ナイチンゲールがあらかじめ取り決められた質問状に文書によって答えるという方式に従うことを望んでいた。しかし、彼女はこの提案を拒否する手紙を書いている。そしてこの手紙全体が公表されたことはない。何とも説明のしようがないものであるのはたしかだ。「親愛なるハーバート。あなたが指示したようにわたし自身にたいする質問状を文書にしようと本気でやってみましたが、うまくいきませんでした。次のように感じているからです。

一、過去の職務怠慢にさかのぼるのは得策ではないし、無節操でさえあることはあなたと同じく充分にわかっています。

二、さらに、組織の犠牲者であるあなたに同情しています。そのことを、おそらくあなたは結果を見るまでわからないでしょうが。

三、でも、病院建設のような関心のないことについて証言を行ない、どんな建築計画よりもわれわれの病人の死亡率に影響する（そして影響した）重要なことにふれないままでいることもやはり不誠実だし良心に反することでしょう」

この冒頭の部分からは、シドニー・ハーバートが「組織」について無知なのは情状酌量すべき要素ではあるが、自分が黙っている理由としては充分ではないと彼女が考えていることがわかる。ナイチンゲールはほとんど同じ趣旨の手紙を、信頼している友人のマクニールにも書いているが、その中で被告人とおぼしき人物を匿名で「彼」と呼んでおり、彼女が政府全体ではなく、ハーバート個人を被告人とみていることがわかる。ウーダム＝スミスはマクニール宛ての手紙を伝記に取り入れたとき、非難している次の段落を省いているし、コープは全文を掲載したが、その部分はホール博士を指していると主張した。ハーバートに送られた手紙から、彼女がホールを指しているはずがないことがわかる。これまでの伝記作者はみな、ナイチンゲールが王立委員会の間じゅう、ホールを咎めていたのは、悪意に満ちていたにしても、当然だと考えていた。それはおそらくクロロホルムの件でのホールの残酷さから彼はまさにおあつらえ向きの悪漢になっていたからだ。伝記作者たちは、彼女がグレイ卿と交わした手紙を分析することはしなかった。その手紙からは、ホールが悪漢であろうとなかろうと、医師たちが建物の清潔さの判断を求められていなかったという理由で、彼女が彼を無罪とみなしていたことがわかる。新しい容疑者はホールがそうするにまかせた大臣、つまりシドニー・ハーバートである、という結論は避けられない。彼女は続けてハーバートに、どうして自分が黙っていられないのか説明している。「民衆も政府も陛下も誰もがこれらの事態はもう改善されたと思っていますが、わたしは何の手も打たれていないと思っています。わたしが病院建設計画についてのみ喚問を受けることでいいことにすれば、わたしの死者たちの記憶への裏切りとなるでしょう。わたしの報告書（わたしの証言）を公表してほしいと言ったのは、ひとえに、誰も読まないだろうし、読んだとしても、受け入れる受け入れないはその人次第だと思ったからです」

この最後の文章の意味は、王立委員会が彼女のこれまで極秘とされた報告書をおおやけの証言として印刷しないかぎり、政府がその不都合なところを無視するのは自由だということのようだ。最後に、彼女は、もし自分に真実を全部語らせないのなら、委員会をボイコットすると脅している。「問題はただひとつ、われわれが苦しむことになった悪が再発するのを防ぐために何ができるかです。それ以下のことで喚問されることに同意すべきではないのです――わたしとしてはまったく喚問されたくはないのですが(18)」

王立委員会は彼女の極秘報告書を、彼らのおおやけの報告書の中に証言として入れなかった。もちろん、陸軍大臣がその極秘扱いを解除しなければ、そして解除するまで、そうできるはずがなかった。たぶん、パンミュア卿はもともと入れないつもりだったのだろう。たぶん、内閣は王立委員会を守るため、失敗したときの保険としてそれを求めていたのだろう。しかし、ナイチンゲールが彼女の極秘報告書をこれほどまでの破壊的なミサイルにするとはパンミュアにも予想できたとは思えない。彼は、そのミサイルが選ばれた標的——長年の政敵であるシドニー・ハーバートとハーバートが仕えた前政府——に向けられた光景に畏怖の念を感じたにちがいない。ナイチンゲールの報告書は、彼女はまだ気づいていなかったが、彼女がいぜんとして軽蔑していた陸軍大臣パンミュアの政策を完全に擁護していた。それは、パンミュアが切望していたように、民間の専門家からの最新の意見を軍が採用していれば惨事は簡単に防げた可能性があることを示していた。彼女の報告書は公表されることはなかった。しかし、十二ヵ月後、彼女は何人もの著名な人びとにその写しを送った。それを誰にも見せないこと、そのへんに置きっぱなしにしないこと、と厳しく指示した手紙を毎回つけて。それを受け取った人びとが亡くなったのち、それらの写しは各個人の書庫に保管されることになり、結局のところ、出版されたのだという間違った印象を生み出してしまった。

ハーバートは、スクタリでの惨事に関するナイチンゲールの証言の公表を差し控えるのは、新聞、歌、絵、回想録、詩、小説などに登場したナイチンゲール賛辞にともない、大衆の間に新しく芽生えた看護にたいする熱を冷まさないために必要だと主張したのかもしれない。彼女にとって役に立つそれだけの名声があれば、看護という仕事を広めるにあたり、ナイチンゲールは計り知れない善を行なうことができる、と言って彼女を説得したのだろう。スクタリでの彼女の仕事が不毛だったことをあきらかにすれば、亡くなった兵士たちの家族に不必要な心痛を与えるばかりか、ナイチンゲールの名声も、まともな仕事を求めている教育レベルの高い女性たちの新しい自由をもだいなしにすることになるのでは、と。

このとき、ナイチンゲールにとって、職業としての病院看護が存続するかどうかはまったくどうでもよかったようだ。スクタリでの経験から、看護の向上など的はずれだと思いこんでいた。女性が看護の仕事に就くことを促進するなどということは彼女にとっては問題を筋違いの面から取り上げたすりかえだった。その後まもなく書かれた、彼女のもっとも先鋭な著作である、有名な『看護覚え書』は、実際のところ反医師、反病院、反病院看護の宣伝だった。スクタリの慈悲深い天使として、また宗教組織に属さない病院看護というものをつくりあげた者としての名声は、彼女にとってはもはや当惑ですらなく、自分で招いたひどく残酷で背筋の凍るような冗談だった。病院の看護婦を訓練するためにと彼女に委託されていたナイチンゲール基金は彼女を脅かす怪物となった。彼女はナイチンゲール基金から手を引こうとしたがうまくいかず、ナイチンゲール看護婦養成学校に背を向けた。その行為は、彼女の一八五七年の心境の変化の理由に気がついていない、これまでの伝記作者たちをとまどわせることとなった。

証言の公表禁止をめぐるハーバートとナイチンゲールの諍いは、両者にとって破壊的な結果をもたらすことになった。ナイチンゲールの苦悶を見続けることは秘書のアーサー・クラフにとっても耐えがたかったようだ。まもなく彼の健康は急激に衰え、死んでしまったのだ。クラフはナイチンゲール信奉者ではなかった。だが、彼が自作の詩に強烈な水のイメージを頻繁に使用したことからすると、二人の間には不思議な親近感があったはずだ。流れる水はいかなる衛生施設でも必須のものである。そしてナイチンゲールがのちにかかわったインドに関する仕事は、上水道の確保にかかわりがあった。クラフの比較的簡潔で厭世的な詩のひとつは、自分の全人生である知的探求への幻滅を要約したものだが、不毛な知的努力を「壊れた水槽」のイメージをとおして欠陥のある給排水設備になぞらえているようにさえみえる。

去れ。わたしにつきまとわないでくれ。
汝、むなしい哲学よ。
汝の壊れた水槽へ、なぜ行かないのだ。
地下深く眠る秘宝の奥から
智慧と同時に力とが
誰にも見られず、絶え間なく、泡立ち、湧きだしているというのに
どうして退屈で機械的なオールを漕ぐのに精を出すのか？
すがすがしい微風が吹き
力強い流れが
永遠の岸に向かってまっすぐ流れているときに？(19)

一八五七年の夏、ナイチンゲールの苦悩を目の当たりにしたことで、確かにクラフのすでに衰弱していた意志はさらに弱まり、流れに逆らってボートを漕ぎ出せなくなったのだろう。

シドニー・ハーバートはナイチンゲールと妥協したにちがいない。というのは、結局のところ彼女は、王立委員会に提出する証言で彼や彼の政府の責任を問わないことに同意したからだ。ナイチンゲールが単に旧友を気の毒に思ったからではなかった。なぜならそれ以降の手紙の調子には、かつて二人の間にあった親近感はもう残っていない。もし彼女がおおやけの場で証言に手心を加えることに同意するのなら、自分の政治的な名声を彼女の目標に捧げてもよいとハーバートは約束したようだ。彼女は数ヵ月後サー・ジョン・マクニールに宛てた手紙で義務といったものについてふれている。「シドニー・ハーバートは自分の義務という問題にはもっとも敏感な人間です。これで彼を思いどおりにできます」

王立委員会はファーの各病院の比較分析もナイチンゲールの結論もすっかり削除した。委員会の最終報告書の中には他の病院にくらべて格段に多いスクタリでの死亡についてふれたところはほんの一箇所だけである。それはナイチンゲールにたいして行なわれた、どのように総合病院を組織するかという質問への文書によるまったく的はずれの回答の中にあった。サー・ジョン・ホールの、バラクラヴァの病院で診た四百四十二人の患者のうち死亡したのは月十二人の割合だった、という言葉を引用して、彼女はこう書いている。「もし、彼らがスクタリに送られていたら、十二人ではなく百八十九人が死んだでしょう」。ハーバートは報告書に入れる前に彼女の文書による証言に目を通していた。彼はこれを見落としたか、あるいは、見積もった数字が桁外れなので誰にもわからないだろうと考えたのだろう。いずれにせよ、二つの病院を一ヵ月間比較しただけでは、ナイチンゲールが文書による証言に入れたいと思ったような、連隊ごとに比較した完全な表ほどの説得力はなかった。

また、その翌年出版された軍の公式文書『イギリス陸軍内科・外科史』も、スクタリでの死亡率がどこよりも高かったというナイチンゲールの主張を支持するものではなかった。それぞれの連隊がスクタリに送った傷病兵の数、それによってタロックやナイチンゲールはスクタリの病院の死亡率がどこよりも高いことを確信したのだが、その数字は公表されている公文書のどれにも記載されたことはなく、これまで知られる限りでは、どの公的文書保管所にも残されてはいない。ナイチンゲールが自分の極秘報告書の写しを、後世に伝えるために保存を任せられる信頼できる個人に送らなかったとしたら、われわれはスクタリの秘密を知ることはなかっただろう。

王立委員会の最終報告書は、クリミア戦争の医学的過ちを分析するかわりに、平時における兵舎での死亡率がいぜんとして高いことについてページを割いている。これは、過去の過ちよりも、将来の改善の機会のほうに焦点を絞ろうとするハーバートの計画に沿ったものだった。平時にあっても兵士の死亡率のほうが市民の死亡率より高いことはすでに知られていた。しかし、それをどう説明するかについての議論はなかった。不道徳な行動、酒、煙草、怠惰といったさまざまな説明が可能だった。スクタリでの高すぎる死亡率の本当の原因を発見したときようやく、ファーもナイチンゲールも同じ理由――すし詰めの兵舎での衛生状態の悪さ――が平時での死亡率の高さの説明になると確信をもって主張することができた。

委員会の報告書は、衛生状態の悪さが平時の兵舎での不必要な死を引き起こすという説を支持していた。しかし、この結論を証明するためにスクタリの「実験」結果を引用するということはしていない。それがもっとも強力な証拠であったにもかかわらずである。そのかわりに、委員会は、説得力においてはやや劣っている、平時の死のほとんどは呼吸器疾患であるという証拠に頼っていた。委員たちはナイチンゲールがいたスクタリの病院の死亡率について論じはしたが、他の病院とくらべるのではなく、衛生改善がなされる「前と後」を比較し、その差を兵舎の衛生改善を進めるのに使った。

ハーバートは報告書に、ナイチンゲールがファー博士の助けを借りてスクタリでの高い死亡率を示すためにつくった図表を入れることには同意した。この図表は「衛生改善前・後」という主要なメッセージのみを伝えるように慎重につくられていた。それは二つの多角形からなっている。ひとつは戦争が始まってから最初の冬の、防げたかもしれない死で大きくふくれあがっており、もうひとつは衛生委員団が仕事をしたのちに小さくしぼんだものだ。この図表を彼女はその形から「コウモリの翼」と呼んでいたが、それぞれの病院間の相対的な死亡率については何も表現していない。また、ナイチンゲールの赴任後に惨事が始まったことを強調するような時系列的方法をとることも避けている。ファーにはあきらかに真相がわかっていた。彼はその図表を幾通りかに変形させ、解説をつけてハーバートに送った。「ナイチンゲール殿はこの図表をあなたの手に委ねることを快く約束してくださいました。これらは彼女の職業上の地位を痛烈な批判にさらすことになります――それはわたしの想像を上回るものであります。デフォー〔十七世紀半ばにロンドンでペストが大流行したが、その六十年後の一七二二年に『疫病流行記』[20]を著して、当時の様子を生々しく伝えた〕でさえも、われわれの心にこれほど痛切に迫ってくることはないと思います」。この後、彼はナイチンゲールと長く、仕事のうえでのつきあいを続けることになったのだが、その間、二人は病院批判のせいで医学界とはつねに面倒を起こしていた。ファーに最良のときが訪れたのは、彼がもっとも進んだ生命表――イギリス人の生命表、第三版――を、チャールズ・バベッジの差分機械の原理を使ってつくられた稀少な計算機のひとつから苦労のすえ作成するのに成功したときである。こうして彼は、生命保険業界の需要に応えて、計算機で数表をつくり印刷した最初の人間となった。

ナイチンゲールの極秘報告書が隠蔽されたことを後になってファーが悔やんだとしても、もっともなことだっただろう。それをアメリカで出版しようという試みがくじかれたことはとくに残念だっただろう。「フローレンス・ナイチンゲールが出した結論を、アメリカの南北戦争のときにも念頭においていたなら、何十万人もの命が救われただろうに」と、ある専門家が何年も後にその極秘報告書にふれて書いている。(21) ファーの息子のひとりフレデリックは出奔してアメリカに渡り、南北戦争のとき、北軍に加わった。彼はゲティスバーグで戦ったが、そこから抜け出すために父親に助けを求めた手紙を書いている。ファーにはとくに有力な縁故関係もなく、アメリカの医学関係の同僚の助けを求めようとしたが無駄に終わった。息子は戦争末期に軍の病院で感染した熱病で死んだ。(22)

王立委員会に提出するナイチンゲールの証言が検閲された直後のことについてはほとんど記録がない。文書保管所の資料も乏しく、クリミアでの死亡率の原因の全貌が徐々にわかってきたときのように、彼女の思考の発展をあとづけることはできない。彼女がハーバートとの間で取り決めた妥協策の内容については、その後の出来事に照らしてみて推測できるにすぎない。たとえば、彼女は自分の調査結果を決して出版しないことに同意したのかもしれない。だがそれを、十二ヵ月という時間が経過したのち、個人的に回覧することは妨げないというような条件で同意したようだ。当初、ホールを非難し、その後、ホールの責任の限度に気づくとハーバートの責任を追及したように、追及はハーバートでおしまいにしない決意だったようだ。文書になった証拠がないので、のちに起こったことの大部分は別の容疑者の発見という理由で説明がつくとしかいえない。ハーバートが自分の立場を弁護するために、この人物を非難したのかもしれない。あまり騎士的とは言えないが、彼はナイチンゲールに、自分は病院計画を確実に成功させるのに必要なことをしたまでだと、ある程度正当化して言ったのかもしれない。

ハーバートは結局のところ、戦場から離れた後方にある総合病院という思いつきの計画を実行するためにひとりの専門家を選んだのだった。現場にいて、戦地にある病院すべてを網羅する地域的な情報網をもち、ロンドンの陸軍大臣に直接報告することのできる人物。ただの非現実的な博愛主義者ではなく、病院管理において世界的に認識されている専門家のひとりである人物。仕事を任され、その訓練を受け、前例のない権限を与えられ、スクタリの実験全体を成功に導くことさえもできた人物がただひとりいる。彼女は、軍の喪失を引き起こしたのはこの人物の不明のせいだとの結論に達したようだ。この人物とは、もちろんフローレンス・ナイチンゲール自身である。

ナイチンゲールは客観的な分析家であったから、自分を責めたとすれば、それにはおそらく理論的な理由があったからだろう。ただ、彼女はその重要性を誇張していたようだ。彼女がなぜ、スクタリでの病気の猛威にたいして自分を責めたのか、その理由はいくつかある。惨事は彼女が赴任したとほぼ同時に始まり、二ヵ月後の一八五五年一月にピークに達した。そのときは毎月千人以上もの兵士が病気、それも彼女がのちに主張したように、彼女の病院で感染した病気で死んだ。一月だけで全軍の一〇パーセント以上が病気で死んだ。そのほとんどがナイチンゲールの目の前で死んだのだった。

彼女が清浄な空気が健康には必要であることを知らなかったとの理由で、自分を責めたということはありえない。当時、この考えをもっていた人はほとんどいなかったし、彼女も戦争前はそのようなことはほとんど経験していなかった。ファーに会う前、環境の清潔さの信奉者だったという証拠は何もない。ずっと晩年になって、彼女は、一八五一年に最初に病院の仕事の経験をしたカイゼルスヴェルトのフリードナー師の施設を思い出し、あそこの衛生状態は「身の毛がよだつ」ほどだった、と振り返って判断している。一八五五年一月と二月、病気の蔓延が最高潮に達していたころ、スクタリから国に書いたナイチンゲールの手紙を読み返しても、延々と正当な苦情を呈し、行動を要請してはいるが、換気口や下水設備の改善の必要性については一言もふれていないのがわかる。しかし、自分が目撃した症状とこれらのこととを結びつけねばならない理由もなかった。患者たちは入院したときにはすでに死にかけていたという医師の判断（ちなみに、これはいまだに軍医の判断として、一九七四年になってもふたたび断言されている）を疑問に思うほどの訓練も受けていなければ、経験もなかったからだ。

あとから考えてみれば、彼女は自分が野戦病院を拡張したのは愚かだったと思ったはずだ。彼女は軍医の何人かを説得して建物の使われていない部分を改装する計画に加わってもらい、工事が資金難に陥ったとき、自分の懐から支払った。これによって病院の欠陥にさらされた患者の数は増加し、病気の蔓延をピークにまで押し上げることになった。最終的に死亡率を高めたのかどうかについては、判断しようがない。サザランドがのちにしたように、作業員を使って屋根に換気の穴をあけさせることができたはずだったが、ここでも、彼女は当然後悔しただろうが罪の意識を感じるところまではいかなかったはずだ。

彼女はまたラグラン卿にたいし、患者をもっとスクタリに移送し、前線の簡易病院においておかないよう迫った。のちになって知ることになるのだが、前線にいたほうがもっと多くの患者が生き延びていただろう。彼女はまたこの圧力をかけるという手段を、看護婦を他の野戦病院に派遣してほしいという彼の要望を断るのにも使った。看護婦が反旗をひるがえして自分のもとを去っていったときには、それを「過ち」と呼び、彼女たちを監督することを拒否した。それはデーヴィス夫人の話ですでにみたとおりである。これは病院と看護の仕事を集中させようという彼女の計画の一端であり、自分の病院における紛れもなく優れた水準の看護のもとに患者を集めたいという彼女の欲求を反映していた。しかし、それは副次的なことだった。なぜなら、その優れた看護をもってしても病院の悪い環境の埋め合わせをすることはできなかったからだ。一八五五年五月にラグランが患者を彼女のもとに送らないことにしたとき、彼女は動転した。それでも戦後、このことを客観的に分析した結果、彼女がそれを惨事への主要な誘因であると考えたとは思えない。結局、反対しても看護婦が前線近くの病院へ去っていくのを止めることはできなかったのだから。前線の病院に協力しなかった理由のひとつは、それらの病院では自分の権限がきちんと定義されておらず、当然、勝ち目のない対決はしたくなかったからだ。戦時中、彼女は何をするにもおおやけの支援があることを確認する必要があった。晩年になってから、彼女が固執したのは、おおやけの支援もいかなる地位ももたずに自分の権威を主張できると示すことだった。

戦時中、前線に去っていった一匹狼の看護婦たち――身持ちが悪かったり、酒浸りや、おそらく正気ではない者もいた――のエネルギーや意欲を、分散型の病院監督組織の一環として彼女が利用できなかったことは、戦時中、逸した好機のひとつだった。それはのちに彼女が大いに利用することになるもうひとつの教訓だった。戦時中に前哨地点にいた看護婦のもっとも役に立つ活用法はあきらかに情報収集だった。たとえば、数週間後に兵士がどこでどうして死んだかをあきらかにすることのできる死亡率の統計である。のちに彼女が死亡率の統計にこだわったことから、この手抜かりが彼女を苦しめたにちがいないことがわかる。しかし、彼女は決して自分の大失敗の証拠を隠そうとはしなかった。彼女が残したいくつかの文書（先に引用した、ファーの戸籍本署を初めて訪問したときの覚え書も含めて）[23]の中で、彼女は軍の死亡率の統計がないことを嘆いている。しかし、実際にはそれはいつでもあったのだ！　彼女が後で発見したように、タロック大佐は、悲劇が彼女の目の前で起こっていた月も含めて包括的な死亡率の統計を収集している。のちにファーが悲劇の原因を特定することができたのはこの統計によってである。

タロック大佐がその統計を手に入れたのは、ただ単に戦地の軍にそれを要求したからだった。彼は、自分にそのような情報を要求する権限がなかったことを認めている。物資についての調査を行なうものとされていたからだ。しかし、彼は手慣れた探偵であり、組織の一部が別の部分の欠点を暴露したがっている点を利用できることに気づいていた。医師たちは、軍が兵士を虐待するから、自分たちの仕事が増えすぎると主張し、この証拠と思われるものを彼に与えようとしていた。タロックはこう書いている。「われわれの調査のごく初期の段階で、物資の支給がないため軍が苦しんだという報告に大胆に踏み切る前に、その前年の冬の病気による死亡率の程度を注意深く調査する必要があるとみた。われわれの調査をそこまで拡大する権限はなかったが、軍の将校を相手にしての罪状申し立ては、多くの証拠で試してみることが絶対に必要だと思えた。軍医たちは情報を快く渡してくれた。彼らの前代未聞の努力と、我慢しなければならない困難さに関する最良の証拠のひとつを与えてくれたのだ[24]」

これらの医学的統計は、ナイチンゲールが赴任する以前から、連隊ごとに定期的に集計されており、もし彼女が同じような要求の仕方をしていれば、すぐに行動を起こすのに間に合うくらい早くにそれを発見できただろう。

さらに悪いことには、スクタリの病院が、死亡率の統計をクリミアにいるナイチンゲールの名目上の上官に送らなかった不手際のために、クリミアの軍当局が兵士たちをほぼ確実な死へと搬送していることに気づかなかった点を、タロックはあきらかにしている。彼はこう書いている。「病気による喪失が最初ひどく過小評価されていたことは、この時代の歴史に結びつけて考えるともっとも深刻な考慮すべき問題のひとつである。数ヵ月のあいだ、スクタリに送られた患者たちがどうなったのか、正確に、もしくは完全に記した報告書がスクタリからはこなかったようだ。クリミアを病気で去った者のうちのほんの少しの割合でしか兵士が戻ってこないことから、病気が致命的であったこと、隊が耐えてきた苦難と物資欠乏によって、隊そのものがどれだけ弱体化していたかということを次第に感づくようになってきた。その軍の損失が病気だけで毎週平均一大部隊にもなることを医務局と軍当局の上層部が推測していれば、それを調査する何らかの手が打たれただろうに[25]」

タロックがここで言いたかったのは、スクタリの職員がクリミアの上司に、スクタリでの死亡率を報告していれば、当局はどうにかして患者の流れを止めただろうということだ。タロックは病院自体が致命的だったとは思っていなかったのだが、それがいっそう彼の批判を的確なものにしていた。彼はこの批判を一八五七年一月、ナイチンゲールが統計の分析を始めたばかりのころに出版した。彼にはナイチンゲールを指弾するつもりはなかった。死亡率をクリミアの上司に報告するのは看護の総監督であるナイチンゲールの仕事とはされていなかったのかもしれない。しかし、だからといって、誰の仕事というわけでもなかったようだ。それに、たぶん、これが何の行動もとらなかったことへの弁明になると信じていなかったのは病院内でナイチンゲールただひとりだったのだろう。彼女には必要な統計学の素養があった。家族の希望に反して数学の勉強をすると言い張ったからだ。戦争になる前にすでに統計学者ケトレの仕事を称賛していた。それに、自分から進んで、ヨーロッパじゅうのさまざまな病院からデータを集めてもいた。このたったひとつの手抜かりだけで、惨事の責任は自分にあると確信させるに充分だったのだろう。われわれが知るよしもない他の理由もあったのかもしれないが。たとえそれらの理由がなかったとしても、自分の患者たちが、自分が丸二年のあいだ否定し続けていた原因で死んだことを認めざるをえなくなったとき、彼女はこのうえない苦悩にさいなまれたにちがいない。彼女は父親から誇り高い女性に育てられた。そして今や、彼女の屈辱感は異様に大きなものとなっていた。

善意はあったが、最高司令官としては不適格だったラグラン卿は、セバストポリ奪還作戦に失敗し、多くの命を犠牲にした数日後にクリミアで亡くなり、挽回して成功するチャンスを失った。こんにち、医学界では、彼の死はコレラによるものとされている。しかし、フローレンス・ナイチンゲールは、彼はこの最後の失敗から鬱病になり、感情をあらわさないのが習い性になっていたことからそれが悪化して死んだと確信している。「わたしは二度とイギリスには帰れない。石を投げつけられて死ぬだろう」と彼は言ったとされている。(26) 一八五七年以降のフローレンス・ナイチンゲールの恥はラグランのものよりはるかに大きかったようだ。恥が彼の死の原因だとしたら、彼女が生きながらえたのは、ラグランが汚名をそそげるほど長くは生きられそうにもない六十七歳のもろい老人だったのにくらべて、彼女は若くて丈夫だったからである。

彼女にとって最悪だったのは、家族、とくに父親と姉に合わせる顔がないことだった。母親はあまり重要ではなかった。母親のファニー・ナイチンゲールは、まったく何が起こっているかわからず、ニューカースル公のような政府高官が娘に会いにバーリントン・ホテルを訪れるのを畏敬の念にうたれて見守っていた。「あの娘の考えは、この人たちにとってまるでおきてのようです」と母親は夫に書いている。(27) 娘が憑かれたように兵卒の殉死の責任追及を続けているあいだ、いかに多くの政治家の名声がその手中に握られているかには気づかずに。フローレンスが、自分で主張した王立委員会の調査によって屈辱を味わっているという事実を母親が気づいたかどうかははっきりしない。しかし、父親と姉は別だった。パーセノピは、戦時中も戦後も、自分の妹がいかに神々しく、いかに献身的か、世間に得意満面で吹聴していた。しかし、戦争が始まるたった一年前には、フローレンスの看護という野心を嘲笑っていた。パーセノピはフローレンスとも親しい友にこう書いている。「妹はいわゆる慈悲心とか博愛精神などは、ほとんど、あるいはまったく持ち合わせていないと思います。妹は野心家——とびきりの——で、世直しがしたいのです。大いなる一撃《クー・ド・マン》を下すか、あるいは何かすばらしい施設をつくって。それは博愛などとはまったく関係ありません。ここでは信奉者が妹を取り巻き、妹が言うことなすことすべてを福音でもあるかのように褒め称えるのです。妹が興味をもっているのは知的な部分であって労力を要する部分ではありません。わたしを看病してくれたとき、知性と親切心でできることは何でもしてくれましたが、それはぞっとするような看護婦でしたよ。人の心を感化し、心という心に踏み込む飽くことのない好奇心をもっていますが、いったん踏み込んでしまえば、もう相手のことなど興味がなくなってしまうのです[28]」

そして今では、このようなひどい言葉を書いた姉が、ロンドンから彼女を追い払おうとするフローレンスの絶望的な試みにもかかわらず、妹の背後に迫り、その内奥の秘密を探っている。フローレンスは患者を殺した原因にはじめて気づいたとき、マクニールに苦悩に満ちた手紙を書いたのだが、それをパーセノピは書き写していた。パーセノピは妹が発見したことにどんな意味があるのかわかっていたにちがいない。パーセノピは父親に話したのだろうか？　いずれにせよ、父親は気づいたはずだ。フローレンスはどんな顔をして父親と会えようか？　世間的に成功できなかった自分の代償として、細心の注意を払って世の中でひとかどの人物になるよう娘を育てあげた父。娘の名声の陰に隠れてしまってもしあわせな父。議員に選出されるために娘の名声を利用したと、あっけらかんと書いてきた父。無邪気に、また、誇らしさそのままに、「おまえは、わたしの唯一の天才」と書いてよこした善意の人。

これまでずっとフローレンスは母と姉のほうが間違っていることを証明しようとしてきた。つまり、自分にならば宗教組織に属さない普通の看護婦という職業をつくりだせるのだ、と。これまでずっと、彼女は父親を感心させようとしてきた。母や姉に逆らって自分を支援してくれたことに報いようとしてきた。かって勝利のとき、彼女は両親に自身の成功を告げる手紙を書いた。「わたしの名と、神と人類のために自分にできることをやり遂げたのがあなた方を喜ばせたのであれば、それこそわたしにとって本当の喜びです。自分の名をわたしは今では愛します。人生はやはりいいものです」。姉には、「わたし自身について言えば、義務を果たしました。わたしは英雄的な死者の運命をわたしの運命と思っております。大義のためでしたから」

このような言葉をかつて書いたのは誇り高い若い女性だった。傲慢の罪《ヒューブラス》でもこれほど激しい例はほとんど見つからないだろう。しかし、いかに彼女の傲慢の罪が大きかろうと、彼女が今苦しまねばならないものほど恐ろしい罰をどんな人間も思いつくことはできまい。途方もない残酷さで彼女ひとりだけのために練り上げられたかのような、押し潰さんばかりの恥の重圧。彼女は一八五七年八月二十日ごろ、精神的にも肉体的にも虚脱状態に陥った。王立委員会閉会に向けて証言を提出してから三週間後のことである。残っている家族の文書でも、この時期のものは空白である。そしてバーリントン・ホテルで繰り広げられたであろう修羅場を記録したものは残っていない。そこで起こったことはこれまでつねにおびえていたパーセノピを正気へと立ち返らせたようだ。フローレンスが苦しみのあまり、姉にたいしてどのような感情を爆発させたかを想像するのはむずかしくはない。記録が途切れており、これらの場面に侵入できないのをむしろ感謝しなければなるまい。

通常、伝記の主人公は本の最後に死ぬことになっている。しかし、これまでわれわれが読んできた主人公の女性はここで三十七歳で死んだと想像するほうが、フローレンス・ナイチンゲールを理解しやすくなる。実際、彼女のほとんどの部分が、その穏やかな八月の日に死んだ。王立委員会がその三ヵ月という狂騒的な活動を終えたばかりで、議会は閉会し、政治家たちはロンドンを離れ、それぞれの地方の邸宅へと散っていった。

彼女が倒れる前と後の言動につじつまをあわせようとしても問題がたくさん生じ、たいてい彼女に「矛盾だらけ」というレッテルを貼ることになってしまう。王立委員会後まもない時期のいわゆる「矛盾」のひとつは、一八五九年にシドニー・ハーバートに言った、医師の名誉を傷つける言葉だ。「民間、軍を問わず医師に関して言うと、薬の臭いには何か、管理能力をまったく無能にする作用があるにちがいありません。そのうえそれは非常に強力なもののはずです。なぜなら医師というのは他のどんな職業よりも管理能力をのばす機会には恵まれているはずだからです」(29)。そんなに医師を信頼していないのなら、どうして一八五六年にナイチンゲール基金の評議会に四人もの医師を任命したのだろうか、という疑問が生じる。その答えは、彼女が彼らを評議会に加えたのは、まだ医師たちの知られざる弱みを発見するに至っていない王立委員会の最中だったからというものである。

彼女が最初にスクタリに行ったとき、少なくとも表面的には、極端なほど医療関係者に服従していた。看護婦には、医師から命令される前に患者に付き添えば、即刻首にすると言っていた。一八五七年以降は、これとはまったく反対である。彼女は、軍の看護婦は軍医にではなく、直接陸軍大臣に報告を上げるべきだと主張している(30)。彼女にとって、これは譲れない一点だった。医師たちも問題の一部であると気づいたからだった。これらの「矛盾」を検討してわかるのは、一八五七年までのナイチンゲールの伝記的肖像を彼女の晩年の手引きとして使うことは、二百年前の地図を使って現代のロンドンで道を探すようなものだということだ。彼女の人生において大きな「矛盾」とされることは、一八五七年八月を境にその前後で起こっている。

その日以来、ナイチンゲールは抑圧された罪悪感からひどく苦しむようになった。この罪悪感は、大きな悲劇を生き延びた人間が自分の価値を認められなくなる「生存者症候群」よりも悪かった。それは自分の怠慢と傲慢さが軍の喪失の一因となったという感情からきていたにちがいない。さらに、その感情はおそらく自分が最初は真実を認めようとしなかったこと、次に愚かにも隠蔽工作に同意したこと、こうして「殺された兵士たち」を三度も裏切った、という実感と混じり合っていたのだろう。

彼女はこの時期の多くの文書を破棄しているが、そこに罪悪感が表現されていたとは考えられない。おそらく自分の感情を言葉にすることはできなかったのだろう。少なくとも最初の十年ばかりのあいだは。はっきり口に出せないために、そのような感情は、その後の人生において彼女を駆り立てる巨大な力となったのではないか。口に出せないことは、ただ実行するのみ、もしくは実行せねばならない。行動によって罪悪感を鎮めることが彼女の強迫観念となった。

王立委員会後に彼女が倒れたことについて、何年にもわたって、多くの異なった説明がされてきた。そしてそれについてのナイチンゲール自身の次のような説明は示唆的である。彼女は自分が倒れたきっかけとなったのは家族であると信じていた。母親と姉はロンドンまで自分の後を追い、同じホテルに泊まり、王立委員会での自分の仕事を助けるとみせて実は邪魔をし、自分を悩ませていたというのだ。母親と姉はいつでも自分を妨害し、自分を愛したこともない。そして今では自分が有名になったのは彼女たちのおかげだと主張しようとしている。せめて王立委員会のあいだ、自分をひとりにしておいてくれたら、「切り抜ける」ことができただろうに。「いったい母と姉がこれまでわたしのために何かをしてくれたことがあっただろうか？　彼女たちはわたしの栄光が大好きだし、わたしがもっているきれいなものも大好きだ。それ以外の部分でわたしについて大好きなところがあるのだろうか？」なかでも意味深いのは、「今やわたしを墓場へと導く病気」を引き起こしたのは、姉の恩知らずで軽蔑すべき行動だという。(31)

どんな女性でも、もう三十七歳にもなり、すでに広大な看護の帝国を運営するという経験をし、また目の前で何千人もの兵士が無駄に死んでいったのを見てきており、今では国民的ヒロインとなっているほどの人物であれば、どんなに神経過敏であろうと、単に母親と姉の態度から健康と幸福を駄目にされたなどと言っても、公平な立会人はなかなか納得しないだろう。彼女は自分が陥った状況をすっかり身内のせいにしている。強いて彼らの罪といえばただ遺伝的に近いだけなのに。彼らが彼女を生み出したともいえるし、彼女の複製ともいえる。そのように遺伝的に近い者への理不尽な憎しみは、抑圧された自己嫌悪と一致しているようにみえる。

ナイチンゲールが抑圧された罪悪感に苦しんでいたという診断は、彼女ののちの行動の説明にもなる。それは彼女ののちの書きものとも一致する。まず第一に、彼女はクリミア戦争について自分の成し遂げたことを――めったになかったが――自慢した箇所はいつでもすべて削除した。第二に、実質的に終身刑ともいえる罰を自分に科している。それは王立委員会が終わってから数週間後に始まった。一八六一年九月に彼女はこう書いている。「先月でわたしが病気で閉じこめられてから四年になる」。第三に、彼女は博愛主義者の過ちを弁明するための宗教的信条を強めており、善意の過ちはつねに人類のためになると考えていた。そして最後に、彼女の仕事の仕方からわかるように、彼女はまったく新しいかたちのリーダーシップをとるようになった。それはひとつの圧倒的な特徴をもっている。すなわち、スクタリで同じやり方をしていれば、惨事は決して起こらなかっただろうと思われるやり方だ。彼女は戦いに敗れた将軍のように、あとから考えるとどうすれば勝てたのかに気づき、敵を見つけて、正しい結果を達成するために同じ戦いをすることに残りの人生を費やしたのである。

八月二十一日にフローレンスはロンドンを逃れて、温泉町モルヴァンに行った。八月二十五日、彼女はモルヴァンから家族宛てに、ひとりになれてうれしい、と短い手紙を送った。サザランド博士が、あまり根を詰めないようにとの手紙を送ると、たちまち、姉のパーセノピと共謀しているとの奇想天外な非難の手紙が戻ってきた。やがて彼女はどうにかふたたび自分を取り戻した。モルヴァンで王立委員会に関する仕事の続き——軍管理改革の執行力をもったいくつかの委員会の構想——を始めると、精神的な動揺は静まり、容態は落ち着いた。

秘密の治療法は疑いもなく父親の教えだった。たとえば、ラグラン卿にかつてこう語った。「父の宗教的・社会的倫理観のおかげで、わたしたちは人類の先駆者になろうと努力しております」。とくに、彼女は、自分に起こったことは悲劇的結末というより、自分に割り当てられた神の偉大なる計画における小さな第一歩であるという防御的概念をつくりあげていた。「人間は人間をつくりだす」というのはあらゆる過ちを許すとともに、あらゆる過ちを必要とする仕組みの哲学だ。彼女がこの精神的構造を用いて自分の惨事を慰めと力に変えていったことは、人間の考える力を印象的に立証するものだ。彼女の分析では、神は無知な女性をスクタリに送るという間違いを犯すはずがない。過ちを繰り返すことが阻止できるということならば、遅かれ早かれ、神への義務感をもった誰かが過ちを犯さざるをえない。想像力豊かな若い女性がこの神秘的な結論に達するのはあまりむずかしいことではなかった。なぜなら、彼女が個人的に経験した惨事は、その規模も構造もこの世のものとは思えないところがあり、そのために、あたかも神の計画の結果であるかのようにみえたからだ。

まるで謀ったかのようにあらゆることが重なり、悲劇を避ける機会が失われてしまい、彼女が味わう衝撃は最大のものとなった。彼女は何が原因で病気が蔓延するのか一番最初に気づくことができる立場にいた。スクタリに赴任するたった数週間前に、彼女は姉宛ての手紙に環境因子が病気の原因であるという新しい証拠について書き、当時ロンドンを恐怖に陥らせていた疫病コレラから救済されるために祈っても無駄だとしてイギリス国教会を厳しく非難している。「あなたがた［イギリス国教会、パーセノピはフローレンスと違ってこちらに帰依していた］は「疫病、ペスト、飢饉」にみまわれないよう祈りますが、神様は今週毎日のように、疫病を生ずる川から三メートルの高さのところに住んでいる者は死亡し、十二メートルの高さのところに住んでいる者は助かると大きな声でおっしゃっているではありませんか」

コレラの発生は下水と関係があるという彼女の考えはまだ広く受け入れられてはいなかった。彼女がこれを書いてからちょうど二週間後にジョン・スノー博士が、ブロード街の汚染された揚水ポンプのハンドルをはずし、ソーホーのコレラの流行をたちまちのうちに止めてみせ、その考えを証明したのだが。それほど進んだ考えをもっていた女性が、三ヵ月後に、詰まった下水溝からの有毒ガスが、換気設備のない野戦病院の内側に溜まり、何千人もの患者たちを死にいたらしめていることに気づかなかったのは不思議だと思うかもしれない。しかし、ロンドンでのコレラの経験は彼女には何の役にも立たなかった。というのは、スクタリの患者で紛れもなく恐ろしいコレラの症状で死んだ者は多くはなかったからだ。

　また運命は不当にも彼女の目をくらませた。スクタリに送られてくる患者は、病院に来てから何らかの病気に感染したかもしれないという考えが浮かばないほど瀕死の状態だった。彼らの多くは栄養失調で、凍傷にかかっており、生きていることが奇跡のようだった。彼らの手足は黒ずみ、壊疽にかかっていた。凍傷によって手足を失い、形を失いつつある先端から骨が突き出ている者もいた。長い間放っておかれた傷には蛆がわいていた。もう手遅れだという医師の判断を信じるのはたやすいことだった。

　ナイチンゲールが救い損なったこれらの患者たちは「一般兵卒」で、スクタリにいたときは彼女が一番大事に扱った人びとであり、多くの博愛主義者たちが社会改革を説くとき、主として対象とするような人びとだった。彼女はこのろくでなしにばかりかかわって、将校たちには充分な時間を割かないと、たえず問題になっていた。もっとも強い敵意を抱いていた将校のひとりは最高司令官に、彼女は自分と「同等、もしくは上官」の者をないがしろにする常習犯だと文句を言っている。「彼女がどんなに偉大な博愛主義者だとしても、通常同僚や上官にたいする接し方はまったく感じがよくない。彼女は支配することが大好きで、優しさのすべてを自分を頼りにしている者にそそいでいる。たとえば、彼女はもっとも悲惨な状態にある将校には一顧だにしない[32]」
「優しさのすべてを自分を頼りにしている者にそそぐ」というのは当時としては容赦ない批判だったようだ。実際に、彼女の哲学は自分を彼ら、一般兵卒に依存させることになった。今や、運命によって、自分は何度も何度も彼らを裏切ったのに気づいた。しかし、事態はそれよりももっと象徴的でさえあった。というのは、彼らは単なる一般兵卒ではなかったからだ。運命がその冬、苦しみの最後の極限状態で彼女の病院に送り込んできた兵士たちは、戦争が始まってから最初の数ヵ月の勝利の期間に、その勇敢さと愛国心とで世界を驚愕させたまさにその兵士たちだった。彼らは難攻不落のアルマの要塞を落とし、死や負傷にもひるまない態度でロシア軍を震え上がらせた。彼らはバラクラヴァの草原から姿をあらわした。その様子はのちに「浅い赤い横隊《シン・レッド・ライン》」として有名になる。そしてイギリス兵士は方陣ではなく横隊で戦うことを迫られたとき決して屈しない世界で唯一の歩兵であることを示したのである。その横隊は、信じられないことだが、ロシアの重装備の騎兵隊の突撃を乱れることなく阻止した。さらに最大の効果をあげるために、これらの英雄的な兵卒たちは残忍で無能な将校たちの手に委ねられ、塹壕で生きた残骸にまでされ、その後、若いフローレンス・ナイチンゲールがいたスクタリの死の病院に送られ、衛生に関する神の法を教えるという運命に甘んじることとなった。

いや、ここで何らかの知性、フローレンス・ナイチンゲールを利用することを望んでいる知性がはたらいていると推測するのに宗教的狂信者である必要はないだろう。彼女にいかなる欠点があろうと、ちょっとした高慢さゆえに彼女を罰するだけのためにこれほどの悪を創造できる神などいはしない。したがって、その目的は違うはずだ。そして、彼女と同じぐらい多くの過ちを犯している友人のシドニー・ハーバートもまた神の計画の一部だったにちがいない。もし彼がいなければ、彼女は学ばねばならないことを教えられるためにそこに派遣されてはいなかっただろう。戦場に行く数週間前に彼女は姉にこう言っている。

「あなた方の間違いは神の計画の一部なのです」

モルヴァンで、ひとりで虚脱状態を体験していたとき、彼女はこのように信じるようになったと考えることができよう。これは、罪の意識を自分自身からなんとかして隠す方法だったはずだ。父親が彼女に与えた教育は、精巧なヴィクトリア朝の蒸気機関と同じぐらい丈夫で、みごとにつくられていた。彼女の一時的な虚脱状態にもっともよく当てはまるイメージはその安全弁である。それは、ピストンを動かなくするような予期せぬ荷重の圧力がかかると、ドッと蒸気を逃すために開く。そうして、思い切り鉄のくさびを打ちこんで、弁を閉めるようなものだ。それからは、蒸気機関が荷重にたいして静かに力をためるあいだ、次の起こるべき爆発を身を縮めてじっと待てばよい。そうするうちに、父親の教育者としての驚異的な腕前を立証するように、機械は動きはじめる。

彼女はモルヴァンに自分を訪ねてくることを誰にも許さなかった。しかし、いずれにせよ、父親は訪ねていき、彼女の部屋に押し入った。二人は話し合ったようだが、その内容はあきらかにされていない。彼はあまりにも動揺が大きかったため、それについて誰にも話そうとはしなかった。何年ものちに、妻にせがまれて、彼はモルヴァンでその週起こったことを説明し、しぶしぶと二、三の細かいことを話した。それから、彼は娘の部屋の場面を描写した。それは有名な水治療の医師が使っていた家の最上階にあり、そこにフローレンスはひとりで座り、窓の外を見つめていた。「外界から厳粛にへだてられた一種の孤独があった」と、父親は書いている。彼の文体はたいていは気取らないものだったのだが。「部屋があり、そのいわば嵐と風の天空にひとりで座り、予言者がエルサレムを眺めるように、窓から広大な平野を見渡し、瞑想していた。それは人間の心が黙想にふけるのにもっともふさわしい場面だった――この世のものとは思えなかった。それに似たものがふたたび人間の思考の一部を形成することはないだろう」。妻への話の中で、彼はあのときフローレンスが自分に言ったたった一言を記録している。「もし、健康が快復したら、病院で起こっていることを見守らなければいけないわね」と彼女は穏やかに言った。[33] フローレンスは快方に向かっていた。

5　復讐

一八五〇年代のイギリスでは、最悪の状態にあったスクタリ野戦病院を思い出させるような状況のもとで国民の大半が暮らしており、地域によっては、五歳をすぎて生き延びる子どもたちは半分もいなかった。とくに、都市部の貧しい人びとは、あとにも先にも、世界のどこともくらべようがないほど極度に不潔な環境で暮らしていた。都市は、前代未聞の商業的な成功で人口がふくれあがり、馬などの家畜が増え、その糞が山をなしていた。一八五五年には、ロンドン市内だけで、一・六平方キロ内に二十六もの牛小屋があり、二百六十六頭の牛がいた。市街地には、動物の死体を解体して、胃袋から皮にいたるまで、あらゆる部分を利用するための作業所がたくさんあった。一八五一年に窓税が廃止されるまで、窓が多いほど税金が上がったため、換気の悪い家屋の建設が増えていった。町にはほとんど下水溝がなかった。裕福な家には汚物溜めがあったが、貧しい者のほとんどは排泄物を通りや溝に投げ捨てていた。教会の墓地にぎゅう詰めに埋葬された遺体が腐って溶け出し、通りや近くの地下室を汚染していた。給水管で飲み水を引いているあたりの川にはたいてい下水が流れ込んでいた。一八四八年から四九年にいたるまで、ロンドン住民のほぼ千人に四人がコレラで死亡していた(1)。

ナイチンゲールが倒れた翌年、一八五八年にロンドンはいわゆる「大悪臭」として名高い人災に襲われた。テムズ川に流れ込むぞっとするような大量の汚物をもはや川が浄化しきれなくなったのだった。川の近くでは悪臭があまりにひどかったので、ロンドン・ブリッジ駅を出る鉄道の乗客たちは吐き気を催した。このような状況は一般の人びとの寿命を縮めたかもしれないが、ナイチンゲールの精神的な健康状態にはよい作用を及ぼし、彼女の命をながらえることになったのだろう。彼女は自分の失敗を思い詰めることをやめ、スクタリでの経験に通じる市民の公衆衛生問題に直接取り組むことで、自分の豊富な証拠を公表させることができた。まず問題となったのは、政治的な利害関係が衛生改善のためにさらに公金を投じることを阻んでいたことだ。イギリス国内で衛生改善をしても死亡率は減りはしないというのがその口実だった。第二は、医師たちが、ロンドンの病院は、患者ではなく、自分たちにとって都合のよいところに設置すべきだと主張していたことだった。

彼女はまた軍の衛生改革の仕事もしたが、軍においてはシドニー・ハーバートを通じて影響力を及ぼすことができた。民間レベルにおける彼女の政治的影響力は、表面的には、それほど大きくはなかった。彼女の盟友であるウィリアム・ファーはその痛烈で過激な考えのせいで有力な政治家たちの支援を得られなかった。しかし、実のところ、ナイチンゲールは見た目よりもずっと強かった。虚脱状態から立ち直り、自分にどんな取り柄があるかを検討してみたとき、彼女は新しい強みを手に入れたことに気がついた。政府は自分たちの役人であるファーが作成した科学的証拠を隠蔽していた。それは陸軍大臣から彼女に委託された公的調査にとって非常に重要なものであり、国民にとっての重要な関心事を、自由に存分に論議することができるようになるはずだった。当時、内閣がその科学的な証拠を隠蔽していたという事実は、その信用性をさらに増すように思われた。とりわけその証拠が、スクタリの惨事の責任は、軍の最高司令部もしくは医務部ではなく、内閣にあることを示していたからだ。フローレンス・ナイチンゲールは今やこの隠蔽された証拠を手にしていた。それをいつでも使えることが彼女にはわかっていた。

責任はシドニー・ハーバートに留まらなかった。内閣は、幾人もの公爵たち、伯爵たちの兄弟や、ウィリアム・グラッドストーンのような貴族の庇護を受けている人物たちも含めて当時の指導的な人物たちからなる寄せ集め内閣だった。パーマストン以外のすべての職責がはっきり区分されていなかったので、誰もが戦争の惨事に責任ある立場だったと言える。戦後の国民感情は険悪で、戦争のやり方のまずさと、ようやくイギリスに運が向いてきたように思えたときに早々と戦争を止めてしまったことで、貴族とその取り巻きたちを非難していた。もし、フローレンス・ナイチンゲールが証拠をおおっぴらにしたら、その結果は予想もつかないし、エリート政治家にとってよからぬものとなっただろう。とにかく、この理由で政府の高官や役人は国民の公衆衛生に関する彼女の意見を真剣に受け止めざるを得なかった。「窓辺へ行って、ちょっとハンカチを振るだけで」〔リットン・ストレイチー『ヴィクトリア朝偉人伝』より〕通りを群衆で埋めることだってできると、彼女はまもなく彼らにわからせることになるだろう。

彼女が相手にしていたのは、エドウィン・チャドウィックの敵で、ジョン・サイモンによって率いられた勝者である医学界だった。ジョン・サイモンは衛生委員団が戦地に赴いている間、国の首席衛生官の地位を確保することができた。チャドウィックはその地位に、クリミアにいるサザランドを推薦したが、元チャドウィック配下の彼にはサイモン相手に勝ち目はなかった。クリミアでの経験をもってしてもチャドウィックの元配下の評判は復活しなかった。サザランドの委員会が仕事を終えたときまでには、ジョン・サイモン率いる医療専門家たちが公衆衛生を正式に掌握しており、公衆衛生改善のやり方に、チャドウィック式の工学技術を優先しすぎる気配を感じれば阻止していた。

一八五五年以降、サイモンは正式に公衆衛生運動の指揮を執っていたが、その間、チャドウィック式やり方をする医師や技術者を登用するよりも、医学界で研鑽を積んできた医師を一時的に登用する傾向にあった。彼はまた公的資金の大部分を医学研究、そしてこれは本人も認めているところだが、政治家たちに支配されないように科学を使って定期的に彼らの目をくらませるのに費やした。高度の技術を志向しなかったチャドウィック派はサイモンの時代に繁栄することはなかった。彼らはなんとか、大衆生活におけるいろいろな低賃金の隙間仕事におさまっていた。サイモンはセント・トーマス病院の地位を維持しながら、それに加えて年二千ポンドの報酬を国から支給されている、もっとも高給取りの官僚だった。

サイモンは、病気はその原因が発見されてはじめて予防できると信じていた。だから政府は衛生のための工事よりも医学研究に資金を使うべきだと思っていた。チャドウィックが提案したように、地方行政当局に都市を浄化するための強制措置をとるより、サイモンは医学研究によって得たすぐれた知識にもとづく議論で都市の浄化を勧告することを望んだ。このすぐれた知識を獲得し、展開させるのが高賃金である彼の仕事だった。彼の哲学は医学界の目的とピッタリ合っていたし、強制手段をとらないことから、政治的にも魅力的だった。チャドウィックは、その中央集権的なやり方が市民の自由に介入するということで批判された。当時それは地方行政区会の権限だった。

ナイチンゲールは、サイモンの知識と「ビッグ・サイエンス」の探究はそれ自体が目的となってしまっていること、また、彼の興味は、ほとんどの医師たちと同様に、患者の死因を説明する新しいやり方を見つけることだけだ、と主張した。「今、必要なのは、知ることではなく、行なうことです[2]」とナイチンゲールは述べている。一八五七年、彼女は、衛生改革運動のスポークスマンとして、チャドウィックにとって代わった。その仕事のために彼女を慎重に選び訓練したサザランド博士やファー博士のように、彼女は医師への忠誠心を捨て、医学界からのはみだし者となった。チャドウィックが尊大で容赦ないやり方をしたために、全国民が離れていき、彼自身が起こした強制的な公衆衛生運動がたちゆかなくなってしまったことを、ナイチンゲールは知っていた。チャドウィックの計画を実行する方法はチャドウィック臭をすっかりぬぐい去ることだった。権威主義的規律も、個人的カリスマ性も必要ではなく、お金ではなく基本的な人間の価値に重きをおいて、穏やかに、じわじわと合意にもっていくことが必要だった。サリー州の丘陵地帯から引いた清潔な軟水のためにお金を払うことをロンドン市民に納得させるのは石けんの値段ではない。それが赤ん坊の命を救うという事実なのだ。

チャドウィックが引退したとき、ナイチンゲールは手紙を書き、彼の仕事と指導力を讃え、自宅に招待するという破格の名誉を与え、チャドウィックを喜ばせた。「認めていただき、これまで孤独の中に沈んでいた心は生き返り、さらなる努力へと奮い立つための励みとなるでしょう」と彼は返事を書いた。彼は十分お返しをした。つまり、家庭で家族の健康にどのように配慮すべきかを説明した、女性向けの自助の手引書を書くことを思いつかせたのは彼だった。それは『看護覚え書』となった。しかし、彼女はチャドウィックが有力な雑誌に軍の衛生状態について記事を書くことで、軍の衛生状態に関する王立委員会の結果を公表してしまうことには神経質になっていた。彼女は医学界の真意については読者の判断に任せたほうがよいと彼に助言した。「問題と解決策については余すところなく率直に述べるとともに、そこからの判断はできるだけ、われわれ読者に任せること」。これが二年前、シドニー・ハーバートにかみついたその女性だった。ハーバートは、ホール博士には腹黒い動機があるとした彼女の特報の語気を和らげるようにと助言したのだ。ハーバート曰く「大衆というのは自分たちに想像の余地が残されているのを好むものだし、あまりにも明白なことが抜けているのに気づくと、自分たちの賢さに大喜びするものです」。戦争以来、ずいぶんと成長したものだ。そして、ナイチンゲールは新しい子分であるチャドウィックにもうひとつ助言をしている。もし、自分よりも二十歳も年長でひどく不人気な衛生改革の前指導者が一度でも「読者のためを思っているかのように」(3)話しかけることができるとしたら、それは名案ではないか、と。

彼女がチャドウィックの後任である医師ジョン・サイモンと初めて表立って対決したのは、サイモンが同僚のエドワード・グリーノー博士の主張をおおっぴらに支持したときである。グリーノー博士は、たとえ衛生を改善しても、百日咳や猩紅熱、麻疹の高い死亡率を下げることはできない、と主張したのだ。この三つの病気は彼らの間では都市の子どもたちの半数が五歳になるまでに亡くなる原因だった。サイモンはグリーノーのためにセント・トーマス病院の公衆衛生の講師の地位を確保し、この主張を一八五八年の彼の公式の報告書に加えて発表した。これらの病気による恐るべき死亡率、サイモンの言葉によれば「事実、死が避けられないこと」を発見したグリーノーを誉めている。ナイチンゲールは、これらの病気による早すぎる死は給排水と建物の換気を改善することでほぼ完全に避けることができると主張した。サイモンは最終的には出版されたこの声明を撤回した。というか自分はそんなことを書いたことがないというふりをした。しかし、それは彼が引退してから三十年後のことであり、もうその論争は決着ずみだった。

ナイチンゲールはサイモンの意見を攻撃するために、彼女の作った非常に有名なカラーの図表を利用した。この時期に彼女はこれを『イギリス軍衛生史に寄せて』の中ではじめて発表していた。費用をかけて作られたこの豪華本は、機密情報を含んでいたわけではなかったが、匿名になっていた。しかし、その主題からして、またナイチンゲールの名がまったく出てこないことからして、作者が誰かは明々白々だった。そうでなければ、先の戦争についての本に彼女の名は欠かせないものだったろう。『衛生史』には彼女の意見がはじめておおやけにされている。添えられたテクストに、戦時中の死亡率を見れば、衛生状態の改善によって、イギリスにおける早すぎる死の率も引き下げられることがわかる、とあるのだ。

今や、こう問いかけようではないか。わが国の勇壮な軍のほとんどが東方の地でどのようにして非業の死を遂げたのか。そうすれば同時に、何億もの人びとが疫病のために早すぎる死を迎えるということがどのようにして起こるのかを知ることになろう。

彼女の有名なカラーの図表は今では「鶏のとさか」あるいは「バラ色の図表」、または（彼女が呼んだように）「くさび」として知られている。これは二つの円からなっており、それぞれ、戦争の最初の年と次の年の様々な理由による兵士の死亡者数を月ごとに十二ヶ月まとめたものだ〔二五九頁に掲載〕。衛生・物資補給委員団が仕事を始めたのは最初の年の終わりからで、次の年には感染症による死が著しく減少しているのがわかる。テクストは「都市についても、改善される前と後とを比較した同じような図表を作ることができるだろうし、大勢の人が住むひとつの建物についてもできるだろう」と指摘している。

彼女は図表を、都市や建物の改善を呼びかけるための規範とするような使い方をしている。単に戦時中の死がほとんど病気によるものであることを示す説明的なやり方ではない。現代の評論家たちはそう捕えることがよくあるのだが。こんにち多くの人びとがこの図表を誤って解釈する（添えられたテクストを読んでいないという事実以外の）理由は、「感染症を食い止めることができる」という緊急メッセージが今ではもはやニュースにならないからだ。現代の人にとってニュースとなるのは、戦闘による死よりも病気で死んだ兵士のほうが多いことだ。これはヴィクトリア朝時代の人にとってはまったくニュースにはならなかった。いろいろ説明がついたからだ。このように、どうとるかは見る人の考え方次第であることは、歴史と統計図表のどちらにおいても、感情移入が大事であることを示している。「くさび」図表は他の可能なメッセージを注意深く排除するように作成されている。たとえばナイチンゲールは月ごとの変化をあまり大きく見せないように線の長さではなく面積を使った。そうでなければ、厳しい冬のせいだという印象を与えたかもしれない。彼女が使った手段（ファーではなく、彼女が考案したようだ）のせいで、これは、これまでもっとも巧妙で効果的な図案になっている。

政治的背景と添えられたテクストから、ナイチンゲールは変革を求める議論の支えに統計図表を使った最初の人物だったことがはっきりする。図表によって、感染症は医療による手段によらなくても食い止められるし、食い止めねばならないことが立証された。図表に添えたテクストで、ナイチンゲールはサイモンとグリーノーが猩紅熱による死は避けられないとしたことを批判した。

ナイチンゲールはエドウィン・チャドウィックに手紙を書き、サイモンの報告書を読んで批判してほしいと頼んだ。チャドウィックは最初彼女の頼みに知らん顔をした。サイモンのことを衛生問題について語る資格のある数少ない医療従事者の一人とみなしていたからだ。ナイチンゲールにさらにせっつかれて、彼はサイモンが選んだ統計（チャドウィック得意の主題）について二、三批判をしてみせた。彼の後の言葉から、サイモンが衛生改革派の一員として重要であるかのようにみせる政治的手腕に長けていたことがわかる。「白状するが、最初は、彼［サイモン］の偉そうな一般論を真に受けてしまっていた」とチャドウィックは書いている。「その結果、彼が実際よりもっとよく知っていると信じてしまった」。別の手紙で彼はふたたび述べている。「どうも、ときどき、総論賛成という言葉にだまされてしまうようだ。サイモンとその同僚たちのときもそうだった」

ナイチンゲールの手柄は、政府の報告書の中で、サイモンの本音があらわれている一箇所に的を絞り、それをチャドウィックと他の衛生改革派たちに指摘したことだった。彼らは、サイモンは味方で公衆衛生を彼の手に任せておいても大丈夫だと信じていたのだ。これは功を奏し、たった数日後にチャドウィックはサイモンの弟子で共著者のグリーノー博士による記事が新しく公表されたことを知らせてきた。それはナイチンゲールが彼らの論に論理的欠点があることを示す好機となった。

グリーノーは、衛生工学技師側の立場をはっきり打ち出す週刊紙『ビルダー』に手紙を書き、先の投稿者が猩紅熱を「防ぐことができる」病気と表現していると文句を言った。「とても大事なことですが、衛生改善の努力によって恩恵が得られると国民に間違った期待を抱かせてはなりません……実際、防ぐことのできる病気というものはあります。しかし、猩紅熱には当てはまりません」。グリーノーの手紙は、死亡率が高い原因については「もっと慎重な調査が必要であり、いくつかの例外を除いて、そのような調査が行なわれてはじめて、病気を防ぐ方法のさらなる進歩があるはずです」との結論を下した。(4) ここで彼は、「病気はその原因を知っている者によってのみ防ぐことができる」(5) というサイモンの考えを繰り返している。そして、実質的には、衛生工事への出費を止めさせ、基金を医学研究に振り向けるよう求めた。しかし、猩紅熱はすでに予防できたし、症状を和らげることもできた。空気感染であるため、換気が悪かったり、過密状態の建物では簡単に広まり、重症化する。そして換気は今ではナイチンゲールの衛生改革における執念となっていた。サイモンとグリーノーは換気を、実行可能な「衛生改善の努力」のひとつとみなそうとしなかったし、病気が重症化したり、致死的になるのを防ぐことも、病気をまったく防ぐことと同じようにありがたいことであることに思い至らなかった。グリーノーの手紙は、猩紅熱による現在の高い死亡率は避けることができないとするサイモンの主張を支持していた。それは、サイモンが述べたように、「他人と出会うようなところではどこでも、病気にかかりやすい人は病気に感染する可能性がある」からだ。彼らの議論の論理的な欠陥は、多くの人びとが感染せざるをえないのであれば、それによって死ぬことも避けられない、と推測したところにある。この点で部分的に矛盾している。サイモンは「これらの病気の致死率は外的状況に比例するところが大きいのはあきらかである」と書いている。すなわち、貧しい人びとの住まいの過密状態や換気の悪さのことである。(6) しかし、高い死亡率を「避けられない」としながら、彼はこの条件を無視した。

チャドウィックは『ビルダー』紙に載ったグリーノーの手紙を見て、ナイチンゲールに報告した。彼女は『ビルダー』紙の論説の草稿を書いた。それは猩紅熱は衛生状態の改善によって「予防できるし、症状を軽くすることもできる」としてグリーノーに反論したものだ。論説は続けて、サイモンとグリーノーが、病気は病人と接触した人によってうつされると確信するのなら、明らかな解決策は患者を診察した医者を隔離することだと述べている。チャドウィックはこれに唖然とし、彼女に書いてよこした。「接触感染した医師たちを隔離しようという提案の度を超したいたずらっぽさと効力に、びっくり仰天するとともに、自分には思いつかなかったと、わが身を責めています」

グリーノーは彼独自の侮蔑的言葉で返答した。医療に従事していない衛生技師を「素人」と呼び、排水工事をした街でも猩紅熱にかかる人を減らすことはできなかったと述べた。彼はいまだに衛生改善というと下水工事と給水施設だけだと見なしていた。ナイチンゲールの重要関心事である換気と過密状態という問題は無視していた。『ビルダー』紙は、換気がその病気からの回復に影響を与える要因かどうかという点で彼の論は矛盾していると指摘した。また、猩紅熱の発病率は貧しい地区でも金持ちの地区でも同じだと主張しながら、前者における死亡率のほうが高いことには触れていないとも指摘した。

これらの論説がナイチンゲールの手で作成されたことは、彼女が前もってチャドウィックにそれが出ることを教えたという事実と、『ビルダー』紙が「その名前を使うことが許されるならば、説得力が増すだろうし論議を短くするはずのある有名な権威」の言としている事実からわかる。ナイチンゲール以外の誰もそれに該当しない。ナイチンゲールと『ビルダー』紙の編集者で急進的な建築家ジョージ・ゴドウィンとの書簡から、翌年、彼女が別の匿名の論説を書いたことと、ゴドウィンが彼女を建築設計についての権威として大々的にその名前を引用したことがわかる。(7)

『ビルダー』紙は一八五八年に、ナイチンゲールと衛生改革派たちが信じられないほど理想的な目標にしかみえないものに向かって努力していたことをあきらかにしている。つまり地主階級の選挙民に負担を強いることになる貧民街撤廃法だ。

排水と給水のみで都市の衛生状態がよくなると期待する衛生改革者がいたとは思いもよらなかった。排水と給水は、労働者階級の人びとの住まいの改善の基礎であり、それ以外の観点から考えられたことはない。換気、照明、中庭や袋小路や路地での風通しのよさ、混雑の緩和などの住まいの改善は、やがては国会制定法で具体化されねばならない。もしくは、個人的な努力によって改善が実行されねばならない。(8)

信頼できる細菌説が現われはじめるのはほぼ十年後、パストゥールとリスターの研究の後であり、ナイチンゲールは猩紅熱が人から人への感染で罹るとはまだ認めていなかった。彼女は環境状況の結果で罹ると信じていた。それは間違いだった。もっとも、当時は多くの人が保菌者であり、ある環境のもとでのみ発症したのだが。他方、「接触伝染説派」が、死ぬべき運命は避けられず、衛生改善工事によって死が減るわけではないと断言したのも間違いだった。現代の基準からすれば、「接触伝染説派」はナイチンゲールよりも間違っていた。彼らの間違いは当時の技術面での後進性のせいだけではなく、換気の重要性をめぐる自己矛盾からわかるように論理の欠陥のせいもあった。この点で、『ビルダー』紙上での討論は、衛生改革派たちに論点をしぼらせ、論証という目的に役立った。彼らは予防可能（曖昧な言葉、医師にとっては病気の予防であり、衛生改革派にとっては死、もしくは一生残る後遺症を免れる）を強調することより、症状の緩和を強調するようになった。そして猩紅熱、麻疹、百日咳について語るときは下水よりも換気をもっと強調することを学んだ。

サイモンとグリーノーが自己矛盾に陥ったことを解く鍵となるのは、サイモンの「科学」という言葉の使い方である。「これらに感染しやすいことは、事実上、今のところまだ科学によって避けることができず、かなりの危険性がある」(9)。これはサイモンの予防についての考えを要約しており、それはナイチンゲールの考えとはまったく異なっている。彼の「予防できる」という言葉の定義は、医科学なら予防できるという意味のようだ。彼は、過密状態や換気の悪さは変えることができないが、医療専門家が結局はその埋め合わせをしてくれるだろうと思っていたようだ。チャドウィックが衛生問題に携わっていた頃に公衆衛生担当の役人が貧しい人びとの住まいを改善しようとしたとき、かなりの反感を買い、政治的に立ちゆかなくなってしまったのだが、科学的な発見だけがそれを乗り越えられるというのがサイモンの夢だったようだ。それはジョン・サイモンにとって生涯かなわぬ夢だった。

一八五八年の末、ナイチンゲールは軍医たちとも対立していた。ナイチンゲールは王立調査委員会に、軍隊の死は病院で発生した病気によるものと報告したのだが、軍医たちは彼女の結論を認めなかったし、独立した衛生専門家を軍に付属させるべきだという彼女の進言はもっと認めなかった。クリミア駐留軍の軍医たちはサザランドの衛生委員団を攻撃した。チャドウィックに味方した裏切り者である医師たちで構成されていたからだ。サザランドが委員団の報告書を公表すると、彼と軍医長サー・ジョン・ホールおよびその支持者たちとの間で小論文による非難合戦が始まった。ホールのグループがサザランドの衛生委員団は死亡率を下げるようなことは何もしなかったと断言すると、ナイチンゲールのほうはその成果を褒めちぎり、サザランドは、成功したところもある、と遠慮がちに述べた。ナイチンゲールの王立調査委員会は、戦争初期に病院での死亡率が高かったのは衛生状態の不備によるものとしていたが、軍医たちはそれは別の原因によると主張した。(10) 政府がファーの表を隠蔽していたから、彼女の結論を裏付ける証拠を報告書の中に見つけることはできなかった。

ジョン・サイモンが民間の衛生改革運動を阻止し、サー・ジョン・ホールが軍の衛生改革に反対したこの時点で、ナイチンゲールは今や敵に手の内のカードをちらりと見せる時だと決心した。彼女は自分の極秘報告書『イギリス陸軍の健康、能率、病院管理にかかわる諸問題についての覚え書――おもに先の戦争の経験にもとづく』の出版にお金を使った。そこには彼女が赴任した最初の五ヶ月の間にスクタリで起こった、衛生が原因の惨事という未発表の証拠が含まれていた。隠蔽されたファーの統計も含まれており、建物のお粗末な衛生状況が主な死因であることを証明していた。彼女は当時の代表的知識人たち五百人に本を送った。その中には、医師、主教、国会議員、財界の重要人物が含まれていた。彼女はそれに「マル秘」の印をつけ、添え状をつけて、受取人らにそれを公表しないよう確約させた。それを医療関係者に送るとき、彼女は「接触伝染と感染について」の入ったもう一冊の覚え書も添えた[11]。その中で彼女は、スクタリの医者たちの宿命論的、利己的な思考態度ときわめてよく似ているサイモンの「避けられない死」という意見を攻撃している。ナイチンゲールは、国の首席衛生官のこの公式見解は、衛生改革反対派による衛生改善計画への公的資金投入阻止に利用されていると主張した。

　対象を絞っているとはいえ、この大々的な秘密情報漏洩により、公式調査としたはず——彼女は陸軍大臣がその報告書は自分が委託したものであると認めた公式の手紙を同封した——の調査結果を政府が隠蔽したことが受取人の知るところとなった。さらに面倒が起きれば新聞沙汰になるだろう、との結論に達したのは無理もない。サー・ジョン・ホールは唐突に非難合戦から降りた。軍の衛生改革は進み、サザランド博士は新しい独立機関である陸軍衛生委員会からこの先何年にもわたり顧問料を支払われることになった。ジョン・サイモンは次の十年間、名義上、国の医療の管理を任されたが、チャドウィックとナイチンゲールがサイモンの研究一本槍のやり方を制限するよう政治家たちにうまく圧力をかけたので、影が薄くなってしまった。

ナイチンゲールはただちにサイモンに別の論戦を仕掛け、注目を浴びた。新しい病院をどこに建てるかをめぐってだった。サイモンが外科医長をしていたセント・トーマス病院の敷地が新しい鉄道駅の用地となり、移転しなければならなくなった。ナイチンゲールは『ビルダー』紙に投稿した記事によって病院設計に関する専門家としての地位をすでに確立しており、病院当局は建て替えを計画するにあたり、彼女に助言を求めた。ナイチンゲールと衛生改革派は新しい建物を、病院の常駐の医療スタッフの何人かの希望と同じく、ロンドン郊外に建てることを望んだ。彼女は、ロンドン中心部より、広大な自然に囲まれた郊外のほうがずっと健康的だと確信していた。いずれにせよ、彼女によれば、ロンドン中心部にはすでに病院がたくさんありすぎた。

ジョン・サイモンと他の高級専門医たちは病院を自分たちにとって便利なロンドンの中心部に再建することを望んだ。市街地の敷地が手に入るよう、彼らは政府高官たちに圧力をかけ、もし、病院が郊外に移転するなら、サイモンや他の「優れた医者たち」は緊急事態に対応できないと主張した。彼らがロンドン中心部に留まることは個人的に受け持っている患者たちの望みだからだという。裕福な人びとの町屋敷がロンドン中心部に集まっていたからだ（当時、金が払える患者たちは決して病院には入らなかった。大手術の場合でさえもそうだった。あまりにも危険すぎたからだ）。サイモンや他の医師たちが『タイムズ』紙に送った手紙は、もし、病院が郊外に移転するなら、患者にたいする最終責任は、個人で開業していない勤務医たちに任されることになり、その結果、技術水準が低下するだろうと苦情を並べている(12)。この驚くべき侮辱に、勤務医たちは衛生改革派の仲間とともに、統計を使って反撃を開始し、ロンドン中心部の病院では郊外の病院よりも患者が死ぬ件数が多いことを示した。ファーもナイチンゲールも、ロンドン中心部の病院での死亡率と郊外との比較を用いて、郊外移転賛成の統計論を唱えるのにやぶさかではなかった。二人は、これらの比較において、患者の死亡率に影響を与える唯一の要因が病院の衛生にあると想定し、当時の医学界を激怒させたのである。これはファーがパリで参照した、地中海沿岸に展開する軍隊の死亡率の研究をもとにした判断であり、スクタリの教訓をもとにした判断でもあった。(13) その裏には、陰惨で、悪意のこもる考えが潜んでいた。それは、ロンドン中心部に病院を建てて得をするのは金持ちの患者たちだという考えである。彼らがかかっている、ジョン・サイモンのような社交界相手の外科医や内科医は、安全な町屋敷で金持ちによりよい治療を施せるように、病院の貧しい病人を練習台にしているというのだ。

サイモンと衝突している勤務医を応援するために、ナイチンゲールはナイチンゲール基金を病院看護婦の訓練に使った。彼女は基金のために引き受けた責任に今では押しつぶされそうな気がしていた。新聞も大衆も政治家も、彼女が残りの生涯を、教育病院において、医学界の監督のもとで、基金の本来の目的である看護の仕事の実行に捧げるよう要求をつきつけてきた。彼女にとっては、スクタリでの過ちを繰り返すために生涯をかけるよう基金が自分に圧力をかけているかのように思えた。看護の仕事ではなく衛生改革運動に生涯を捧げたいのに。ナイチンゲールは基金を管理する役割から降りようとしたが、ハーバートはそれを許さなかった。彼女が病に倒れたのはひとつには絶望したからでもあり、どんなに圧力をかけられても病院の仕事には戻らないことをはっきりさせるためだったのかもしれない。一八五九年まで、自分の健康状態のせいで基金の管理はできないと主張していた。もっとも、その頃、彼女はジョン・サイモンが出した国の公衆衛生についての声明と、軍医たちが回覧していた反衛生改革の小論文と闘うために全力で働いていたのだが。彼女が基金をないがしろにした原因が、やるべきもっと重要なことがあったからではなく、どれだけ病気のせいだったのかはよくわからない。そのところは彼女の伝記を書いている作家たち誰もが同意見だ[14]。

ハーバートがキングズ・カレッジ病院に看護婦養成学校を作る計画を準備しはじめると、ナイチンゲールは大急ぎで行動を起こした。彼女は基金の看護婦たちが研修期間中、セント・トーマス病院の勤務医のもとで働くことに同意した。そうすることで、看護婦は医療専門家から独立すべきだとする本来の主張を犠牲にしたが、今は自分ではなく医師が実習生の監督をするということで、自分自身の問題を解決した。彼女は基金から永久に自由になり、衛生関係の法律を作るという新しい運動に集中できるようになった。

病院は郊外には移転しなかった。ジョン・サイモンがナイチンゲールと勤務医たちを打ち負かし、自分の私的な診療と、政治的経歴を築くのに好都合な、テムズ川をはさんで国会議事堂の向かい側の岸辺に首尾よく病院を建設させることに成功したからだ。そしてナイチンゲール基金はそこに看護婦養成学校を設立したが、ナイチンゲールは、病気で動けないことを理由に長い間その活動を無視した。彼女は換気をよくするためにいくつもの離れた「独立病棟」をつくるという気に入っていた計画を導入して、新しい病院を設計した。彼女の建てた病棟は、幾度となく移転計画が出されたにもかかわらず、いまだに同じところに建っている〔ナイチンゲール病棟はプライバシー重視の現代には合わず、一九八七年に解体された。〕。衛生上の利点はともかく、その独立病棟という構想は、第二次世界大戦中に爆撃の被害を少なくするという意味で役に立った。ひどく破壊されたのは二、三の病棟にすぎない。爆弾は病院に保管されていたフローレンス・ナイチンゲールの文書にはあたらなかった。しかし、ジョン・サイモンの文書を消滅させてしまった。

病院の建物の衛生状態はもはや最優先ではなく、外科手術以外は人びとを病院に近づけないというのが今では彼女の望みだった。サイモン相手に論争を始めていた間に、彼女はベストセラーとなる本を書いていた。それは国の首席衛生官の頭越しに、病人を医師や病院にまったく近づけないでおくことができる人びと、つまりイギリスの家庭の主婦や召使いの心に直接届いた。一八六〇年に出版された『看護覚え書』は最初の二ヵ月で一万五千部売れ、それ以来百五十年間、絶版になったことは一度もない。当初、読者の多くは、この二シリングの買い物によって手に入れたものが、その題名と著者の新聞での名声から期待したものとはどこか違っていることに気づいて当惑したにちがいない。読者の多くは、ナイチンゲールによってあれほど人気がでた病院看護という職業から何を期待すべきかについての助言をもらえると思っていたはずだ。その代わりに読者が手に入れたのは、過激な反看護、反医師、反病院を唱えるプロパガンダだった。『ヴィクトリア朝偉人伝』の中で、リットン・ストレイチーはナイチンゲールのベストセラーにみられる反看護を示す偏見にふれ、それを「婦人慈善団体が陥りがちな弊害の数々を寄せ集めた総覧で、スウィフトもかくやという意地悪さでそれらを微にいり細をうがって描き出しており、懲らしめようとの魂胆がありありとみえるもの(15)」と書いている。多くの読者はその本の序文の最初の文章にとまどい、はたしてこの本は自分が買おうとした本かどうかを確かめるために表紙をひっくり返して見たはずだ。「ここに示す覚え書は、看護婦が自分で看護の仕方を学ぶための考え方を示そうとしたものでは決してありません。また、看護婦から看護婦へと教えるための手引きでもありません」

それなら、この本はいったい何のためのものなのだろうか。その答え、「他人の健康の管理を任されている女性のための思索のヒント」というのには戸惑ってしまう。看護婦でないとするなら、そのような女性とは誰のことだろうか。答えは、普通の女性、である。「イギリスの普通の女性には、人生のいずれかにおいて、誰かの個人的健康を任されることがある」

最初の数十ページで、読者は次のようなことを知らされる。病院の看護婦という仕事についている人びとは、人間が神から与えられている治癒力の作用を妨害するための訓練を受けており、小児病院は子どもの死亡率を高めている。普通の女性の「母親というものはがつねに医師を頼りにする」との思い込みは馬鹿にされる。その後、医師たちが自分たちの倫理的義務はどちらか決めかねていることを知らされる。つまり、医学的に興味深い容態である患者の苦しみを軽くすることか、あるいは、それを観察できるように苦しみを続かせることか。残念なことに、この最初の版の草稿はなくなってしまった。残っていれば、対立を好まないサザランド博士が反医学界の偏見に凝り固まったような最初のページにひどく危険を感じ、ナイチンゲールにもっと表現を和らげるよう説得した理由がわかっただろう。われわれがこんにち見ているのはサザランドが見直して修正した版のほうだ。

この本は、奉公している家庭で病人を看病することになるかもしれない女性を対象にしている。一八五一年の人口調査から、ナイチンゲールはイギリスのほぼ三分の二の看護婦が個人の家庭で働いているのを発見した。これらの看護婦の半数が十九歳か、それ以下だった。このことは、この本の口調が保護者然としていることの説明にはなるが、現代の読者にはくどくきこえる。この本はまた、こんにちではかつてほど有益ではなくなっている。どんな家庭にも死にいたる病が身近に存在していた時代に書かれたものだからだ。毎年、人口千人につき二十二人が亡くなっており、そのほとんどが熱や感染症からだった。年間の死亡率が千人に十人ほどのこんにちでは、それらの症状は少し体調が悪いという程度にすぎない。ナイチンゲールは、この本によって、人びとが病院を避けるようになること、一般の人が内科医の役割への評価を下げることを願っていた。医師が治療するわけではない、と彼女は書いている。人間のからだそのものに治癒力がある。医師の出番があるとすれば、一種の「機能の外科手術」を施すためだ。それは、からだの治癒作用がうまく作動するように、傷口から弾丸を取り除く外科医の仕事に似ている。しかし、この「機能の外科手術」が何であるかについて、彼女は適切な説明をしていない。また、この本に出てくる内科医にまつわる逸話のほとんどは彼らを正当に評価していない。彼女は外科医のほうを褒めていた――その典型的な逸話が、外科医は窓を開け、内科医はそれを閉めて患者の健康を害したというものだ――ナイチンゲールによれば、実際にスクタリで起こったことだという。

読者が彼女と結びつけた伝統的な看護の仕事――湿布、薬の投与、床ずれの手当て、止血など――については二、三、短く漠然としたことを述べているにすぎない。これらの仕事はとても大切だと言いながら、それをしなかったからといって命に別状はない、などと続けてその褒め言葉をだいなしにしている。そしてこれからの本当の看護とは、「新鮮な空気、日光、暖かさ、清潔さ、静けさをしかるべく取り入れることと、食事を適切に選び与えること――患者の生きる力をなるべく損なわないようにすることとすべて」と定義されねばならない、と彼女は書いている。(16) 彼女の本は医師が自分たちの利益を優先させていると非難しているわけではない。あまりにも多くの権限を彼らに与えていると読者を非難しているのだ。『看護覚え書』は普通の人ができる病気の予防と症状の緩和における役割について注意を喚起している。

ナイチンゲールはクリミア戦争直後の数年間はあきらかに反医学という偏見をもっていたが、科学的に無知だったからというわけではなかった。彼女の師だったファーは、よく描かれているような単なる統計学の師だけではなく、免許を持った医師であり疫学者だった。したがって、彼の急進的態度はしっかりした医学の原理に基づいたものだった。彼女は後に、自分が教育を受け、彼の見解に転向した証拠を含む、二人で交わした大量の書簡を破棄するようファーを説得した。こういうことを知らないために、識者は彼女の医学的・衛生学的考えはしばしば取るに足らないものだと論評している。なぜなら、彼女の勉強が不十分なためにきちんとした理論的な基盤をもつには至っていないと思っているからだ。たとえば、リットン・ストレイチーは『ヴィクトリア朝偉人伝』の中でこう言っている。もし、ナイチンゲールが、スクタリでのコレラではなくパナマでの黄熱病治療を経験したのだったら、彼女は病気に対処する唯一の方法は蚊を退治することだと主張しつづけて残りの人生を送っただろう、と。彼が言いたいのは、わずかばかりの実際的な知識を身につけてもかえって危険なものになる、ということらしい。ストレイチーの間違いは、ナイチンゲールがスクタリで病気の予防について何かしら学んだと思っていることにある。彼女はその後に学んだのだった。メイフェアのバーリントン・ホテルの一室で、当代一の医学者の指導のもとできわめて複雑な資料の分析を行ないながら。そしてそこで、彼女は知識の苦杯を飲み干したのだった。

広く信じられている主張、ナイチンゲールは細菌説を認めようとしなかった、というのが彼女の医学的見解を真剣にとるには障害となっていた。しかし、それは今では徹底的に反証されている。彼女は一八七〇年代の後半に消毒法に賛成する記事を書いている。とくに細菌は攻撃目標であると医学の教科書に書いており、それは一八八三年に出版された。それまでは、ロンドンの医学学校で細菌説が教えられたことはなかった。(17)

ナイチンゲールは細菌説の奨励とともに警告もしている。それを宿命論的に使ってはならないし、看護ではなく治療を強調する口実にしてもならない、と。彼女の態度は、看護を犠牲にして治療に専念させようとする心理学的要因が働くことがあると認めている現代の学説と矛盾しない。(18)ナイチンゲール自身の健康問題を最近論じたものに細菌説がとりわけ強調されているのは皮肉だ。彼女は一八六一年以降の数年間ほとんど寝たきりだった。ひどい関節痛や動悸、そのほかの身体症状に苦しんでいたとされる。デーヴィッド・ヤング博士は『ブリティッシュ・メディカル・ジャーナル』誌の一九九五年の記事で考えられる診断を示した。(19)ナイチンゲールの虚弱状態の理由について、器質的疾患が考えられると最初に言い出したのはヤングだった。彼が示したのは、間欠的にさまざまな症状を呈する彼女の状態はブルセラ菌による感染が慢性化したものに似ていることだった。彼の論文はひどく誤解され、ナイチンゲールが臨床的抑鬱を患っている証拠とされてしまった。それによって彼女の判断力も疑問視されることになり、その結果、彼女は自分の病気を公衆衛生関係の法律を作る運動に集中するための口実に使ったとする証拠を人びとは無視することになった。

ナイチンゲールは衛生改革運動を二方面で戦っていた。軍部と民間である。軍部においては、彼女の主な対戦相手でかつての上司だったジョン・ホール博士は、民間人で国の首席衛生官だったジョン・サイモンほど政治的権力を持たなかったので当初成功した。隠蔽されたファーの統計図表を密かに漏洩することで彼女はホールを黙らせたように見えた。

彼女はシドニー・ハーバートを説得して、王立調査委員会の報告書に平時における軍の死亡率を示したカラー図表を入れるようにした。その風変わりな図表のひとつは、あたかも目で見る詩だ。それは王立委員会のおもな結論である、平時の軍隊の死亡率が高すぎることをあらわしている。彼女とウィリアム・ファーは、イギリス本土の兵舎での死亡率が、その周辺の民間人居住区の二倍に達していることを示した。新兵というのは健康状態が優良なために選抜された志願兵であったというのに。その統計からは、もし軍の死亡率が民間レベルにまで下がれば、毎年千二百人の兵士の命が救われることになるのがわかる。彼女が述べたように、毎年、千二百人の兵士が兵舎の劣悪な衛生状態のせいで死んでいた。それはまるで軍が毎年新兵を千二百人、ソールズベリーの平原に連れ出し、そこで銃殺しているようなものだった。シドニー・ハーバートが率いる王立委員会が強調したかったのはこの結論だった。クリミアでの過去の「職務怠慢」の原因をあまりにも厳密に調査するよりも、現在も続いている弊害と、まだ改良の余地があることに焦点を定めるほうを望んだのだった。

公表された王立調査委員会の統計図表の中には、平時の兵舎における死亡率に捧げたナイチンゲールの目で見る詩である図表も含まれている。それは水平の線からなり、韻を踏んだ四つの二行連句からなっている。それぞれの二行連句の最初の線は黒で次のそれより長いのは赤だ（この図表は本書二五九頁に掲載）。それぞれの対になった線は、二十歳から四十歳までを五歳ごとにくくった四つのグループそれぞれにおけるイギリス男性の死亡率をあらわしている。黒い線は民間人をあらわし、次の（ほぼ二倍の長さの）線は平時にイギリス本土で兵舎住まいをしている兵士をあらわしている。黒い線ひとつひとつの最後には一言、「イギリス人」、とあり、赤い線の最後には、二言、「イギリス兵士」とある。細い長方形をした二色の線は有名な戦場が刻み込まれた地図を思わせる。赤いイギリスの長方形が戦いのさまざまな段階における連隊の位置を示すために暗い色と対峙しているような。赤い線はまたかの有名なバラクラヴァの「浅い赤い横隊《シン・レッド・ライン》」を思い出させる。赤い上着を着たイギリスのライフル旅団兵が二列の横隊に整列し、自分たちめがけて押し寄せてくる灰色の軍服のロシアの重騎兵の大群を追い返し、こうして港と無防備な病院と、その後ろにある物資を守ったのだった。ナイチンゲールの表の上、彼女の命令のもとに、「浅い赤い横隊《シン・レッド・ライン》」はふたたび立ち上がった。今度は墓の中から、銃火を軍最高司令部めざして狙い違わず浴びせかけるために。

彼女の秘書を務めたアーサー・クラフはこの図表の作成も手伝ったはずだ。そして、とくにこれは「苦闘はむだだとは言わないでくれ」という詩を書いた詩人による詩かもしれない、と考えるのは面白い。この表は頭に装飾文字で「線《ラインズ》」と書かれ、そのあとに事務的に「本土の兵士と、その同じ世代に属するイギリス男性の死亡率を比較したもの」とある。「線《ラインズ》」という言葉はヴィクトリア朝時代の詩によく使われた題を思い出させる。たとえば、「ビスマルクの死に捧げる線《ラインズ》」のように。絵画的なメッセージを四度も繰り返す論理的な理由はない。リズミカルで詩的な効果を出す以外には。リズミカルな効果はそれぞれの線の最後の言葉で生み出される。そのリズムは兵士の葬送行列で単独で奏でられるケトルドラムの無情な響きを思い出させる。「イギリス人、イギリス兵士、イギリス人、イギリス兵士、イギリス人……」

ナイチンゲールは一家の財産の多くをこのような、死者を記憶にとどめ、神が衛生の進歩の法則をあきらかにしたしるしの記録である報告書の豪華版を自費出版するのに使ったにちがいない。それはすでに彼女の一八五九年出版の『イギリス軍衛生史に寄せて』に示されている。そこで彼女の非常に有名な「鶏のとさか」の図表が初めて公表され、今のように疫病による死亡率が高いのは避けられないとするジョン・サイモンの信念に対して宣戦布告したのだった。本のもうひとつの目的は、クリミアの死亡率についての自分が権威であることを確実なものにすること、および、他の公式、非公式を問わず、あらゆる情報源の欠点を指摘することだった。彼女はみずから死亡率の統計の「守護神」になったのだった。

憑かれたようにこれらの統計という遺物を図表の形で示そうとするうちに、ナイチンゲールはネメシス、もしくは少なくともその古代の女神を崇拝する巫女になってしまったようだ。ギリシア神話の女神ネメシスはナイト（夜）の娘でケイオス（混沌）の孫だった。彼女は復讐の女神であり、聖遺物や死者の思い出を汚す者を懲らしめたという。また、あまりに高慢な人間を罰する役も担い、彼らのもとを訪れ、謙虚になるように損失や苦しみを与えたとされる。フローレンス・ナイチンゲールほど、思い上がりの罪で神から厳しく罰せられた者がいるとは思えない。今度は、彼女が仇を討つ番だった。

彼女は家族の中で、ナイチンゲールという姓のもとで生まれ、その姓のまま死んだただひとりの人間である。父親のもとの姓はショアだったが、おじナイチンゲールの財産を相続したときに姓を変えた。家族の者たちはその後彼をナイトと呼んだ。だからフローレンスもまた、ネメシスのようにナイトの娘だ。ギリシア神話の夜の神はフクロウとコウモリに曳かせた戦車を駆ってあらわれる。戦時中、一羽のフクロウがフローレンスのもとを訪れ、彼女に話しかけたことを思い出してみよう。それは衛生委員団が彼女の病院にやってくる前日の夕方、イギリス艦隊のマストの向こうの壮麗な落日を眺めていた、彼女がもっとも満ち足りていたときだった。フローレンスはそのとき、おしゃべりな夜の訪問者はかつて飼っていたフクロウの亡霊だと思った。

彼女は、サイモンの反衛生改革文書が出回っていない軍ではより影響力があり、ファーの主張する衛生改革論をなんとか兵舎で試してみようとしていた。

一八五七年に極秘報告書の出版が禁止されたのち、兵舎における高すぎる平時の死亡率を下げるための彼女の提案が陸軍局から広い支援を得た。彼女の求めに応じて政府はハーバートを、軍の衛生状態に関する王立委員会に引きつづいてつくられた四つの分科委員会の議長にすることに同意した。このうちのひとつは国じゅうの軍兵舎の視察を行ない、必要とされるところの衛生状態の改善にすぐさま公的資金を投入する許可を与えることだった。シドニー・ハーバートは敵意をむきだしにしている軍将校の面前でこれらの兵舎視察をみずから行なった。ハーバートの健康は急速に衰えていった。彼は急性腎炎を患っていた。かつて私立の寄宿学校ハロー校に学んでいたが、そこのすし詰めで不潔な寄宿舎で流行っていた猩紅熱にかかり、重症になったことがあった。これはその後遺症の可能性が高い。

たとえ、非常に健康だったとしても、イギリス屈指の裕福な人間のひとりにとって兵舎の衛生視察官という仕事ほどふさわしくないものは思いつかない。しかし、ナイチンゲールが述べたように、彼女はシドニー・ハーバートに影響力をもっていた。彼女は彼に、兵舎での多すぎる死――それを彼女とファーは年千二百人と見積もっていたのだが――それをなくす仕事を行なわせたのだった。この結果を得ることができれば、「あなたの過ちは神が定めたこと」が証明でき、スクタリでの試練も役に立つことになる。統計学的見地から言うと、兵士の強みは、スクタリの病院で死んだ兵士とほぼ取り替えが可能なことである。ナイチンゲールの計画では、兵舎の死亡率を民間レベルにまで下げることで、彼女とシドニー・ハーバートは、死んだ兵士を毎年千二百人取り戻すことができるのだ。

一八五九年半ば、ハーバートは前世紀の遺物のような軍人たちの敵意のこもった凝視のもとで、下水を視察するために二年をかけてうすぎたない兵舎をひとつひとつまわった。その後、パーマストンはハーバートを陸軍大臣に任命した。シドニー・ハーバートは当然、選ばれてしかるべき人物ではなかった。彼は多くの人びとから、クリミアでの最初の冬の過ちの責任をいまだに問われていたし、その過ちを是正したのは前回ハーバートが辞任したあと首相となったパーマストンだった。しかし、一八五九年にパーマストンは、グラッドストーンを含め、他の党員を政権内に入れる必要があった。シドニー・ハーバートはグラッドストーンの秘蔵っ子であり、グラッドストーンもまた、病気の友人シドニー・ハーバートはナイチンゲールから課された骨折り仕事よりももっと上等な仕事をすべきだと思ったのだろう。

ナイチンゲールはハーバートに責任逃れをさせるつもりはなかった。彼が陸軍大臣になったからには陸軍省の完全な改造を実行してほしいと思った。これなしには、ナイチンゲールやハーバートが行なった軍の衛生改革のどれもが恒久的なものにはならなかった。当時、陸軍省にはまるで機構図がないかのようだった――あらゆる問題に誰もが口を出しながら、いかなる決定が下されてもそれにたいする権限や説明責任は誰にもなかったようだ。陸軍省の改造など、あきらかにハーバートには似つかわしくない仕事だった。彼には行政能力もなかったし、敵の政治家とか軍最高司令官のいいなりになって邪魔をする役人を出し抜く能力もなかった。一八六一年初めにハーバートが冒されているのは不治の病と診断されたとき、彼は陸軍大臣を辞任すべきだと思うとナイチンゲールに言った。しかし、彼女はそれを思いとどまらせた。続く六ヵ月のあいだ、彼は部下と陸軍省の改造計画について議論した。六月に彼は倒れ、ようやく彼女は彼の辞任を認めた。しかし二年間休息をとれば仕事を再開できる、と主張した。[20]

一八六一年八月上旬、シドニー・ハーバートはウィルトンの壮麗な屋敷で死んだ。五十一歳だった。兵士の命を救うために身を捧げるとナイチンゲールに約束してから四年後だった。年千二百人だから四千八百人救った勘定になる。スクタリのナイチンゲールの病院で死んだ兵士の数と同じである。しかし、彼らはまだバラクラヴァの総合病院、病院船、その他で死なずにすんだはずの一万六千人を取りもどしはじめてさえいなかった。ナイチンゲールによれば、ハーバートの最後の言葉は、「かわいそうなフローレンス。われわれの仕事はまだ終わっていない」

ハーバートを搾取するようなナイチンゲールの態度は彼の死後も変わらなかった。平静を失っていた残された妻が夫の業績を称える記事を掲載しようとしたときもそうだった。妻のリズは、今では大蔵大臣となっていたグラッドストーンに、その記事を書くのを助けてくれるよう、ナイチンゲールを説得してほしいと頼んだ。グラッドストーンはナイチンゲールに草稿を送り、そこに書かれていることを裏付けるために、彼が優雅に「数字や、その他の統計」と呼ぶものを教えてくれるよう、頼んだ。グラッドストーンはナイチンゲールに、ハーバートの妻のリズは、夫がなによりも兵士たちの命を救ったことによって記憶されるだろう、と考えている、と語った。ナイチンゲールは、個人的な名声によって不滅の命を得たいというこの望みにたいして、あまり同情を寄せなかった。

彼女はグラッドストーンにこう書いた。ハーバートにとっては、ご提案された頌徳の辞よりも、むしろ未完に終わった自分の（つまり彼女の）陸軍省改革案が新聞に発表されるほうがうれしいのではないでしょうか。そうすれば、いずれそれが成功するチャンスがあるわけですから、と。リズの記事にある王立委員会における成功話については、ナイチンゲールはその大半が別の人の手柄であると申し立てた。なかんずく彼女はそれをパンミュア卿の功績にしたのである。これはグラッドストーンにとっては残酷な仕打ちだったにちがいない。彼はアバディーン卿を説得して必要もない戦争を始めるのに手を貸し、セバストポリを奪還する前に、早々と屈辱的な講和を望んだことで、パンミュア卿の軽蔑を買っていたと思われるか

らだ。(21)

彼女はパンミュア卿をむやみと褒め讃え、その一方でリズ・ハーバートから頼まれた頌徳の辞を書く手助けをしてほしいというグラッドストーンの願いを断った。彼女はグラッドストーンに、リズが描いたようなハーバートの生涯にわたるイギリス兵への献身には（ハーバートが内閣を去った）一八五五年三月から一八五七年二月までの二年間というあきらかにされていない中断があると語っており、暗にその間ハーバートが釣り三昧の日々を過ごしており、陸軍の改革のための彼女の努力は無視していたことをほのめかした。未亡人の頌徳の言葉の代わりとして、彼女はハーバートの後の功績について短く分析したものを書いた。この中で、彼女は余計なことに、ハーバートにはクリミアでの惨事の責任があることを読者に思い出させ、戦後の政権交代後、その原因を突きとめ、修復するのにパンミュア卿が果たした役割について長々と述べた。ハーバートが議長を務めた王立委員会を組織したのはパンミュアである、と。上司がすべての栄誉を手にするべきではない、と言われる事態を想定して、彼女はハーバートにもまた実務を行なう部下がいたと付け加えた。

彼女はこの挑発的な草稿をグラッドストーンに送り、彼の敵パンミュア卿の名をおもてに出さないようにつとめたが、彼に不満を言わせないでそうする方法を考えつかなかったと述べた。グラッドストーンに、自分の文章からパンミュアの名を削る方法を見つけていただければありがたい、というのは「パンミュアの名はわたしの耳には実に忌まわしく聞こえるのです」。これはきわめて巧妙に仕組まれた皮肉だった。グラッドストーンは彼女が以前自分の敵であるパンミュアを批判していたことを知っていたにちがいない。

しかし、彼女ならグラッドストーン自身を連想させるような聖書的な言葉は決して使わなかった。[22]彼女は大蔵大臣グラッドストーンに、亡くなった彼の愛弟子シドニー・ハーバートが政府の行動を高く評価していた三つの重要な分野の要点をかいつまんで教えた。グラッドストーンは彼女に、ハーバートの経歴についての要約を感謝する旨の手紙を書き、遺族は当面頌徳の辞を発表しないことに決めたと知らせた。彼女が行なった要点の列挙については、そのような複雑にからみあった問題の細部まですっかり頭に入れることができるとは思えない、と書いてよこした。グラッドストーンはナイチンゲールの勢力圏から身を引き、国家予算を削減するという本来の仕事に戻り、ホメロスがキリスト教徒であったことを証明するという自分の楽しみに戻った。ナイチンゲールは後にグラッドストーンのことを「これまで見たことのないほどの非衛生的な蛮人」と呼んだ。[23]

おおやけの場では、いまは亡き師シドニー・ハーバートにたいするナイチンゲールの称賛はつきないものだった。しかし、彼女は陸軍省改革という目的追求のために、シドニー・ハーバートの思い出を自分だけが利用できるように、リズ・ハーバートの頌徳の言葉をやめさせたかったようにみえる。彼女はハーバートが死にかけていたときでさえも、彼に仕事を続けるよう求めた。公平を期して言うと、彼女は自分も死にかけていると信じていた。初めの頃にブルセラ菌に罹患したとすれば、彼女の痛みを伴う症状は本物だったように思える。しかし、彼女はサザランドを含む医師たちから、何度も休むように警告されたり助言されたりしたにもかかわらず、憑かれたように仕事を続けた。ジョン・サイモンの反対に遭い、彼女はいまだに（一八六一年）衛生革命を達成するという努力のいかなる具体的な成果もみておらず、果たすべき仕事の大きさにパニックに襲われていた。経験に富んだ衛生改革派を擁護するための彼女のスクタリの証拠を政府が公表しなかったがゆえに、その仕事を彼女が引き受けざるを得なくなったのだ。部屋の隅からスクタリの亡霊にじっと見つめられているとき――彼女自身が恐れおののきながら口に出したイメージ、おそらく死の病院であれほど冷静にみつめた若者の死体だろう――いかなる犠牲を払っても仕事を成功させる以外、彼女には取るべき別の選択肢はなかったのだ。そんな状況ではシドニー・ハーバートが残したものを搾取してももっともなことだとほとんどの人は思っただろう。

ハーバートとの場合よりももっと複雑だったのがサザランド医師との関係だった。彼はクリミア衛生委員団の長であり、戦後、誰よりも長く一緒に活動した仲間だった。彼が生涯、彼女に献身的に仕えたにもかかわらず、彼女は彼をときには天敵であるかのように扱った。話をしたくないときでも、彼はそばに待機していた。彼女は部屋の向こうから、あるいはドアの下からメモを渡すのだった。ときには会話のすべてをこのように行なった。あるとき庭仕事があるから行けないと彼が言うと、ナイチンゲールは憤怒のあまり、あやうく息が止まりそうになった。しかし二人は生産的な協力関係にあった。彼女は彼を陸軍衛生委員会の報酬の得られる職務につけた。それは軍の権威からまったく独立した彼女の縄張りに属しており、一般的な引退の歳をすぎてずっと後まで彼はその職にあった。彼の近くにいるために、彼女は一時的にハムステッドに移った。メイフェアのサウス・ストリートに移ったときには、彼が隣に来て住むべきだとの考えを思いついた。彼の妻とはとても仲が良かったようだが、それでもその考えはあまり歓迎されなかった。彼にひどく頼っていたので、ときには彼の思慮深い助言を入れて、出版される予定の衝突を招きかねない記事の調子を和らげることもあった。それでも、彼に対しては批判的で、それは私生活のみではなかった。一度、ある文通相手がサザランドに具合が悪そうにみえると言ったというので、「おべっかを使った」と非難したことがある。「クラフによれば、サザランドは自分勝手な人でなしで、「かんしゃく持ち」だそうです。サザランドが一所懸命なのは病人とみなされることで、何もしないのです。本当に「自分のやりたくないことをすべてフローレンスにやらせて彼女を殺そうとしている」と彼に言うべきです[24]」

サザランドに恨みでもあったのだろうか。考え得る説明は、彼がクリミアにいたとき、彼女の言葉によれば、彼は衛生改善によって「軍を救った」のだが、何が悪かったのかを彼女に言わず、彼女が後に表現したように、自分の病院が「死の病院」となっていると忠告してくれなかったことだ。マクニールやタロック、あるいはファーほど挑発的ではなかった彼は、ナイチンゲールがマクニールの説を繰り返しても否定しなかった。つまり、病院に着いたときにはほとんど皆死にかけていた、と。そして、彼の報告書が発表されてみると、その報告書は――マクニールのとは違い――誰も批判せず、ナイチンゲールにへつらって誉め言葉を重ね、彼女が多くの命を救ったかのように述べていた。彼女に悪いニュースを伝えるのには友人のファーとタロックに任せた。彼女は後にサザランドに、彼が衛生改善を実行するまで死亡率は減りはじめなかったと言わせようとしたが、彼はそう言おうとはしなかった。「スクタリの死亡率はわれわれの衛生改善の仕事が効力を表す前にすでに減りはじめていた――それはあなたが持っている表からわかるでしょう。われわれの仕事は行き過ぎをなくしたのです[25]」と彼は書いてきた。彼女は彼の意見を賢明にも受け入れたが、サザランドがこのように、彼女のみたところでは「手加減した」という事実が彼女にとってはいらいらのもとであり、とくにクリミアにおいてはそれを斥けるためなら何とでもしただろう楽観的な心情へと彼女を追いやったのだった。これが、彼女とそのもっとも信頼できる盟友との奇妙な関係の理由かもしれない。

一八七一年、ナイチンゲールが公衆衛生の指導権を取り、その方向を根本的に変える瞬間がやってきた。一八六〇年代の間、彼女はあらゆる機会を捉えて、ジョン・サイモンが行政の場に医学界の論理を持ち込むことを批判した。そして一八六七年に政治情勢に変化が訪れた。それはようやく専門家による中央集権的なやり方を止めさせようとする彼女の助けとなった。その年、第二次選挙法改正で選挙人の数が二倍となり、五百万人いる成人男性のうち二百万人が選挙人となった。その結果、従来の地主や反衛生改革派が議会に及ぼす影響力が弱まった。一八六八年に続けて行なわれた総選挙の結果、自由党政府が力を持つことになり、王立衛生委員会を統括し、その答申を実行に移すため、進歩的な閣僚ジェイムズ・スタンスフェルドを任命した。

一八七一年八月、地方行政院法が施行され、スタンスフェルドを長官とする新しい地方行政院のもとで地方自治体の権力が増した。衛生関係の責任は委譲された権力のひとつだった。ジョン・サイモンは主席衛生官から枢密顧問官になったように、行政院で高い地位を占め、閣僚に直接会見したり、自分が主導して条例を制定したり、委員会の報告書作成の権限を持つことを希望していた。スタンスフェルドは初めのうちは彼の忠告に頼っていたが、別の方面からも相反する忠告を受け取るようになっていた。行政院ができてほんの数日後にエドウィン・チャドウィックはナイチンゲールに手紙でこう書いている。「スタンスフェルドは衛生問題のために、内務省と枢密院と貧民救済局の権力をひとつにしようとしています。彼は正直な人です。わたしはサイモン抜きで助言を受けるようにと力説しました」。チャドウィックは新しい法律のもとで公衆衛生の責任を担っている貧民救済局の役人たちからいまだに尊敬されていた。十年前、サイモンのグループからチャドウィックを誘い出したナイチンゲールの業績の成果があらわれていた。

チャドウィックは繰り返しナイチンゲールに、スタンスフェルドと「個人的に知り合いになる」よう勧め、スタンスフェルドの妻とも親しくなるよう勧めた。ナイチンゲールは気が進まないようだったが、スタンスフェルドが二年後に自分から求めて彼女を訪問し、別のことで一緒に仕事をすることになった。一八七一年にナイチンゲールは、チャドウィックがスタンスフェルドのために立案した、地方行政院として望ましい機構案の覚え書を編集することに同意したが、その作者としての名前を出すことは望まないとはっきり述べた。おそらく、チャドウィックから離れて仕事をしたかったのだろう。彼には敵がたくさんいたし、自分の運動を、サイモンやチャドウィックといった行政側の人物が主導する運動というより、民衆の間から盛り上がったかのように見せたかったためだろう(26)。

スタンスフェルドはユニテリアン派の信徒であり、同じ派の多くの信徒のようにフェミニストの草分けだった。だから、チャドウィックに勧められなくてもナイチンゲールの提案に共感する傾向にあった。ナイチンゲールは義理の兄で国会議員のサー・ハリー・ヴァーニーに手紙を書き、強力な新しい公衆衛生法のためにスタンスフェルドに働きかけるよう頼んだ。

さて、スタンスフェルド氏に対する質問はこうです。家庭内の給排水設備はすべて現在のように鉛管工の見習いや日雇い職人の手に残されたままなのでしょうか。議会が法律を制定し、地方自治体が税金を取り立て、仕事を家の外壁までやったら終わりにするのですか。これだけ出費をしても、そこまででは人びとの死を食い止められないでしょうが、それでも誰も責任を取らないのですか。

ナイチンゲールはこのときの王立衛生委員会が提案した、新築の家と同時にすでに建っている家屋の排水を下水に繋いで、地方の役人に立ち入り検査の権限を与えるという法律よりも、もっと先に行くことを望んでいた。

便所や流しや風呂などの排水すべてが外の下水ときちんと繋がり、排水口からの悪臭が家の中に入らないようにし、便所の排水管や他の排水管との接合部すべてが家の外に排気するような形になっているかどうかを確かめるために、地方自治体に査察の権限を与えてみるだけの価値があるのではないでしょうか。先の要件が満たされているかどうか判断ができるように、地方自治体に、現在建っている家すべてに立ち入る権限と、**現在建っている家の**給排水設備に関する必要な情報を得る権利を持たせるのがやはり望ましいのではありませんか。(27)

一八七二年三月に、彼女の重要な条項が公衆衛生法に付け加えられた。家主は現在の不動産の設備を改善しなければならないとするものだった。[28] スタンスフェルドはこの法案を下院に提出したとき難しい局面に遭遇した。下院議員たちは中央の権威が地元の有権者たちに指図することを望まなかったのだ。これまでも、チャドウィックからの命令には反対していた。しかし、今回、スタンスフェルドは、自分は彼らの味方であり、ジョン・サイモンという新たな権力集中派の人物を撃退したと主張した。国会議事録（七月十六日）によれば、

彼［スタンスフェルド］は、国中を支配する巨大な階層組織を作って、そこにすべての衛生状況を託すということには反対だった……その問題に関しては医学界とも議論を重ねてきたが、いつでも彼らと意見が一致したわけではなかった。彼は、この国の衛生行政全体を医学界に委ねる気はなかった……結局、彼が望む衛生状態の確保とその管理に関するこれらの事柄のすべてが利する条件とは何だろうか。清潔と清浄さであり、それをもたらすのに医学界は必要なかった。

ロイストン・ランバートは一九六三年のジョン・サイモンの伝記で、スタンスフェルドがチャドウィックとナイチンゲールの、ランバート曰く「独善的な素人の横柄さ」に「脅迫されて動いた」証拠として、国会議事録からこの部分を引用した。ランバートがこの伝記を書いたのは、専門医学が素人の介入を許さない時代だった。彼は、サイモンから権力を奪って公衆衛生の責任を地方自治体に委譲したことをスタンス

フェルドの誤りと見なしたが、その責任は先の二人にあると結論づけた(29)。これから見ていくが、この委譲は今では疑いもなく進展とみなされている。

下院でスタンスフェルドの話を聞いていたある疑り深い議員は「権力集中派」を退けられたかどうか確信できなかった。そして、ランバートのように、下院の古い敵の匂いを嗅ぎつけた。国会議事録（八月一日）はフレデリック・ナイト議員の意見を次のように報告している。

委員会が開催されてはじめの頃はいろいろな意見が出たのに、結局は権力集中派が勝ってしまった。このやり方からすると、どうもE・チャドウィック氏の介在があったようだ。

ナイト氏がF・ナイチンゲール氏の介在にも気づいていたら、その名前が不可侵である議会でそのことを口にしないだけの賢明さは持ち合わせていたのだが。

ナイチンゲールの新しい条項は一八七二年の法案には登場しなかった。そのときは行政上の改善までに留まっていた。それは翌年の別の法案にふたたび登場し、ようやく一八七五年の公衆衛生法において立法化された。後には労働者住居法によって、公衆衛生法のもとでは不潔だとされた物件を町に強制的に買わせることができるようになった。貧民街の撤去が始まった。ナイチンゲールが公衆衛生法に入れた、現在ある住居に衛生設備の改装を強制する条項のおかげだった。

女性にほとんど力がなかったと思われる時代に、どのようにしてナイチンゲールは公衆衛生法をこれだけ劇的に拡大することができたのだろうか。こう聞いたほうがいいかもしれない。男であれ、女であれ、土地建物の没収を含めて甚大な結果をもたらすような、個人の敷地に侵入する法律をどのようにして獲得することができたのだろうか。このように並べてみると、ナイチンゲールにしか達成できる人はいなかったように思える。第一に、この分野における彼女の評判は絶大だった。それは彼女が、クリミアの惨事を正直に認め、ジョン・サイモンの自己中心的な考え違いを証明したことによる。第二に、彼女にはその法案を提出する閣僚にジェイムズ・スタンスフェルドというフェミニストの味方がいた。第三に、一八七二年の首相はW・E・グラッドストーン、ナイチンゲール曰く「非衛生的な蛮人」であり、クリミア戦争のスキャンダルから奇跡的に無傷で逃れることができた人物だった。財務大臣として財務省の食糧供給の監視に失敗し、軍にとって悲惨な結果をもたらしたにもかかわらず、下院のセバストポリ審問に出席せず、他人に罪を負わせるがままにした。[30]彼はシドニー・ハーバートへの頌徳の言葉をめぐる騒動ですでにナイチンゲールにこっぴどく批判され、そうそうに手を引いたことがあった。首相としてグラッドストーンはナイチンゲールの発案に反対したいとは思わなかっただろう。

医学界の利益を求める雑誌『ランセット』によれば、ジョン・サイモンはスタンスフェルドの新しい法律によって「閑職に追いやられて」しまった。医学界はサイモンの失墜に愕然とした。彼と彼に引き立てられることが彼らにとって昇進と影響力を振るうための重要な手段だったからだ。彼は政府に生まれつつあったイギリス医学協会の唯一の擁護者だった。大臣たちにとっても、医学界にとっても欠かせない人物になろうとしていた。だが、サイモン曰く、今や追い込まれてしまった。なんとか枢密院に確保した限られた権限をもってさらに五年間仕事を続けたが、この権限さえもが地方自治体に委譲されたとき、彼は辞任した(31)。

一八八七年、ジョン・サイモンはナイチンゲールをあれほどいらいらさせた一八五八年の報告書を復刻し、猩紅熱による死は避けられないとした主張をこっそり引っ込めた。サイモンはこの復刻版の日付を一八五八年六月のままにしており、編集者は「サイモン氏が自分で校正したのは、当時知り得た知識にもとづいた見解を変えるためではなく、もともと意味したところをもっと明確に表現することを目的としたものである」と主張した。この主張にもかかわらず、サイモンは徹底的にテキストを書き換えた。たとえば、当時飲料水を通じてコレラが蔓延したというジョン・スノー博士の発見に疑問を呈した部分を削除している。彼の元の論文（スノーが急逝した月に出版された）では、各家庭の給水設備の違いによる結果の違いを観察し、それをもとにしたスノーの単純で「非科学的な」証拠をサイモンは認めなかった。「科学的な洞察を待たねばならない」とサイモンはいかにも彼らしい言い方で、ロンドン市の自分の雇い主に語っている。一八八七年の復刻版では、彼はこのスノーに対する批判を削除した。また、麻疹、百日咳、猩紅熱による死亡は「事実、避けられない」とした一八五八年のもとの見解を「ある程度、避けられない」と解釈できるように書き換えている(32)。衛生に関する報告書のたぐいに好奇心旺盛だったナイチンゲールが彼の書き換えを読みそこねたことはなかっただろうし、意を強くしなかったはずはない。

ジョン・サイモンの失墜と地方自治体が主体となる公衆衛生法の導入は、急激な健康増進の始まりと一致している。年間の死亡率は一八六〇年から六九年の人口千人につき平均二十二人（一八五〇年から五九年までと実質的に変わっていない）から、一八九〇年から九九年は十八人と減少した。〔公衆衛生の他の測定基準――平均寿命――も同じような改良を示している。一八四一年に記録を取りはじめてから一八七〇年代までずっと変化なく四〇歳だったが、ナイチンゲールが亡くなった一九一〇年には突然数字が上がり、五十一歳までに達した。一九三〇年代半ばまでには、死因の原因である伝染病の最初の医学的予防法も治療法もまだなかったのだが、平均寿命は五十九歳にまで延びている。[33]

このように平均寿命が延びたことは、人間としてどういう意味があったのだろうか。人口の増加だけではなく、生活の質、人間関係、社会の向上を意味する。イギリスは率先して行なった産業革命によって比類ない繁栄を謳歌していたが、その結果である人口の増加と都市の過密化によって民衆の健康は損なわれていた。もっとも最悪の被害を被っていたのが都市の子どもたちだった。ナイチンゲールが運動を始めた頃は彼らの半分以上が五歳の誕生日を待たずに亡くなっていた。生き延びた子どもたちに、晩年、連れ添って支えてもらうために、女性は何人もの子どもを産んで消耗するとともに、その子たちの多くが若くして死ぬのを見るはめに陥った。一九一〇年に年金制度ができる前は、子どもたちを亡くした人は晩年を恐ろしい救貧院で過ごすことになった。子どもの面倒を見てくれる祖母のいる母親は運がよかった。大人になる頃には子ども時代の仲間の大半は死んでおり、親密な関係は失われていた。大人たちは絶えず喪に服していたし、生き残った者たちも長患いのせいで弱っていたり、障害が残ったりしていた。幸運にももっとも危険な年月を生き延び、二十歳の誕生日を迎えることができた人でも、たった六十年までしか寿命がなく、そのずっと前に消耗しつくしてしまっていた。平均寿命が延びると、延びた年月に得た熟練仕事や専門仕事の経験を次の世代に伝えることが可能となる。これほど寿命が短かったことを考えると、ヴィクトリア朝時代初期のイギリスの職人たちがこれほど多くを次世代に伝えることができたのは驚くべきことだ。

衛生改革派は単に幸運だったのだろうか。彼らは「間違った企図で正しいことをした」のだろうか。その一方でサイモンとグリーノーのような科学者は不当にも真の科学による啓蒙という厳しい道を苦労して進まねばならなかったのだろうか。いや、そういうわけでもない。衛生改革派の誰もが悪臭すなわち病気というような迷信的な考えに導かれて行動したわけではない。歴史は彼らの論拠を裏付けた。最近になり、人類学者や考古学者などが死亡率に対する衛生の影響を示す歴史的証拠を示した。考古学的記録が示しているのは、一万二千年ほど昔に農業が普及して、人類が狩猟採集生活を止めるようになると、健康が急速に衰え、寿命も短くなったことだ(34)。これはひとつに、定住した農民たちが汚水や新しく家畜化した動物に囲まれて生活していたためだった。それらは病気の温床だった。人間の身体は密集したアリの巣のようなところに住むようにはできていない。初期の定住者の骨には病気によって損なわれた跡が残っている。寿命が短くなっているのに、逆説的に人口は急激に増加した。移動する狩猟採集生活をやめて定住を選んだことで、女性たちがもっと頻繁に子どもを産むようになったからだ。人口密度が上がるにつれて、健康は衰え続けた。産業革命によって農村の人びとがヴィクトリア朝の都市へ移住するようになって、都市の過密度は限界点に達した。衛生改革派が成し遂げたのは、狩猟採集者の移動性を取り戻すかわりに、汚物を移動させ、都市で家畜を飼うことと墓場を作ることを禁止したことだった。

したがって、ナイチンゲールは単に汚物を忌避するために行動したのではなかった。彼女は自分の「鶏のとさか」図版と関連づけて、古代の歴史には自分の運動を裏付ける証拠があると書いた。「都市の歴史をたどることができれば、都市が拡大して、その衛生に対する予防が疎かになると、鶏のとさかの図版がどんどん大きくなり、やがて、年月がたつうちに、都市はほぼ住めなくなるのがわかるはずだ。多くの古代都市の場合のように(35)」

衛生改革運動が成功に終わってはじめて、ナイチンゲールは看護という従来の興味へと戻った。彼女はとうの昔に女性も互いに切磋琢磨するような職業に就くべきだという若い頃の信念を失っており、女性も「職業人」になるべきだという考えには反対するようになっていた。何年もの間、職業としての看護という言い方をするのをやめていた。そして、看護婦登録制度を職業人として踏み出す第一歩とすることに反対した。また、女性が医師になるという考えにも、出世第一主義の男性にふさわしい役割だとして、反対した。彼女の看護婦管理の見解も変化した。スクタリでは、彼女は自分のためにも他人のためにも出世したいと望み、看護婦の生活の隅々にいたるまで管理した。看護婦の多くは彼女の厳しい管理をひどく窮屈に感じ、他の病院へと去っていった。それを阻止するために彼女は全力を尽くしたのだが。晩年になって看護にふたたび興味を抱くようになったとき、彼女の看護婦管理のやり方はこれまでとは正反対だった。

つまり、権限を与えたのだった。

看護婦養成学校からの書面による報告書で見習い看護婦の成長を見守り、これらの報告書にもとづいて信頼できる看護婦を選び出し、彼女たちを励まし、与えられた地位が大事なものであると言って安心させた。その後、彼女はこれらの選ばれた卒業生たちと折に触れて面談し励まし続けた。採用と人事考課を行なうという役割を果たしたのだった。彼女はまたそのうち何人かを病院外での看護活動、つまり地域の看護活動をするよう選んだ。その活動の計画に彼女は手を貸していたのだ。これは病院の看護婦訓練のために出資されたナイチンゲール基金の目的の意図的な阻止だった。

エイミー・ヒューズはナイチンゲールがこのようにして育てた看護婦の一例である。ヒューズは一八八五年にセント・トーマス病院で看護訓練を受け、訓練期間が終わるころ、恒例となっていたナイチンゲール訪問を行なった。今では満ち足りて社交的になったサウス街の賢者は寝椅子に横たわり、しばらくおしゃべりをしたのち、突然、この訪問者に「地域の看護婦」――貧しい病人を、病院ではなくその家庭で看護する――になるべきだと言った。エイミー・ヒューズはこの言葉にびっくりした。しかしナイチンゲールがそのような仕事の必要性を思いを込めて説明するうちに、ヒューズは、自分は看護訓練のために一所懸命やってきたのであり、ナイチンゲールには何の義理もないけれど、同意するしかないという気持ちになった。ナイチンゲールはそれ以来毎年彼女と面談し、二度、彼女に仕事を変えさせた。十年後、ナイチンゲールはエイミー・ヒューズの地域看護についての本の改訂に協力し、栄養を損なうことなくミルクを滅菌するための詳細にわたる指示――彼女が細菌説を支持していることをここでも示している――を含めた新しい情報をたくさん入れている。[36] ナイチンゲールにとって誇りだったにちがいない。自分が選んだ女性、そして貧しい病人が入院しなくてすむための手助けをするよう指示した女性ヒューズが、題扉に書いているように、「貧しい人びとに尽くす同僚たちの一助」となる手引書を書くほど充分に自分の意をくんでくれたということは。特別の好意のしるしとして、ナイチンゲールはヒューズがこの本に、「許しを得て」という言葉を添えて自分への献辞とすることを認めている。ただし、執筆に際しナイチンゲールの助けを借りたという部分を削除すべきだとヒューズに主張した。

東方での惨事の要因のひとつは、病院間で情報を分け合い、専門家の助言を得るための伝達の手段を効果的に利用しそこねたことだった。死亡に関する単なる週報であっても、彼女の病院からクリミアの軍当局に送られていれば何千人もの命を救うことができただろう。このせいで、病院で統計を報告することがナイチンゲールのもうひとつのこだわりとなった。

彼女は公衆衛生の情報網として郵便局を効果的に利用した。彼女はこれまで知られている著名人のうちで一番たくさん手紙を書いたとされている。その量はチャールズ・ディッケンズに匹敵するか、もしくは上回るほどだという。約一万二千通の手紙が残存していることが知られているが、毎年、これまで知られていなかった多くの手紙があきらかになっている。それらはたいてい家宝として保存されてあったものだ。意図的に破棄されたとわかっているもの、もしくは破棄されたと推測される手紙もまた数多い。家族や社会的な事項にふれたものは比較的少ない。彼女は全国的規模の専門家のネットワークを維持しており、政府の各省が助言を必要とするとき、各省に専門家を紹介し、彼らの報酬の取り決めの仲立ちをすることによって専門家がもつ情報が確実に広まるようにした。

郵便局が手紙の受取人から送料をとるのをやめたのはクリミア戦争のたった十五年前だった。そして、前払いの一ペニー郵便制を採用したのだが、それによって情報が自発的に集まるようになった。ヴィクトリア朝の郵便制度は一八六〇年代には驚くほど効率的になっており、ナイチンゲールはそれを充分に活用したのだった。空気と水の清浄さを測定する技術を開発した化学者への手紙では、彼に陸軍省のために水の分析についての報告書を提出するよう依頼し、どうすれば公的資金から報酬を支払われるか教えた。封筒にはただ「R・アンガス・スミス博士殿、マンチェスター」とあるだけで、その下にナイチンゲールの有無を言わせぬ調子の「送付願いたし」という言葉が書かれていた。彼女は住所を知る必要はなかった。郵便局が探し出してくれるだろう。ナイチンゲールは情報の高速通信網を見つけだしたのだった。アンガス・スミスはナイチンゲールが『看護覚え書』の中でその名を（二度も）好意的に挙げた数少ない専門家のひとりだった。彼はイギリスで初めて有給で雇われた環境保護担当の公務員となった。ナイチンゲールが彼に会ったことがあるとはほとんど考えられない。彼は、ナイチンゲールの広範囲にわたった郵便網に属すことで恩恵をこうむった謙虚で献身的な公務員の典型だったようだ。

ナイチンゲールの病気は仕事の邪魔にはならなかった。それどころかむしろ彼女の生産性を高めさえしたかもしれないと思われている。彼女は何百人もの公衆衛生管理者と定期的に手紙で連絡をとっていたが、サザランド以外にはほとんど誰とも会うことはなかった。もっとも寝たきり状態に見えたときは、公衆衛生法のためにもっとも精力的に努力していたとき――一八五七年に王立委員会が終わって虚脱状態に陥ってから快復に至る十五年間だ。彼女に協力していた小さな軍団はそれぞれ早すぎる死によって次第に減っていった。シドニー・ハーバート、軍の厨房を改良したアレクシス・ソワイエ、アーサー・クラフ、彼女のおかげで任命された軍医総監のトーマス・アレクサンダー。

ある修正主義的な考え方によると、大きな改革運動においては、支配的で野心的な個性をもつ指導者のもとでは社会制度内から自然発生的に改革が生まれてくるような動きの速度が抑えられてしまうという。ジョン・サイモンはみるからにカリスマ的な指導者の典型だが、実際にはそのようなひとつの自然発生的な動きに取り付いた寄生虫であり、そのエネルギーの一部を自分自身の出世欲を満たす方向へとふりむけたとされている。そして、十九世紀における公衆衛生の急速な改善、そのためにナイチンゲールは「わたしは舞台裏にいるほうがずっと役に立つ」と言いながら陰で粘り強く働いたのだが、それらは、まさに指導者がいなかったがために、改革が生まれる動きがはるかに順調に進展した事例として挙げられているのだ。(37)

6 名声と神話

ナイチンゲールは現代のもっとも重要な社会改革において主導的な役割を果たした――寿命をはなはだしく延ばした公衆衛生革命である。けれども彼女の名声はひとえに近代的看護の創始者としての評判に基づいている。ナイチンゲールの真の遺産がないがしろにされてきた主な理由は、一八七〇年代から寿命が延びはじめたことは他に原因があるとしてきた歴史のせいだ。一世紀以上もの間、歴史家たちは衛生改革が成した貢献をまともに取り上げてこなかった。一九六〇年代になるまで、医学と衛生改革とのどちらが重要だったかで意見が割れていた。そしてどちらも重要ではなかったとする学派が登場し、勢力を振るった。

医学者トマス・マキューンは一九七六年の著書『現代の人口増加』の中で、主たる死病とされていた麻疹、百日咳、猩紅熱による早世は医学や衛生改革が治療法や予防法を編み出す前に実質的に減少していたという、当時受け入れられていた説を手短に紹介している。マキューンは、病気への抵抗力がついたのはあらゆる階層の人たち全体が裕福になったことによると主張した。とくに食事がよくなったことによる、と。彼の研究とその結論が、専門家による医療父権主義《パターナリズム》や衛生改善よりも、富の公平な分配という事例の裏付けとなっていることから、この説には政治性が感じられる。統計のマキューン式新しい使い方は多くの人を納得させ、彼の説が十年以上もの間、通説となった。

ただ一九八八年に、新しい統計的証拠があらわれ、マキューンの説は間違っており、寿命が延びるのにもっとも重要な役割を果たしたのが衛生改革であることの証明となった。サイモン・シュレター教授によると、衛生改革派は病気が蔓延する原因を給水に限っていた、とするマキューンの前提が間違っているという。もし、本当にそうなら、衛生を改善しても空気感染や飛沫感染である麻疹、百日咳、猩紅熱による死亡率を下げることはなかっただろう。マキューンは、サイモンやグリーノーが一八五八年に行なってナイチンゲールからこっぴどく非難されたのと同じ間違いをした。シュレターの論文はとくに、各家庭に本管とつながった下水設備を設置することを命じ、それを実行させるために地方自治体に権限委譲することを決めた一八七五年の公衆衛生法制定が事を実現させるための要因だったとしている。これらの変化はまさにナイチンゲールがずっと推し進めていたものであり、後者はチャドウィックの助けを借りてサイモンの及ぼす支配力を排除したときのことだった。それらは貧民街の一掃に直結し、その結果、過密さを減らし、換気を改善することになった。それはナイチンゲールにとっての最重要案件だった。シュレターの論文は統計分析だったが、彼は関与する関係者については何もいっていない。ただし、これまで見てきたようにナイチンゲールの師であった、統計学者ウィリアム・ファーについては触れている(1)。

衛生改革の果たした中心的な役割を見逃したという背景があれば、つい最近までクリミア戦争後の衛生改革にナイチンゲールが担った役割を検証しようとすることにあまり関心がなかったのも驚くことではない。二〇〇四年の『オックスフォード英国人名辞典』のナイチンゲールの項目（一九九八年に書かれた）でさえ、彼女の看護活動に限定され、衛生活動やそれに関わった著名な人びとのことには触れていない。たとえば、彼女の師ウィリアム・ファー、同僚エドウィン・チャドウィック、敵のジョン・サイモンたちだ。また彼女が決して細菌説を認めなかったという、根深い誤解を繰り返している。

広く通説となっていたのは、スクタリでの死亡率を下げることで劇的な成功を収めた後、ナイチンゲールは細菌説を否定し、清潔さと新鮮な空気にこだわることで、医学の発展には障害となったというものだ。これは『ヴィクトリア朝偉人伝』の中でリットン・ストレイチーが披露した見解だった。ロイストン・ランバートが一九六三年に出したナイチンゲールの敵、医学者ジョン・サイモンの伝記は、それをもっと権威主義的に聞こえる言葉で述べている。ランバートはナイチンゲールが一八五八年に行なったサイモンについての批判を、彼女の立場から議論を分析することなく、また、サイモンが後に自説を撤回したことを分析することなく、「衛生改革に凝り固まった偏屈者」として表現している。彼は一八七一年にサイモンを降格させるのに彼女が成功したのは、従来からの名声と、田舎から出てきたばかりで、感化されやすく見栄坊らしい閣僚——ジェイムズ・スタンスフェルド——を「懐柔した」結果だとしている。(2) ランバートの言葉にはあの時代の性差別的なものが感じられるが、彼の偏見の本当の源は、マキューンの見解が一九六〇年代に受け入れられるようになる前はほとんど万国共通ともいえた専門的医療への崇拝だった。

ナイチンゲール自身も、すでに述べたように「舞台裏」に留まりたいという願いのもとに、自分の業績に歴史が目をつむることに手を貸していた。衛生改革運動についての当時の新聞記事には彼女の名前は決して出てこなかった。当時の多くの人にはいくつかのヒントから彼女だとわかったのだろうが。それから、彼女が亡くなってすぐは、公式の伝記に入れるには彼女の業績はあまりに物議を醸すものと思われた。というのは、そこには医学界、政治家、ヴィクトリア女王に対してさえ告発となるものや批判が含まれていたからだ。

さらに事態を複雑にした要因が、彼女が個人的書簡の重要な部分を意図的に破棄したことだ。歴史家の間では、ナイチンゲールが戦後の数年間に書簡の一部を破棄したという点で意見が一致している。自分の名声を守るために行なったと考えることもできよう。しかし、批判的な人でさえもが驚くのは、彼女があきらかに自分に不利になるような手紙をあれだけたくさん慎重に残している点だ。たとえばシドニー・ハーバートにたいする冷淡な仕打ちや、パンミュア卿を愚弄した証拠となる手紙などだ。パンミュア卿にたいする評価については、のちに彼女は自分が間違っていたことを認めているのだが。自分に有利なものも不利なものも残したのは、歴史への義務だと思ったからではないか、というのはおそらく正しいだろう。しかし、それだけでは、なぜ歴史的に重要ないくつかの手紙を破棄したのかの説明にはならない。「戦後の発見」という観点から記録を徹底的に検証してみると、破棄されたものに一定の型が存在しているのがわかる。それはスクタリでの死に関して、一八五七年五月にファーの原因分析を受け入れるようになる前、他の原因による可能性を彼女が議論したものだ。彼女が削除したもっとも顕著な例は、その年の三月から四月にかけて、彼女がファーの論に転向する過程でファーとの間で交わした手紙を破棄していることである。ウィリアム・ファーからの手紙には、その時期の彼女からの手紙をすべて、彼女の要望に応えてしぶしぶながら破棄したとある。(3) ウィリアム・ファーからの手紙は現在ブリティッシュ・ライブラリーに保管されているナイチンゲール文書の中にあるが、一八五七年の二月半ばから五月初めまでの手紙はひとつも残っていない。その前後はいっぱいあるのだが。このことから、彼女が何に的を絞って手紙を破棄したのかがはっきりしてくる。

おそらく、これらの破棄された手紙の中で、彼女は、病人たちが自分の病院に入院したときにはすでに手遅れだった、という友人マクニールの論を主張しつづけていたはずである。ファーに出会う前に彼女は軍隊で悪条件のもとで酷使したことが兵士たちを死に追いやったというこの考えを述べたたくさんの手紙を書いたにちがいない。そのような手紙が一通だけ残っている。それは、これまでにすでに引用した、一八五五年八月に陸軍大臣に書いた手紙である。「スクタリの空気がからだを弱らせるということがよく言われますが、それは疑わしいと思います。この冬にスクタリに送られてきた兵士たちが亡くなったのは、瀕死の状態になってからようやく送られてきたためです。今では手遅れにならないうちに送られてくるので、彼らは死ぬことなく快復しています」。この手紙からわかるのは、サザランドの衛生委員団が一八五五年の春におけるスクタリでの死亡率に何らかの変化をもたらしたとは彼女が考えていなかったことだ。この手紙と失われたとされる他の手紙との違いは、この手紙がそれを取り戻す——失われたとされる手紙のうち何通かは実際に取り戻しているのがわかっている——ことができるほど近い関係にはなかった者に宛てられたものだったことだ。

彼女が手紙を破棄したやり方はあまりにも広範囲にわたるので、記録の中に空隙があらわれたときを目印に、またそのいわゆる火口の縁に残る断片を拾い上げることで、彼女がファーの論に転向した日付を想定できるにすぎない。そのような断片のひとつが一八五七年五月にマクニールに宛てた手紙である。そこで彼女は、ヴィクトリア女王に、自分の病院の衛生状態の悪さのせいで兵士を死なせてしまったと申し上げた、と書いている。あきらかに新しい発見である。このマクニールに宛てた手紙本体は残っていない。彼から手紙を取り戻していくつかを破棄したにちがいない。しかし、姉がこれを筆写しており、それが残っている。

ナイチンゲールは自分の手紙のうち、いわゆるまだファーの論を「否定」していたはずの時期のものの行方を異常なほどの執拗さで追いかけた。手紙を送った相手の何人かには――ファーにしたように――自分の手紙を破棄するよう説得している。彼女が自分で破棄できるように手紙を送り返してきた者もいた。このような検閲的な行為は彼女が打ち明け話ができた親友たちに集中する傾向があった。この時期、とりわけ空隙が生じているのは、宗教上の助言者であるマニング枢機卿や、相談相手だったバーモンジー女子修道院のメアリー・クレア院長、ルフロイ大佐、アーサー・クラフに宛てた手紙だ。手紙を取り戻すのに、送った相手が死ぬまで待たねばならない場合も多かった。このことはナイチンゲールが出した手紙がこれほどたくさん、現在ブリティッシュ・ライブラリーに保管されているナイチンゲール文書の中から見つかる理由となるだろう。ここには彼女がシドニー・ハーバートに出した、倒れる直前に返してほしいと頼んだ手紙も含まれている。そのとき、ハーバートはやさしく、しかし悲しげにこの旧友の依頼を断った。

「あなたの手紙のいくつかを同封します。しかし、わたしが所有する権利をあきらめたわけではありません。わたしが二人の約束を破ったわけではないのですから、あなたに手紙を取り戻す権利はありません」。ハーバートが死んでから、ナイチンゲールは彼のウィルトンの屋敷を訪れ、これらの手紙を取り戻した。(4) 当時、内閣府に大臣の書類を保存するところはなく、大臣は辞任するとそれらを自宅に持って帰った。そのためハーバートの後任に宛てた手紙——その中で彼女は最初の冬の患者たちは快復するには手遅れだったと主張している——はスコットランドのパンミュア家の書庫で生き残った。彼女はそこまでは取り戻しに行けなかった。

手紙のほんの一部を破棄するという、きわめて慎重に選び抜いたようにみえる場合もいくつかある。たとえば、一八五七年三月にハーバートに宛てた手紙のひとつに、「これから衛生面の数字をいくつかお送りしましょう……」とある。それから後は破棄されている。失われた数字はファーから聞いて初めて知った説にふれたもので、それを彼女は否定したのかもしれない。ページが欠けているのは偶然ということもありうる。しかし、ルフロイ大佐がナイチンゲールに宛てた手紙の場合、ページの欠け方が偶然というにはあまりに意味ありげだ。ルフロイは手紙の中でクリミアとスクタリでの死亡率を比較して、その差について語りはじめる。すると途端に手紙の残りは破り捨てられてしまった。それは偶然とはいえまい。(5) ルフロイはナイチンゲールがイギリスに帰国直後にこの手紙を書いた。そこにナイチンゲールが以前陸軍省に述べた「スクタリの空気」が原因ではないという意見についてふれた箇所があったということも大いにありうる。

ナイチンゲールの死後、はじめて彼女の書簡を読むことができた伝記作家のサー・エドワード・クックは、一八六一年以前の手紙を彼女が注意深く整理しており、あきらかにその多くを破棄しているのを発見した。その時期以降については彼女はほとんどすべて保存してあった。このことは彼女が若いころの何かを隠しているという説を裏付けるものでもある。もっともわかりきった説明は、クリミアでの名声を守りたかったというものだろう。しかし、その説明と破棄の仕方は合致していない。もし、それが目的だったとしたら、彼女はより多くの手紙をたやすく破棄できたはずだ。クリミアからルフロイやハーバートに宛てて書いた手紙も破棄できただろう。そこでは下水や換気の改善についてはまるでふれていないことに目をひかれる。これらの手紙を破棄すれば、キングレイクの冗長な戦史によって広められた、スクタリに衛生委員団が来るよう要請したのは彼女である、という神話を不朽のものとする助けとなっただろうに。いずれにせよ、もし彼女が自分の名声を守りたかったのなら、どうして政府の要望に反して自分の極秘報告書「イギリス陸軍の健康、能率、病院管理にかかわる諸問題についての覚え書」を印刷してばらまいたのだろう。この報告書はこんにちにいたるまで、彼女の病院での致死率が、戦争中けなしていたクリミアの病院の二倍も高かったことを示す、唯一の知られている証拠となっている。

彼女が記録を破棄するのにかなり選別して行なっていた事実についての、もうひとつの説明は、自分の死期が近いと思っており、死後、自分の手紙が衛生改革派の敵に利用されることを心配していたというものだ。とくにファーの理論を批判し、自分の病院を擁護したところがファーの名声を落とし、彼の論に異議を差し挟む目的に使われることを心配していたという。この説はザカリイ・コープが自著の中で挙げた証拠から生まれてきたものだ。彼女はファーに、自分はもう長くはないだろうと書き、続けて、自分の手紙を破棄してほしいと頼んだという。しかし、手紙を破棄するという行為は、作業の続行——つまり、衛生改革をうまく実行すること——にのみ関心のある人物の行なうことである。ナイチンゲールは自分の死によって目的が中断されることは許せなかったはずだ。手紙の破棄は彼女としては戦術上うまい選択だったかもしれない。だが、ファーによる教育の記録がまったく残っていないことは、彼女には医学理論に関する基礎知識がなく、ファーは統計について助言しただけという印象を与えることになってしまった。

一八九〇年代頃まで、ナイチンゲールは、自分が死んだらすべての文書は破棄することと遺書に明記していた。その条項を撤回した頃の死亡率の統計と貧民街が一掃されていく速度を見ると彼女が闘いに勝ったことがわかる。彼女はもっと人と会うようになり、のんびりするようになった。そして自分の膨大な往復文書が歴史家にとって価値あることを認識したに違いない。

ナイチンゲールも、また彼女に近い人びとの誰も、スクタリでの死亡率が高かった理由について彼女が当初間違っていたことを確証するような懐旧談を残しているわけではない。しかし、クラフ、ファー、ハーバート、タロック、マクニール、ルフロイ、サザランド、その他の人びとが、戦後、虚脱状態に陥った後の彼女の取り憑かれたような仕事ぶりの理由を理解しえなかったとはとうてい思えない。彼らはナイチンゲールを護衛するように取り囲んでいた。彼女の気まぐれにたいしては寛容で、彼女の命令は慎重に実行し、彼女の秘密は死ぬまで守り通した。

親しい友人たちがナイチンゲールにこれだけの献身と寛容さを示したのは、彼女のほうがうまく操ったというよりも、彼らが彼女の個人的な状況を知っていたとすることでたやすく説明できる。衛生改革という大義において彼女に指導力を発揮してほしいと願った様々な職業の人に対する彼女の人事掌握法は虚脱状態に陥った後に劇的によくなった。その後の人生においては、短い看護歴で用いたのとはまったく正反対の方法を彼女はとっている。公衆衛生の問題に加えて、インドにおける行政改革や飢饉からの救助、イギリスの教育、貧困救済、売春婦に課された不公平な法律〔軍主導の「伝染病法」〕の廃止、その他、様々な分野において、深く関わるようになった。彼女の目的はどれもが政府や世論のあらゆる段階で変化をもたらさないことには達成できなかった。戦時中、彼女は肩書きと権限を与えてほしいと要求した。そして、自分の権限がはっきりと定義されていない病院には近寄らなかった。しかし、戦後になってからは、いかなる肩書きも権限も受け入れることはなかった。自分の名前を使いたがっている団体からの要請はすべて断った。

　彼女に公式な肩書きがなかったのは、彼女が担っていた任務の肩書きが女性の手には届かなかったものだったからかもしれない。つまり社会改革相だ。女性が議場に入ることは法律上認められていなかったし、大臣は議場にいなければならない。だから、そのような肩書きは問題外だったが、彼女が非公式にその地位に任命されることの正しさ、もしくは民主的な正当性を疑う者は誰もいなかった。もし、下院に立候補できたなら、圧勝しただろうに。これまでにも指摘されたように、義理の兄の議員は彼女の代理人を忠実に演じた。また、他の成功した政治家のように、内閣の同僚の協力を得るためには欠かせない貴重な知識を持っていた。つまり、秘密を握っていたのだ。

ナイチンゲールは看護から公衆衛生へと行くべき道を変えた直後に自伝的な資料を残した。これは病床についた後の数ヵ月で書いた『思索のためのヒント』という題の著作にある。これは彼女が戦地に赴任する前の一八五二年に印刷した六十九ページの本を八百ページに膨らませたものだ。彼女は『思索のためのヒント』を普通の人びとが抱く宗教的な疑問と、それにたいする自分の答えを述べるために書きはじめた。それは最初一八五二年に「イギリスの職人たち」を対象に書かれた。ダービーシアの家族の地所を囲む村の労働者階級の人びとから出された皮肉っぽい議論に答えたものだ。そのときは憤慨したものの、彼らの議論に面と向かって対峙することができなかったためだろう、彼女は彼らの無神論的な見方を退ける小冊子を苦心してつくりあげた。戦後、この版は拡大されて『イギリス職人の中の真実を求める人びとへの思索のためのヒント』となった。その後、最終の私家版では、読者はもはや職人ではなくなり、題は『宗教的真実を求める人びとへの思索のためのヒント』となった。

もはや一八五二年版のような職人にたいするものではなくなったとしたのなら、一八六〇年の最終版におけるこの「真実を求める人びと」とはいったい誰のことだろう。今や、宗教的真実を求めているのはただひとり、フローレンス・ナイチンゲールという名の人物しかいないのではないだろうか。この（その中でたった六冊だけが現存しているという）一八六〇年版は、彼女がもっとも親しくしており、何でも打ち明けることができた友人の目にしかふれていない。彼女の師であり、互いに尊敬しあった親友サー・ジョン・マクニール、誰よりもよく彼女が経験した試練を知っていた彼はそのひとりだった。マクニールはこの作品は彼女が意図したはずの、無神論者の転向という目的にはまったくそぐわないものだ、と述べている。けれども、それに続けて、この作品は「いつの日か、もっと貴重な金属が掘り出されるであろう鉱脈」だ、と謎めいた言葉で先を予測している。(6) そのような作品はまさに個人的な情報が埋もれた金脈なのだろう。彼女自身が、それは宗教的な疑問に苦しむ人びとにたいする精神的な道案内となるものだと述べているからには。認めたくない、あるいは認められないような感情を抱いていると、人はそれを他の人に転嫁することがよくある。投影という現象だ。心理学者はしばしば患者の無意識を探るのに、他の人びとの感情について一般的な推測をさせてみるという。

『思索のためのヒント』は、ナイチンゲールが恐怖の心なしに考えはじめねばならなかった諸問題についての遠回しの提言集である。たとえば、罪、自責の念、苦しみ、悪などである。「対ロシア戦争の経験にもとづく、フローレンス・ナイチンゲールの健康にかかわる諸問題についての覚え書」という副題をつけることができよう。一八五二年版にあった宗教的信条は、実質的にはすべてがほんの少しずつかたちを変えて一八六〇年版の『思索のためのヒント』に残っている。この二つの著作を比較することで、戦前と戦後、また、さらに重要なのだが、戦後の発見を境に、ナイチンゲールのきわめて個人的な思考の中で継続しつづけているもの、変化したものを検証することができる。それは「魂の暗夜」から抜け出てくる人を撮ったスナップ写真と解釈すべきだ。ナイチンゲールは自分が将来勝利を得るだろうなどとは少しも予想せず、それでも衛生改革運動を通じて贖いたいというほんのわずかなむなしい望みを育みながらこれを書いた。

一八五二年版は、人間の本性は、歴史的記録からみると悪のようにみえるが、生来善であるということを述べている、むしろ冷静な理論的証明だった。その中でナイチンゲールが示しているのは、過去の悪を認識できるということは、将来、その悪を避けることができる証明である、ということだ。罪人は自責の念を抱く必要はないし、神が彼らを罰する必要もない。われわれがやらなければならないのは、善と悪を見分ける能力を向上させるよう努めることであるという。

ナイチンゲールの哲学は、罪、無知、悪、過ち、犯罪を区別するところまではいっていなかった。これらはすべて、それを行なった者が因果関係を理解しそびれたことの結果だという。神の掟を知ることが結局、それらのすべてをなくすことになるのであり、過ちを犯す者は先駆者である、と彼女はいう。「先駆者に選ばれることはもっとも高い召命であり、神はもっともすぐれた者をそれにお召しになる。しかし、泥棒や殺人者もまた神から選ばれた人であり、ある意味では神の先鋒なのだ！[7]」戦時中、彼女はラグラン卿に向かって誇らしげに、家族の哲学に従って、人類の「先駆者」になるべく努力している、と語った。そのとき、彼女はすでに自分を泥棒や殺人者の部類に入れていたことになる。なぜなら、一八五二年版の著作の中ですでにそのように定義していたからだ。一八五二年版には「衛生科学《サニタリー》」についてもふれている。しかし、これは排水のことではなく、むしろ古い意味での医療を意味していた。彼女は一八五二年版においてその言葉を、肉体が「衛生科学」、つまり医学的な助言に従うことで健康になるのと同じように、精神もよい宗教的助言に従うことで健全になると論じるところで使っている。

ナイチンゲールの思想においてもっとも顕著な点のひとつは、宗教的なものも含めて、彼女の概念の多くが、戦争とその余波の衝撃にあっても生き延びていることだ。スクタリでの惨事の理由に気づいた後、病院で働くことは神の思し召しだと言わせたのは若さによる傲慢のせいだった、と彼女が反省することをわれわれは期待したかもしれない。神の召命は、基本的な訓練不足と自信過剰が合わさった証拠であった、と彼女が述べることを期待したかもしれない。しかし、たくさんの私的な覚え書からは、彼女の信念が変わっていないことが見て取れる。そして、神は引き続き、彼女に語りかけていたようだ。同じように、人間は完全なものになることができる、また人間は完璧さに向かって努力しなければならない、という信念は戦後においても戦前と同じく確固たるものだった。戦後の『思索のためのヒント』から、彼女の哲学の核心は戦争の経験によってより強固なものとなったことがはっきり証明されている。

このような精神構造がそっくりそのまま彼女の中で生き延びているということは、言い換えると、それが、他の人なら耐えられなかったと思われる衝撃に耐え、なおかつ生き延びる助けとなったということでもある。彼女の原点となった思想的枠組みは、格別、強靱にできていたと認めざるをえない。彼女にとって大いに役に立った考え方のひとつは、社会的変化の提案を支えるのに、数字であらわされた資料を使うやり方である。運悪く、戦前、彼女はファーが行なったような、公衆衛生に死亡率の統計を利用することにはなじんでいなかったのはこれまでに見てきたとおりである。けれども、彼女はアドルフ・ケトレが開発した、社会科学に統計を用いるやり方にはすでになじみがあった。戦場に赴く前から、彼女はケトレの研究に魅せられていた。統計は、個人のレベルでは見ることのできない因果関係をあきらかにすることで、行政が社会改善を実施する助力となるはずだ、と彼女は信じており、その点ではケトレよりはるかに先をいっていた。この考えが『思索のためのヒント』の楽観的な助言の根本に存在している。彼女は、自分の発見はおもに知的満足のためだと思っていたケトレ自身よりもずっと楽観的だった。

ナイチンゲールのようなイギリスのケトレの信奉者が彼の理論を実際に仕事に応用するとき、ずっと楽観的でいられたひとつの理由は、イギリスでは産業革命によって、数値的アプローチがいかに生産性を高めるか、実際に経験していたからである。ジェレミー・ベンサムの「最大多数の最大幸福」という考え方は、産業革命の概念を社会問題に応用しようとするものであり、人間の幸福とは、銑鉄の塊のように計量できるものではないと考えていたヒューマニストを失望させるものだった。エドウィン・チャドウィックは世に出る前はベンサムの愛弟子であったし、チャドウィックの数字や生産性を強調する無神経さが、当時の世論を衛生改革の方に動かせなかった理由のひとつでもあった。病床についたのち、ナイチンゲールは宗教的な面から問題を見るようになり、自身も悩んだりしたことが、かえってイギリスの衛生改革運動からチャドウィックの実利主義の色合いを一掃する一助となったのかもしれない。

ナイチンゲールはケトレの理論をより現実的なものにし、慈善家たちにも受け入れやすくなるようにした。ケトレが、統計的なやり方は、六十歳の女性と結婚する二十歳の男性の数とか、いろいろな凶器ごとに引き起こされる殺人の数といったような、ありそうもないことでさえも正確に予想できることを示したために、多くの慈善家が望むほどには、自由意志の重要性はないようにみえてしまった。ナイチンゲールはこの問題に真っ正面からぶつかり、個人のレベルでの自由意志の重要性を否定し、さらにケトレの説を否定しさえしたのだった。知識がなければ、個人の選択能力には限界がある。一方、知識があれば、理性のある者は誰でも同じ選択をするはずだ、と彼女は述べている。彼女は『思索のためのヒント』の中で、自分の行動を決めるにあたって、自分がもっていると思っていた「自由意志」はまったく重要ではなかったと述べている。「兵士たちが大量に殺されているのがわかっているとき、それを防ぐために自分にできうる限りのすべてを与えるという以外の方法を選択することができるでしょうか」。これは意味深長ともいえるほどあいまいな修辞的問いかけである。彼女はスクタリで殺された兵士たちのことを言っているのだろうか。それとも、のちに、イギリスの兵舎で衛生状態の悪さのせいで年に千二百人死んでいることがわかった兵士のことだろうか。どちらの場合も彼女の自由意志は同じであるが、彼女の手に任された統計情報は異なっており、したがって、彼女の行動も異なったものとなった。

ナイチンゲールは、ケトレは統計そのものの中に、人類が進歩するには何をすべきかを語る神の言葉を見いだしたのだ、と信じるようになっていた。実際に、ケトレは「われわれはたがいの一部である」――つまり、これまではわかることのなかった、われわれそれぞれはひとつのテーマの変形である――ということの経験的な証拠を発見していた。その結果、経験的資料を使用して行政の行動が社会におよぼす影響を予測することができるようになった。彼女は「神がこれらの結果を通じて進歩の法則を人間に教えようとしている、その神の計画を説明するために――われわれが神の国の法を発見するつもりなら、行かねばならない道を説明するために――ケトレの発見を使用すること」について書いている。(8) 彼女は「法」という言葉をここではほとんど因果関係という意味で使っている。彼女によれば、世界はこの因果関係で成り立っているのだが、人間は部分部分を認識できるにすぎない。全貌を認識するためのもっとも強力な道具が統計的な手法である。それは、人間が環境を統制して結果に影響を与えることができるように、見たところ」関連なさそうなものごとを並べ替える手法である。彼女が原因と結果というよりも「法」という言葉を使ったのは、ユニテリアンふうに、ただひとつの「原因」を特定したくなかったからだ。そのようなやり方は医学界や教会が思いのままにしたような証拠のない理論付けを招くことになるからだ。

したがって、と彼女は続ける、神はわれわれが試行錯誤を重ねながら進むことを求めておられる。統計は事実のあとでしか有効ではない。早世をどのようにしたら防げるかを学ぶためには、一定に保たれた環境においてそのような死がたくさん起こらなければならない。そして得られた経験を誰かが利用したいと思わねばならない。今、自分にはわかったのだが、そのために神は自分に命じたのだ。この楽観的な分析が『思索のためのヒント』の肯定的な側面であり、この本の著者としての彼女が自分のものとして表明した考えである理論的な側面なのだ。この本では、否定的な、より感情的な考えも述べられている。これらの考えを彼女は「他者」、読者、「宗教的な真実を求める人」のものとしており、これらのヒントを書くことによって、その人を助けようとしている。自分はこの本の中で自分なりの哲学を詳しく述べており、それによって、読者の心の中から悪い考えが追い払われることを願う、とある。この悪い考えというのは、じっくり検討してみると、意図せずに無辜の人びとの虐殺にかかわってしまったことに気がつき、苦しんでいる善意の女性が抱くであろうと思われる考え、であることがわかる。

自著の中で、ナイチンゲールは宗教的真実を求めて苦しんでいる人に、過去の過ちにたいして自責の念を抱いたり、罪の意識をもったりする必要はないと述べている。なぜなら、過ちもまた神の計画の一部なのだから、と。彼女は、完璧さを達成するために神の計画の中に悪もまた必要であると説いている。自責の念を抱いたり罪の意識をもつというのは、実際には神の計画を邪魔していることになる。このような後ろ向きの感情は、神に与えられた仕事に集中することの妨げとなるからだ。真実を求める人が罪の意識を感じるのなら、自分や他の犯罪者には許しはないことを悟るべきである。なぜなら、神の考えでは許しが必要ではないだけではなく、許しを与えることは無慈悲だとされているからだ、と。

自責の念を癒すのは、ナイチンゲールによれば、きわめて簡単なことだ。それが存在しないことに気づくことである。「自責の念は本当の感情ではありません――本当のことについての感情ではありません。自責の念とは過去のことで自分を責める気持ちだからです。しかし、もし、われわれの意志の源が、そしてわれわれの意志そのものが、これまでそうだったように、法に従ったものであるなら、一個の人間として、個々に自分たちを責めることは実際にはできないのです」[9]

真実を求める人にたいして、自責の念で時間を無駄にしないようにと助言しながら、ナイチンゲールは自分もそうだったと認めている。「われわれの経験では、自責の念を抱きながら、過去の過ちにいつまでもこだわると、将来正しいことを追求するのに必要とされる精力をすべて使い果たしてしまうことになります」[10]。しかし、著者も個人的に自責の念を「抱いたことがある」と認めている部分は戦後書き加えられた。最初に出た一八五二年版を見ると、自責の念は「本当の感情ではなく」、善い仕事から人びとの注意をそらせてしまうものだ、という部分に、先の引用とそっくり同じ言葉が使われているのがわかる。違っているのは一八五二年版では、著者が自責の念に苦しんだことがある、というようなことはどこにも書かれていないことだ。「ああ、わたしはどんなに非難に値することか、どんなに罰にふさわしいことか」という叫びもなければ、著者自身が自責の念を抱くという罪を犯したことがある、と認める表現もない。一八六〇年の版にある次の一文、「自分の人生を振り返ることは累々と続く過ちを振り返ることです」は一八五二年版にはなかった。

なぜ自責の念が「本当の感情」ではないのか。その理由は、彼女によれば、人間が責任を感じているあらゆる悪を生み出したのは神自身であるからという。「神の法はすなわち道徳の源です。肉体的な悪の源でもあるように。——そうであることは神の正しい法の一部なのです。われわれは過ちを犯すことで、神の法を通して真実を見つけるのです。われわれの間違いから、知識を。われわれの苦しみから幸せを。われわれの悪から善を」。(11) 一八五二年版では、人間はいかにして悪を認識するかを学ばねばならないと述べている。これまで見てきたように、われわれが行なった悪を認識するために自責の念に頼っても何にもならない。また、神がわれわれを罰すると考えても何にもならない。たとえば、迷信で考えられているように、コレラにかかるといったような。神はそれよりもっと慈愛深い。神はわれわれに善と悪とを識別する力を生まれながらにして授けてくださった。だから、抑止力としての罰は必要ではない、と。しかし、この点で一八六〇年版は一八五二年版から大きく変わった。この間に、彼女は、神が罰をまったく使う必要がないことを発見したのだ。「われわれは次のようなことを発見しました。罰は、その言葉が罪や無知の結果としての苦しみや窮乏という意味で使われるのなら、神が精神的に司るところで罰は存在するし、それが正しいことをわれわれは知っています。なぜなら、その影響を受けた結果、人間は遅かれ早かれ、それを起こした悪を改めるように導かれるからです」(12)

ここでもまた、自責の念は真実ではないとされている。だが、過ちにたいする神の罰に苦しむことが今では学ぶ過程には欠かせないものとなっている。ナイチンゲールがこのような細かい区別を行なったのは、自分の苦しみが自分自身の絶望の結果であると認めようとしなかったためであり、そのため、それは神のものだとしなければならなかった。一八六〇年版では、神は罰を与えるのに毅然としており、幸いなことに、「過ちを犯している子どもたちに慈悲をみせる」ことはなかった。「この慈悲は残酷さの極みとなるでしょう。神の法がわれわれの罪や無知に、その両者の痕跡がなくなるまで不幸な結果を負わせない限り、慈悲はわれわれを罪のままに置くこと、結果として悲惨な状態のままに置くことを意味するからです」[13]。罰は生きている人びとに適用されてこそ有益なのだ。ナイチンゲールによれば、永遠の断罪は存在しないという。それには教育効果がないからだ。人間の幸福を増すという神の目的にはあわないのだ。

すべての罪は、とナイチンゲールは続ける、神の法への無知から生じる。これまで見てきたように、法という言葉を、彼女は因果関係のような意味に使っている。人間は、統計を吟味することで、この法がどのように作用しているかを学ぶことができるのだから、悪はほんの「一時的なもの」、つまり、これから先の世代すべてに影響を与えることはないと安心してよい。神はよき教師のように、われわれそれぞれに、問題を解決するための永遠の世界を用意してくれている。この永遠の世界では、未解決の悪がつねに残っているが、「それは、誰も手をふれたことがなく、光と智慧も差し込まないような、まさに巌のような悪ということではありません」[14]

一八六〇年版の哲学でもっとも重要な追加点は、慈善家たちが何も知らないまま手出しをすることで、神の仕事をしながら、いかに新しい悪を生んでいるか、の説明である。「どのような進歩でも、つねに善とともに悪ももたらします。なぜなら、進歩というのは、ある程度、仮定のもとに行なわれるからです。しかし、人間は、たがいに似ているので、悪を善に変える速度もだんだん速まるでしょう……悪がたちまち善に変わるという変化が絶え間なく続くでしょう。ですから、新しく一時的に悪が生じたと思えば、次には新しく永続する善がくるのです(15)」

人間のつくった悪の一例として、彼女はケトレが発見した、捨てられた子どもを収容する慈善事業は逆に子どもの死亡率を劇的に高めているという事実を挙げている。過密で不潔な状態の施設に子どもたちを捨てるのを奨励することになるからだ。これは避けられないことではあるが、そのような博愛主義的な悪は、慈善家が自分たちの過ちを認識し訂正する技量によって容易に直るものである。これは言うまでもなく、スクタリの惨事が、どうしてそれを償う以上に公衆衛生の急激な改善をもたらしたのか、の説明ともなっている。

『思索のためのヒント』で認められたこのような苦しみが背景にあることを思えば、ナイチンゲールが自分をキリストと同化していたようにみえても、それほど驚くことではないだろう。もしくは、こう言ったほうがより正確かもしれない。彼女は、キリストも自分と同じような問題をかかえていたと考えていたのだろう。彼女は、神がキリストを、他人の罪のために苦しませたという可能性を真っ向から否定していた。それは彼女の進歩の計画にはまるでそぐわなかったからだ(16)。彼女が示唆しているのは、キリストは自分自身の過ちのために苦しんだということだ。ナイチンゲールはキリストのことを親しげに話している。

まるで、彼を人間として理解しているかのようだ。キリストもまた、神の先鋒のひとりだと考えたからだろう。「キリストの全生涯はほとんど家族にたいする闘いでした」と彼女は満足げに書いている(17)。彼女はキリストを「美しく優しい心の持ち主」と考えていたが、公衆衛生や道徳、教育についてはむしろ無頓着な態度をとっていたことを批判していた(18)。彼女が個人的に書いた宗教的書きもののいくつかは自分の苦しみをキリストのものと同等に扱っているようにみえる。一八六八年に書かれた次の覚え書がその一例である。

「あの方のお顔を見たことがある。茨の冠がからみついた燦然たる頭部と同じ光を発しているのを。三度、わたしをお呼びになった。一度は一八三七年二月七日、われに仕えよと。一度は一八五二年五月七日、救い主たれと。一度は一八六五年七月二十八日、十字架にかけられよと。これまで以上に苦しむために。苦しみか死《アウト・パティ・アウト・モリ》。十字架に架けられればお顔が見えるだろうから。わたしはあの方に捧げられたのだろうか？　すると、これがあの方のお答え。光り輝く頭をとりまく茨の冠。そして、あの方の顔を見ることはすべてに勝るのではないか。わたしはもうひとりの神の子と思っていいのだろうか？　同じようなもうひとりと。ああ、あまりにも幸せな、苦しみか死《アウト・パティ・アウト・モリ》。ああ、なんとありがたいことか。神がわたしを同じようなもうひとりとみなしてくださっているとは。もうひとりの生け贄《エタ・ド・ヴィクティム》と。完璧さはすべてそこにあるのだから(19)」

別の覚え書の中で、彼女は一八五二年五月七日に神が自分に「救い主たれ」と命じたと述べているが、この言葉は「配給者《デリヴァラー》」の同義語であることがわかる。クリミアで餓死寸前だった部隊に食糧を与えようと努力したことにたいし、タロック大佐を救い主と呼び、マクニールをさらに高く評価していたのが思い出される。彼女は「救い主《セイヴィアー》」も「配給者《デリヴァラー》」も、ひとつもしくはそれ以上の神の法を発見することで「社会的・道徳的過ちから救う人」と定義している。キリストがどのようにして救い主としての地位を得たのか、そして苦しむ権利を得たのか、を説明する理論を彼女がもっていたかどうかははっきりしない。彼女の哲学では、人は自分の罪のために生涯苦しむことができる。しかし、どんな苦しみも永遠ではない。彼女は天国を信じていなかったようだ。彼女は苦しんで亡くなった人が未来の生命、つまり、より苦しみの少ない世代に参入し、未来の経験をともにすることが許されると思っていた。その状態を彼女は「アイデンティティの継続」と呼んだ。これは、彼女が長期にわたる社会の向上に熱烈な興味を抱き、短期の個人的目標にはうんざりしていたことと一致している。

彼女は肉体を離脱した霊魂が集う天の園を予見してはいなかった。むしろ、死者が個人的かつその人特有の人間的能力を最大限に発揮し続けることが可能であるようなな未来の生命が存在すると思っていたようだ。生前、これほど苦しんだ死せる罪人にとって、死者と生者との間に単に交流があるというだけでは充分安心できなかったのだろう。自分たちが手を貸してつくりあげようとした、この世におけるよりよき生活に、死後も能動的に参加できるのが正義というものであろう。「アイデンティティが継続することを信じていなければ、[神が]知と善とで見守ってくださっていると本当に信じることはできない」と彼女は告白している。「神がそのような苦しみを与えても、苦しむ人には未来の恵みを享受することができず、未来の人たちが一時的に恵まれるだけであれば、そのような神を何と思うだろう」[20]。「アイデンティティの継続」というテーマは戦後の、一八六〇年版の『思索のためのヒント』にあらわれるだけだ。彼女はのちの世代の人格に、ある種の霊魂の再生が行なわれることを望んでいたようだ。そしてその願いがかなうように、彼女としては、生きているあいだ、自分らしいあらゆる個人的能力を、こういった未来の世代を生み出す目標の追求とその推進に捧げたのだろう。

ナイチンゲールが未来の世代に生き続けることを計画したとしても、世間一般から知られることによってそうなろうという気はなかったようだ。そしてこのことは幸運である。というのは、彼女の死後、その名声は驚くほどゆがめられたからだ。手に入れることのできる情報や資料を検討すると、彼女がまだ生きているあいだは、戦時宣伝に使われた感傷的なナイチンゲール像が気恥ずかしくなるほど間違っていることが世間一般には知られていたようだ。キングレイクは一八八〇年に、クリミア衛生委員団が結成されたのは彼女のおかげだと主張したが、彼でさえも実際の証拠はないと認めているような言い方をしている。ただ、委員団の指令を読めば女性が手を貸したことがわかると述べたのだった！　彼女が亡くなってから、さまざまな身勝手な組織や個人がそれをふたたび取り上げ、近代の病院看護婦養成における彼女の役割を新しい神話で飾ることになったのだった。彼女が最初に『英国人名辞典』の項目に取り上げられたとき（一九二〇）、その項目はキングレイクのいいかげんな主張を取り上げ、さらに飾り立て、「ナイチンゲールが執拗に嘆願した末」ようやく政府は衛生委員団を送り出したとした。これは『英国人名辞典』が二〇〇四年に改訂されるまで公式の見解だった。

一八五七年以降、かなり多くの知識階級の人びとが、戦時中、ナイチンゲールの病院では患者の死亡率が異常に高かったという彼女の説について知っていた。さまざまな分野の有力な人びとの多くが、彼女の極秘報告書を受け取っていた。そこには死亡率の高さがいかに「スクタリ野戦病院の恐るべき状態のせいだったか……つまり、各連隊が不幸にもこの死の病院にどれだけの人数を送ることができたかにかかっていた」ことが指摘されていた。最初の数ページにこの記述があり、補遺にはそれを裏付ける資料の表が付されていた。五百部の報告書がこの国でとりわけ有力な人びとに送られたようだ。受け取った人びとは他の人とそれについて話し合ったにちがいない。しかし、それを出版してはならない、それを不注意に置きっぱなしにしてはならない、書き物の中でふれてはならない、という彼女の厳しい指示には従ったにちがいない。当時の手紙からすると、「内密に」とするだけで、手紙の中で扇情的な暴露話をすることができたらしい。そして人びとを信用することもできたのだろう。とはいっても「極秘報告書」の中に記された新事実は口づてにかなり広い範囲にわたって漏れ伝わったと思ってよいはずだ。報告書自体が印刷されることはなかったのだが。また、医学界の人びとのほとんども、彼女が王立委員会の途中で自説を変えたことを知っていた。自説を主張した手紙をあちこちに送っていたからだ。のちにそれらの手紙は取り戻し破棄することになるのだが。

現在、われわれは当時の多くの人びとの意見がどのようなものだったかについて、簡単に推測することはできない。彼女は人びとにとっていつでも単なるスクタリの慈愛深い天使だったのだろうか。その人格的純粋さが兵士の喉もとまで出かかった呪いの言葉を飲み込ませ、乱暴な外科医を優しくさせたのだろうか。「本当の」フローレンス・ナイチンゲールの姿が今あらわれてきているのは、われわれに備わっているということになっている近代的知性のみによるのだろうか。不思議なことに、一八五七年から一九二〇年のあいだのほうが、のちの世代よりも、国じゅうがナイチンゲールの動機についてよく知っていたようだ。ナイチンゲール神話は二十世紀になってふたたびつくられたものなのかもしれない。

彼女の極秘報告書の受け取り手の中に入らなかった人も、その道の「権威」とされた人びとから内幕話を聞いたのかもしれない。さらに、ナイチンゲールを強く批判する本が戦中および戦後、彼女のもとで働いたことのある看護婦たちによって書かれ、人気を博した。その一例が、ナイチンゲールと争った看護婦のひとり、デーヴィス夫人が一八五七年に出した自伝で、「東方のイギリス軍管轄下のいずれの野戦病院においても惨事は減少しつつあったのに、ナイチンゲール自身のスクタリの野戦病院はなお惨憺たる有様だった」という主張が載っている。(21) より重要なのは、ナイチンゲール自身が国民の大半は戦時中の政府による宣伝をくつがえすような情報を得ていたと確信している点だ。彼女が極秘報告書の写しを送った人のひとりが当時の成功した作家、ハリエット・マーティノーだった。二人は、マーティノーが一連の新聞記事と本を書くということで合意した。ナイチンゲールはそれを、広く読まれるために安価で出したいと思ったようだ。彼女はマーティノーに本を書かせるために、資金援助を買って出、結局、その本は『イギリスとその兵士』という題で出版された。

ナイチンゲールはマーティノーに、追加的な背景説明のために極秘報告書を使ってもよいが、あくまで公式文書からの引用だけにもとづいてその本を書くと約束させた（公式文書とナイチンゲールの極秘報告書との主な違いは、後者がナイチンゲールが監督していたスクタリの病院を非難していたところだった）。ナイチンゲールはマーティノーにたいし、どの情報も自分が出所だとあかしてはならないこと、そして、「いわゆる「無知な間違い」をしないように」校正すると主張した。[22]このやりとりからみて、両者とも、自分たちがやっていることは検閲行為であると承知していたようだ。実際にナイチンゲールは校正刷の段階で一部変更させた――マーティノーに、軍の兵法に関する資料を追加させたのだ。それは連隊の図書室にこの本を入れる口実とするためで、彼女はマーティノーに、軍の教育部設立という仕事を任された友人のルフロイ大佐の助けを借りれば、うまくいくはずだと語っている。ただし、大事なときに二ヵ月間、ルフロイがいなかったため、この計画は頓挫してしまったのだが。この本には、何千人もの兵士が病院で、換気が悪いために殺された、とあった。[23]たまたまナイチンゲールにふれるときには、彼女の偉大さを披露する舞台として病院が存在しているかのような記念碑的な人物としてではなく、無力な参加者として描いている。彼女は、犠牲者たちひとりひとりの身体をきれいにしたり、「彼らが手術を受けるための準備」――遺族たちに何度も訪れる悪夢のひとつは、自分たちの愛する者が手足を切り落とす道具の下で、苦悶しながら死んだという考えである――を整えたりしているだけだ。兵士たちが誰かの影や、ほんの少しでもそれに似たものにキスしているようなところはない。ナイチンゲールがこの本の制作にかかわったというようなことはどこにも書かれてはいない。

マーティノーは自著『イギリスとその兵士』を陸軍大臣として閣僚に返り咲いたばかりのシドニー・ハーバートに送り、彼に、各連隊図書室に一部置いてはどうか、と提案した。ハーバートはその民主的な考えにあまり同調しなかった。「それは兵士向けというより当局向けの本ですね」と彼は言った。[24] ナイチンゲールの友人ルフロイが戻ってきたとき、ナイチンゲールは軍の図書室の件で助力してもらおうとした。しかし、ルフロイは自分としては上司の決定に異議を唱えることはできない、と言った。そこでナイチンゲールは自分で買い上げた五十部を国じゅうの「技術専門学校」の貸し出し用図書館に寄贈した。その本はそこで、彼女が戦前に楽観的な宗教論を示した「イギリスの職人たち」に読まれることになったようだ。『イギリスとその兵士』は比較的多くの国民に読まれたはずだ。そして兵士よりも、技術専門学校の市民たちがもっと興味を示しただろう。彼らの息子たちは病院で亡くなったのだから。そして、「死の病院といわれるどんな隔離病院でも、野営地、移送の船、野戦病院ほど死亡率の高いところはない」[25]という事実の暴露もあって広く読まれ、宣伝されたに違いない。マーティノーはナイチンゲールの極秘報告書からの数字、すなわち、それら三つを合わせたよりもスクタリ野戦病院ひとつでずっと多くの人が死んだ証拠であるはずの数字は使わなかった。

一八五九年にその本が出版されたころには、ナイチンゲールの姿が大衆の前から消えてしばらくたっていたし、その噂が聞かれることもなくなっていた。一方メアリー・シーコルはナイチンゲールとは驚くほど対照的だった。彼女は前線で気安い宿を経営し、包帯の入った鞄を抱えて戦場を駆けまわった英雄的で起業精神あふれた看護婦だった。彼女はイギリスに帰国すると、当局から例外として、クリミア勲章を授与された。ナイチンゲールは公式の肩書きを持ち、陸軍の業務を果たすためにクリミアに派遣されていたのだから、シーコルよりもはるかに勲章を授与される資格があったはずだ（この勲章を受ける資格として性別は規定されていなかった)。パーマストン卿はナイチンゲールに上位の勲章を授与しようとした。この申し出にたいするナイチンゲールの反応についての記録は残っていない。だが、たぶん、否定的だったと思われる(26)。

戦後すぐにシーコルは自分のクリミア勲章を誇らしげに見せびらかし、ロンドンでぜいたくな暮らしをし、退役軍人たちと当然のごとく祝宴をはり、自分の手柄話を出版して喝采を受けた。しかし、フローレンス・ナイチンゲールはいったいどこにいたのだろうか。彼女は自分の経験を国の若者に語ることはなかったし、軍人たちが感謝を込めてミュージックホールでチャリティコンサートを開催したとき、その舞台にシーコルおばさんと並んで立つこともなかった。彼女は世を忍んでいた。マーティノーの本が出版され、ナイチンゲールが世間から姿を消したことが、ナイチンゲールと彼女のスクタリでの任務についての大衆の認識を変えたにちがいない。一八六〇年初頭の、彼女の反体制的でありながら人気のあった『看護覚え書』の出版も同じくそれを変えたはずだ。一八六〇年から一九二〇年のあいだ、ナイチンゲールについて本当のことを大衆の多くがどれだけ知っていたのかは、決してわかることはないだろう。スクタリの救い主というイメージがそのまま生き残っていたとは考えにくい。それでも、彼女の名前が出るといつも大衆は喝采した。

一八八〇年代初めから、初老のナイチンゲールは平静さと幸福を感じる気持ちを取り戻したようで、もっと活発に行動することもできるようになった。週末には海辺に行き、数週間休日を過ごすことさえした。一度はセント・トーマス病院を訪れた。ナイチンゲール看護婦養成学校に興味を抱きはじめ、そこの看護部長たちと親交を深めるようになった。姉や姉の夫、夫となった人の子どもたちとも親密で、よく彼らのところに泊まった。おそらく、以前は家族のせいにしていた個人的な不幸の本当の理由を見抜く力を得たのだろう。もっとあり得るのは、かつての競争相手ジョン・サイモンが死は避けられないとした猛威を振るった伝染病の死亡率が数年の間に急激に減少したことに気づいたことだ。これが彼女の気分をよくしたのだろう。

ナイチンゲールが一九一〇年に九十歳で亡くなったとき、彼女と同時代の人びとはすでに誰も生きておらず、死後ゆがめられた彼女の記憶に反対するものはいなかった。彼女の極秘報告書の重要性と、それが隠蔽された理由は忘れ去られてしまった。彼女が送った写しの多くは医学関係の書庫に納まり、スクタリの秘密を含んだ補遺はタイムカプセルのように一世紀以上もの間、開かれることなくそこに横たわっていた。彼女が意図したとおりだったにちがいない。

ナイチンゲール一族は一九四〇年代まで彼女の書簡を保管し続けて、その資料を使うのは一族から認められた伝記作家だけに厳しく限定していた。ナイチンゲールが亡くなった直後、彼らは報酬を払ってエドワード・クックに伝記を書いてもらい、ナイチンゲール看護婦養成学校の果たした役割を強調させた。クックは帝国主義者で政府側の人間であり、第一次世界大戦の前もその最中も政府の検閲を強めるのを公務としていた。二巻にわたる膨大なナイチンゲール伝の中で、当局との衝突や告発について彼は苦心して取り上げないようにした。後の伝記作家たちは皆彼の作品を基にしており、ときには彼がどれだけ検閲の手を入れたかに気づかないこともあった。

一九三〇年代に入ると、一族はアイダ・オマリーに伝記を書くことを許した。そこにはナイチンゲールの急進的な政治観を示した初期の日記からの短い抜粋が載っている。オマリーは二巻目を完成する前に亡くなり、一九四〇年代にセシル・ウーダム゠スミス（セシルという名前だが女性）が公認されて伝記を書いた。ウーダム゠スミスはナイチンゲールの初期の日記を探した。彼女は一族と知り合いであり、彼らに尋ねたに違いないが、そのかいはなかった。ということは、もうすでに散逸していたか、破棄されていたのだろう。その断片が最後に人の目にとまったのは、一九三七年のナイチンゲール看護婦養成学校で行なわれたナイチンゲール展でだった。そのとき日記はナイチンゲールのいとこの息子の所有となっていた。それもまた一九三七年から彼が亡くなった一九四一年の間に無くなったか破棄されたようだ。

ウーダム゠スミスの一九五〇年の伝記は、自分が病に倒れたのは母親と姉との関係が原因だとするナイチンゲールの説を広めた。ウーダム゠スミスは政治と看護の部分をクックから援用しており、それによって、ナイチンゲールとヴィクトリア女王、また国の首席衛生官ジョン・サイモンとの軋轢に関してクックが検閲を加えた部分を不注意にもそのまま永続させてしまい、ナイチンゲールが戦後、看護婦養成学校に関わったことを強調してしまった。ウーダム゠スミスは失われた日記からの抜粋を含むオマリーの伝記からも転載したのだが、それを明記しそびれたせいで、ウーダム゠スミスの伝記は、この初期の日記がいつごろまで残っていたのかについて混乱を起こしてしまった。

伝記作者たちがナイチンゲールの記録文書だけを頼りにしがちだったことが、当時まわりに吹き荒れていたのに難破するまで彼女が気づかなかった政治的嵐の海を覆い隠す結果となってしまった。度重なる検閲と、家族関係への誤解のせいで、ナイチンゲールはひどく理不尽な人にされてしまった。たとえば、スクタリで何の抵抗もなしに問題を解決したと思われていたのに、戦後の衛生改革をめぐる闘いは、開いている扉を蹴破ろうとしているようにみえた。彼女としては戦略上の理由で自分が転向した証拠を破棄したのだが、それがさらに謎を深めることになってしまった。二十世紀の伝記作者たちは、自分の病院は自分が赴任したあとの数ヶ月の間に何千人もの患者を殺してしまった、とする、彼女が漏らした極秘報告書の説に、たいして注意を払わなかった。ウーダム＝スミスはその漏洩された極秘報告書の少なくとも一部を読み、ナイチンゲールの病院を断罪する統計の重要性を理解したのだろう。そうでなければ、戦後、ナイチンゲールはわざと自分の名声を壊したという彼女の言葉を説明できない。一九四〇年代にウーダム＝スミスが書いたときには、詳しく述べるのは無神経だと思われたのだろう。

こんなに多くが破棄されてしまったのは残念なことだが、それでもナイチンゲールがこんなに多くの記録を残し、それをなんとか死後の検閲の目をかいくぐって伝えたことは奇跡的だ。ヴィクトリア朝の公衆衛生革命が彼女の手柄であることがわかったからといっても、彼女が不当に扱われているとか、これまで彼女が扱われているよりもずっと英雄として崇拝されるにふさわしいと単純に結論づけるべきではない。(彼女の共謀者であるエドウィン・チャドウィックのことも思い出さねばならない。彼の伝記作家たちは、ナイチンゲールが戦地に赴任した年に議会から解雇された彼はその後何の有益な貢献もしていない、と残酷にも不当に低い評価を与えてきた)。結局、ナイチンゲールはかけがえのない天性と機会に恵まれ、多くの有力な友人たちに、ときには陰ながら支えられたのだ。われわれが受け取らねばならないのは、彼女がわれわれに残した、いまだかつてないほどめまぐるしく変化する社会革命のひとつについてのとりわけ鮮やかな歴史である。ひとりの目を通して見ることで、彼女の文書の中で、衛生学とか公衆衛生というような言葉の意味が変化する正確な瞬間を見つけることさえできる。言葉が新しい知識を獲得した瞬間だ。社会の変化の速度を上げる必要があるようなことが起こったら、彼女のやり方から学ぶことができよう。

生きているうちに、あれほど望んでいた結果を見ることができ、若い頃のトラウマを十分埋め合わせることもでき、満ち足りた思いで亡くなったのだろうと思うと嬉しい。彼女の文書は社会史であると同時に、驚くべき状況のもとで書かれた、きわめて率直で忌憚のない個人史である。これほど波乱に富みながら充実した人生を思い浮かべるのは難しい。

資料　「鶏のとさか」
――ナイチンゲールが作成した最も有名な統計図表（一八五八年）

フローレンス・ナイチンゲールが「東方におけるイギリス陸軍の死因」の図表の原型を作成したのは一八五八年末である。この図表からは、クリミア戦争の間に死亡したイギリス陸軍兵のほとんどが病死（青で示された部分）であり、負傷をはじめとする他の原因（赤もしくは黒で示された部分）によるものではないことがわかる。また、死亡率が最も高かったのが開戦してからの一年間（図表の右半分）であり、野営地や病院の衛生改善のために派遣された衛生委員団が到着する一八五五年三月より前だったこともわかる。

本書『ナイチンゲール　神話と真実』を読めば、ナイチンゲールを駆り立ててこの図表を作成するところまで追いつめた苦悩というものを理解することができるだろう。彼女は、病院の衛生状態が主な死因であることを示すもっとも確実な証拠である統計を出版しようとしたが、政府はそれを許可しなかった。そのため、彼女は衛生委員団が病院を浄化したのち死亡率が低下したことを示す軍の公表された数値を利用してこの図表を作成、出版し、それによって衛生改善という自分の言い分の裏づけにしようとした。彼女に反対する者たちは、死亡率の低下は同じ頃に生じた別の要因によると主張した。

この統計図表は、ナイチンゲールの言葉を引用して、しばしば「鶏のとさか」図表と呼ばれている（彼女は違う意味で使ったのだが)。この統計図表はこんにちではデジタル化されている。

この間に、もとの図表に誤りがあることがあきらかになった。膨大な計算を手作業で行なったためにところどころ扇形の大きさに間違いが生じたようだ。とくに一八五四年九月、一八五五年一一月、一八五五年一二月を示す図表が顕著である。ナイチンゲールがこれらの死亡者数の統計をあれほど重要視したことからすると、彼女だったら一八五八年版における印刷の間違いをそのままにしておくことは望まないだろうと考え、これらの扇形の大きさ(および、それにともなうテキストの部分)を修正した改訂版(次頁図版)を作成した。

DIAGRAM OF THE CAUSES OF MORTALITY
IN THE ARMY IN THE EAST.

2. APRIL 1855 TO MARCH 1856.

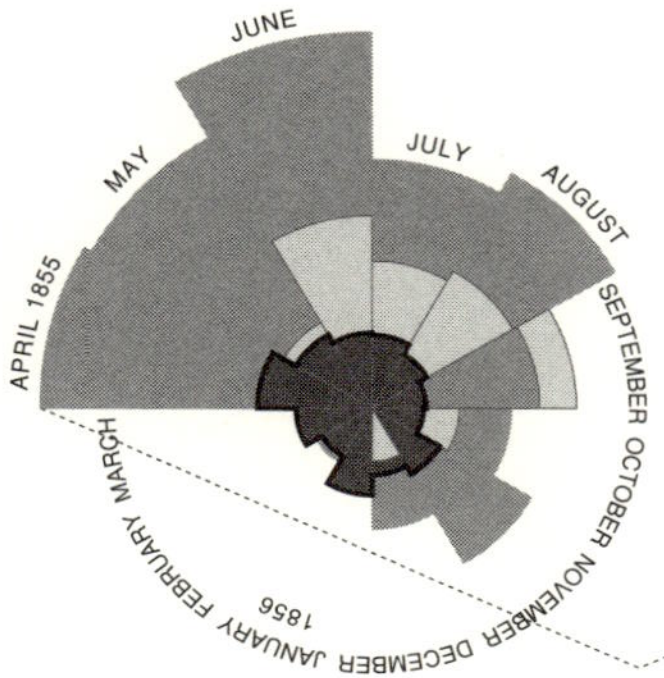

1. APRIL 1854 TO MARCH 1855.

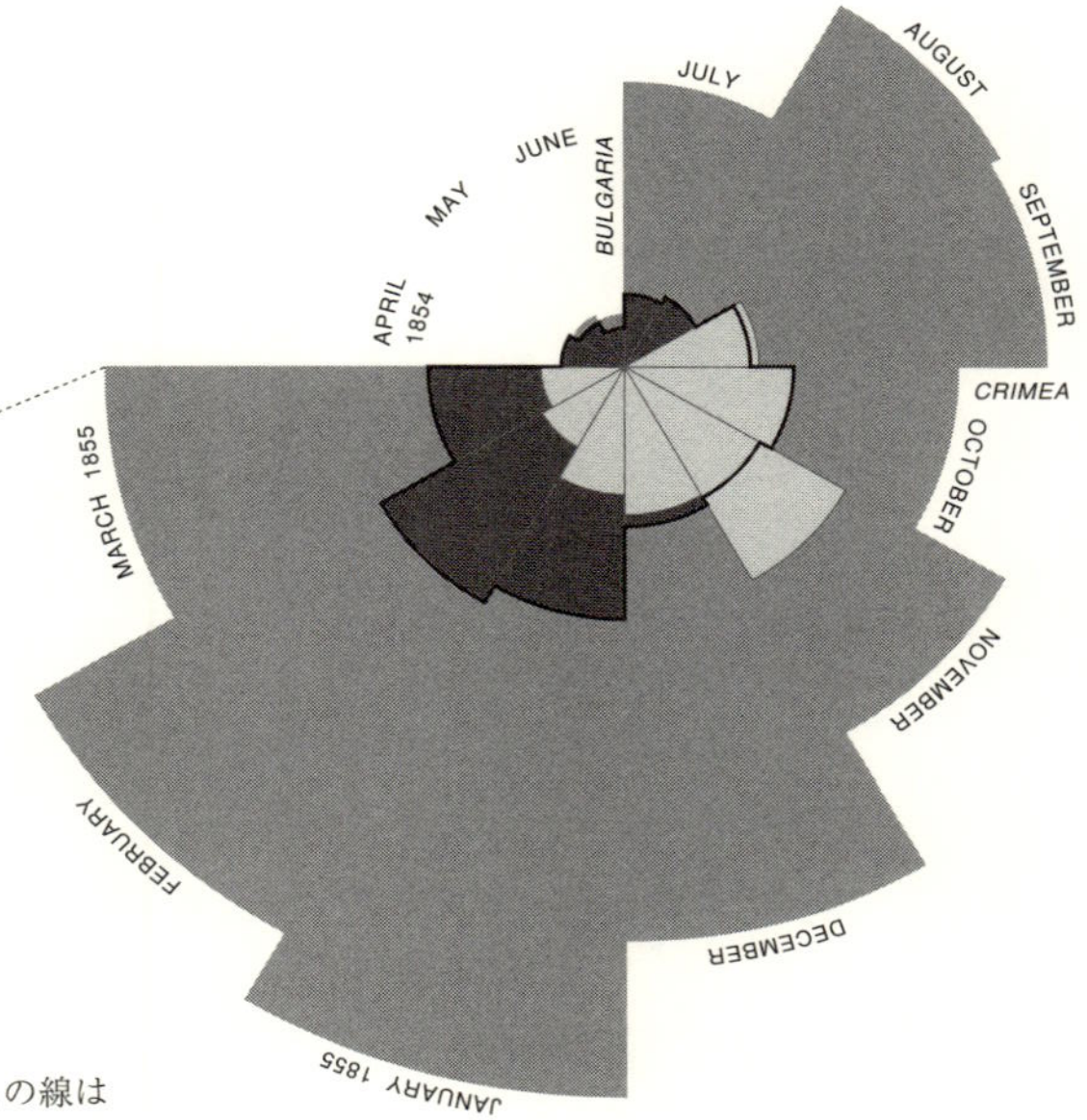

青，赤，黒のくさび形はどれも円の中心を頂点とした図形であり，それぞれの面積はその円の中心を基点として求めた．

青，赤，黒のくさび形の面積はそれぞれ次のような原因にもとづく死亡をあらわしている．青は予防もしくは制圧することができたはずの発酵病（感染症）による死亡，赤は負傷による死亡，黒はその他の原因による死亡．

1854 年 9 月と 11 月の赤のくさび形は黒い線で分断されているが，この線はこの月における他の原因による死亡をあらわすくさびの境界線を示している．

1854 年 10 月，1855 年 4 月，1855 年 11 月では黒の面積と赤の面積が一致しており，1856年1月と2月は青の面積と黒の面積が一致している．

それぞれの面積をとりまく青，赤，黒の線をたどることで各総面積を比較することができよう．


青……

赤……

黒……

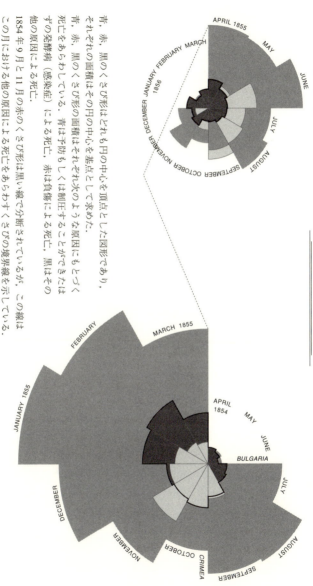

訳者あとがき

本書は *Hugh Small, Florence Nightingale - Avenging Angel*, 1999 の全訳である。

人は過ちを犯したとき、どうするだろうか。この物語は、過ちを犯したひとりの若い女性と、彼女がその後どのように責任をとったかを語ったものだ。

フローレンス・ナイチンゲールは一九一〇年に九十歳の生涯をまっとうしている。しかし、著者ヒュー・スモールが切り取って描いてみせたのは、その長い人生におけるほぼ十年間、クリミア戦争に従軍看護婦として赴任してからの十年間にすぎない。

フローレンス・ナイチンゲールが看護団を率いてスクタリ（現在のユスキュダール）に赴任していたのは一八五四年十月から一八五六年八月までだった。ここまでは「クリミアの天使」としてあまりにも有名である。しかし、それから一年後の一八五七年八月に彼女が突如虚脱状態に陥り、それ以降、ほとんど自室に閉じこもり、人前に出ることがなかった、ということを知っている人はそれほど多いとは思えない。看護の現場にいたのがたった二年（ハーレー街での勤務を入れてもたった三年）というのも驚きだが、五十年ほどにもおよぶ後半生の過ごし方は異様である。あれほどクリミア戦争で活躍したはずの人、あれほどの名声を得た人が、なぜ、その後、表舞台に登場することをまったく拒否したのだろうか。彼女の主治医であり、秘書でもあったサザランド医師とコミュニケーションするときも、なぜ、口をきくことなく、メモで用件を伝えていたのだろうか。著者ヒュー・スモールはその謎を解明するために、ナイチンゲールの手紙、それも鍵となる二通の手紙を軸として推理を展開させている。

十九世紀前半、イギリスは世界に先駆けて産業革命を成功させ、いちはやく商業・工業における近代化を進めた。しかし、軍隊の近代化には遅れをとっていた。大陸では一七九三年にフランスが徴兵制をしき、それに続いたプロイセンはやがて近代的な軍事国となっていくが、イギリスはまだウェリントン公時代の旧態然とした志願兵制度をとっていた。国民も軍隊の近代化には無関心で、議会は陸軍省の予算を抑えることに汲々としていた。そこには統帥権の問題があったからだろう。

統帥権とは、全軍の最高指揮権のことで、国家元首に属すのが普通である。イギリスでは一六八八年の名誉革命後に制定された「権利章典」（一六八九）で、平時においては君主が議会の承認なしに常備軍を組織・維持することは違法であると定めたが、君主制そのものも君主が統帥権を行使することも全面的に否定したわけではなかった。それに歯止めをかけるには、軍の予算を最小に抑えるべきだ、というのが議会の認識だった。本書で登場するパーマストンが一八〇九年から一八二八年までの十九年間を、戦略を担当する陸軍大臣ではなく、戦費をつかさどる戦時大臣であり続けたことをみれば、彼が何を目指していたかがおぼろげにわかるだろう。『英国人名辞典』にはこうある。「パーマストンは軍事予算を使う当局──すなわち陸軍大臣と軍最高司令官──と国民の間に立ち、優秀な軍によるすぐれた防衛力を損なうことなく、国益にもかなうよう、軍事費の抑制・節約に務めることが自分の義務だと考えていたようだ」。こうしてみると、著者ヒュー・スモールにはだ。

「従属的」で「ほとんど重要性がない」とみえた戦時大臣という地位もあながち無用なものではなかったよう

統帥権を巡るヴィクトリア女王と当時の首相パーマストンの確執は、マクニール＝タロック報告書にもとづく軍の審問委員会とナイチンゲールの王立委員会の成功により、あきらかにパーマストン側の勝利に終わった。そののち、第一次グラッドストーン内閣で軍の改革が行なわれた。軍最高司令官は陸軍大臣に従属することになり、陸軍大臣カードウェルが提唱した六年という短期兵役制が確立し（クリミア戦争前は兵役期間は二十一年、クリミア戦争時は十二年）、イギリス軍は充分な予備兵力を確保できることになった。しかし、皮肉なことに、統帥権を握った議会はこれ以降、軍事予算の増大、軍備の拡大を許すことになる。

ナイチンゲールはこの統帥権を巡る主導権争いにまきこまれ、利用されたかのようにみえた。「軍の衛生状態に関する王立委員会」のために、彼女が書いた千ページにもおよぶ極秘報告書は公開されることはなく、一万六千人もの死者（原著の総死者数には一万四千から一万八千までの幅があるが、本書ではそのまま訳出してある）を出したクリミア戦争の総括は、この王立委員会をもって終わると誰もが考えていたようだ。

王立委員会が終わった夏、ナイチンゲールは虚脱状態に陥る。彼女は兵士たちの死は軍と政府の不作為のためと考えて極秘報告書を書きはじめたのだが、統計学者で衛生学者でもあったウィリアム・ファーの指導のもとで問題の分析を重ねるうちに、「不作為の罪」でもっとも告発されるべきは自分である、との結論に達したのだ、と著者は言う。

その責任をとるために彼女は何をしたのだろうか。まず、もっとも苛酷な刑を自分に科したと思われる。終身刑である。次に生涯をさまざまな改革に捧げようと決心したという。そして、自分と同じ「不作為の罪」によって膨大な数の兵士を失ったにもかかわらず、何の責任もとろうとしない軍や政府を糾弾し、その後は既得権益にしがみつく医学界を相手に公衆衛生改革のために闘った。

もうひとつ、彼女が執拗に行なったのは、記録を残すことである。彼女は極秘報告書「イギリス陸軍の健康、能率、病院管理にかかわる諸問題についての覚え書」（一八五七）の写しをイギリスで影響力をもつ有力者五百人ほどに送っている。また、この中から統計図表のところを二千部、あらためて上質の紙に印刷し、『イギリス陸軍の死亡率』（一八五八）と題して出版した。さらに、さきの報告書を修正した『イギリス軍衛生史に寄せて』（一八五九）を出版している。また、著者が念入りに検証しているように、自分の出した手紙類を整理・保管もしくは破棄するのに心を砕いている。その執念はシドニー・ハーバートの死後、その屋敷にまで手紙を取り戻しにいくところによくあらわれている。スモールが推理の鍵としたのは、その中で彼女が破棄しそびれた二通である。

晩年になってナイチンゲールは西暦二〇〇〇年に思いを馳せ、そのころにはもうこんな過ちは犯さなくなっているだろう、と述べている。その二〇〇〇年になっても、いぜんとして彼女の報告書は極秘扱いのままであり、いまだにイギリス軍医総監は、スクタリで死者が多発したのは治療法のない病気にかかったせいだ、としている。しかし、奇しくもその西暦二〇〇〇年に彼女が書き残したものを発掘・研究する人間があらわれたのである。そして、今、ここに国による失態の全貌があきらかになった。とくに彼女が残した統計図表には絶大な説得力がある。歴史に刻み込むこと。それこそがナイチンゲールの最大の復讐《アヴェンジ》だったのではないだろうか。

現在では「看護師」という言葉が正式の名称となっているが、本書を訳出するにあたり、旧来どおり「看護婦」という言葉を使った。ナイチンゲールの時代には看護という職業そのものも、ましてやそれを女性が行なうということも認められていなかった。性差別的表現であるという理由で「看護婦」という言葉が廃止されたことを思うと、百年という時の流れを感じずにはいられない。

なお、看護にまつわる訳語については、長年、現場でご活躍の川島みどり氏からご教示いただいた。そのうえ、医療の面からみたナイチンゲールについて寄稿してくださることになった。深く感謝申し上げる。

多尾清子氏編による『ナイチンゲールの統計グラフ――英国陸軍の衛生改革資料としての』（小林印刷出版部、一九九一年）には、前述の『イギリス陸軍の死亡率』および『イギリス軍衛生史に寄せて』が統計図表とともに収録されている。参考にさせていただいた。

最後に、みすず書房の成相雅子氏には、的確な助言をいただくとともに、錯綜する登場人物の相関図を作るという、骨の折れる仕事を引き受けていただいた。あつくお礼を申し上げたい。

二〇〇三年四月

田中　京子

新版への訳者あとがき

ヒュー・スモール著『ナイチンゲール　神話と真実　*Florence Nightingale, Avenging Angel*』が二〇〇三年に出版されてから十五年たった今、長らく待ち望まれていた新版を出すことになり、嬉しく思う。

ナイチンゲールはクリミア戦争のときには看護団を率いてさっそうと戦地に赴いたのだが、戦争が終わって帰国後はベッドに寝たきりになり、ほとんど部屋から出なかったという。この謎めいたギャップを解明しようとしたのがスモールの第一版で、「ナイチンゲール自身は歴史上、どう記憶されたかったのか」という問いで終わっている。その後、新しくナイチンゲールの書簡が見つかったり、イギリス議会の記録が期限を迎えて開示されたりした。これらをもとに著者は、*Florence Nightingale, Avenging Angel*, Constable, London, 1998 の改訂版である *A Brief History of Florence Nightingale*, 2017 を出した。この改訂版は *Brief Histories* シリーズの一冊として刊行されたもので、伝記的な要素が強くなっている。日本語版新版はナイチンゲールの苦悩に的を絞った第一版をもとにしつつ、章立ての変更などを改訂版に従ってほどこした。先の謎めいたギャップと、部屋にこもっていた間にナイチンゲールが何をしていたのかという問いの答えとなる第五章「復讐」と第六章「名声と神話」は、改訂版のテキストから訳出を行った。こうして第一版では謎で終わっていたところに納得のいく結論を得ることとなり、ナイチンゲールが意図していたことがはっきり見えてくるようになったと思う。

ナイチンゲールが成し遂げた衛生改革。トイレなどの排水・下水や換気の話で、一見とても地味に思える。しかし、この改革によって飛躍的に寿命が延びたという。新しい部分を訳出するにあたり、衛生関係の資料をいくつか調べたが、ナイチンゲールの名前はまったく出てこない。日本でも今のような衛生環境は当たり前のことのように思っている人がほとんどだろうが、昨今多くなった台風・洪水・地震などの災害時には必ず衛生問題が浮上する。当然と思っていた衛生設備が使えなくなると必ず健康被害が出てくる。ナイチンゲールが衛生改革の陰の功労者であるならば、もっと広く認識されねばならない。

イギリスでは一八四八年に公衆衛生法ができた。しかし、これは強制力がなかった上に、誰も費用を負担しようとはしなかったため、ほとんどザル法のようなものだった。その後一八七五年に通称グレート・パブリック・ヘルス・アクト（偉大な公衆衛生法）が成立した。この成立にナイチンゲールが関わった経緯については本書に詳しく書かれている。この公衆衛生法はさらに住環境の改善にも大きな影響を与えたという。都市からスラムを撤去したのち、過密化を避けるために、道路の幅は最低十一メートル、家の背後に最低、奥ゆき三メートルの庭をもうけることが義務づけられたという。現代の日本を顧みてみると、人口減少というのに、住宅は限りなく細分化され、ビルは上へ上へと延びていく。限界集落という言葉があったが、限界都市という言葉があってもいいのではないかと思う。このような時代にこそ、ナイチンゲールが生涯をかけ、成し遂げた衛生改革を今ふたたび思い出し、自分たちの問題として考えるべきではないだろうか。本書がその一助となることを願う。

最後に、みすず書房の成相雅子さんには第一版のときと同じく大変お世話になった。新しい章の訳出にあたり、資料を見つけてくださるなど、今回もさまざまな局面で助けていただいた。あつくお礼を申し上げたい。

二〇一八年十月

田中 京子

索引

ア

カ

タ

ナ

ハ

マ

ヤ

ラ

参考文献

Adkin —— Adkin, Mark, *The Charge: Why the Light Brigade Was Lost*, Leo Cooper, London, 1996.

AMNS —— Baly, Monica, *As Miss Nightingale Said . . .*, Balliere Tindall, London, 1997.

Baly —— Baly, Monica, *Florence Nightingale and the Nursing Legacy* (second edition), Whurr Publishers, London, 1997.

Bishop & Goldie —— Bishop, W. J. and Sue Goldie, *A Bio-Bibliography of Florence Nightingale*, Dawsons of Pall Mall, London, 1962.

BLAM —— British Library, Additional MSS.

Bostridge —— Bostridge, M., *Florence Nightingale, The Woman and Her Legend*, Penguin Viking, London, 2008.

Calabria —— Calabria, Michael, and Janet Macrae, *Suggestions for Thought by Florence Nightingale*, Dawson, London, 1962.

Cassandra —— *Florence Nightingale's Cassandra*, The Feminist Press, New York, 1979.

Chelsea —— 'Report of the Board of General Officers Appointed to Inquire into the Statements Contained in the Reports of Sir John McNeill and Colonel Tulloch', Chelsea Board, London, 1856.

Claydon —— Verney family archives, Claydon House, Buckinghamshire.

Clough —— Mulhauser, Frederick L., *The Correspondence of Arthur Hugh Clough*, Clarendon, Oxford, 1957.

Clough Poems —— Lowry, H. F. (ed.), *The Poems of Arthur Hugh Clough*, Clarendon, Oxford, 1951.

Contribution —— Nightingale, Florence, *A Contribution to the Sanitary History of the British Army during the Late War with Russia*, John W. Parker, London, 1859.

Cook —— Cook, Sir Edward, *The Life of Florence Nightingale*, 2 vols, Macmillan, London, 1913.

Cope —— Cope, Zachary, *Florence Nightingale and the Doctors*, Museum, London, 1958.

Davis —— Davis, Elizabeth, *The Autobiography of Elizabeth Davis, A Balaclava Nurse*, ed. Jane Williams, 2 vols, Hurst & Blackett, London, 1857.

Diamond —— Diamond, J., *Guns, Germs, and Steel*, Vintage Books, London, 2005.

Diamond and Stone —— Diamond, Marion, and M. Stone, 'Nightingale on Quetelet'.

Journal of the Royal Statistical Society, 1981

Durham —— Durham University Library.

Egypt —— Calabria, Michael D., *Florence Nightingale in Egypt and Greece*, SUNY, New York, 1997.

ES —— Martineau, Harriet, *England and Her Soldiers*, Smith, Elder & Co., London, 1859.

Figes —— Figes, O., *Crimea: The Last Crusade*, Allen Lane, London, 2010.

Finer —— Finer, S. E., *The Life and Times of Sir Edwin Chadwick*, Methuen, London, 1952.

FNAA —— Small, Hugh, *Florence Nightingale, Avenging Angel*, Constable, London, 1998.

GBH —— General Board of Health（Papers relating to, with Introductory Report, by the Medical Officer of the Board, on the Preventability of certain kinds of Premature Death）. Eyre and Spottiswoode, London 1858

GCal —— Goldie, Sue, 'A Calendar of the Letters of Florence Nightingale'. Oxford Microform, Oxford 1983

Gill —— Gill, Gillian, *Nightingales*, Ballantine Books, New York, 2004.

GLRO —— 'Greater London Record Office'.

Goldie Crimea —— *'I Have Done My Duty': Florence Nightingale in the Crimean War, 1854–56*, ed. Sue M. Goldie, Manchester University Press, Manchester, 1987.

Goodman —— Goodman, Margaret, *Experiences of an English Sister of Mercy*. Smith, Elder & Co., London, 1862.

Greville —— Greville, Charles, *The Greville Memoirs*, Longmans, London, 1874.

Hall —— Hall, Sir John, *Observations on the Report of the Sanitary Commissioners*, W. Clowes & Sons, London, 1857.

Hopkirk —— Hopkirk, Peter, *The Great Game*, Oxford University Press, Oxford, 1990.

Hospital Reports —— *Copy of All Official Reports of the Hospitals at Scutari, Kululi, Abydos, and Smyrna, since February Last*, War Department, 31 July 1855, House of Commons No. 449.

Jenkins —— Jenkins, Roy, *Gladstone*, Papermac, London, 1996.

Kelly —— Kelly, L., *Diplomacy and Murder in Tehran*, I. B. Tauris, London, 2002.

Lambert —— Lambert, *Royston, Sir John Simon 1816–1904*, MacGibbon & Kee, London, 1963.

LMA —— London Metropolitan Archive.

Longmore —— Longmore, T., *The Sanitary Contrasts of the British and French Armies during the Crimean War*, Charles Griffi n, London, 1883.

LSE —— London School of Economics.

M & T —— *Report of the Royal Commission into the Supplies of the British Army in the Crimea*, vol. XX, 1856（McNeill and Tulloch Report）.

McDonald —— McDonald, Lynn, *Collected Works of Florence Nightingale*, 16 vols, Wilfrid Laurier University Press, Waterloo, ON, 2001–12.

McNeill —— Macalister, Florence Stewart, *Memoir of the Right Hon. Sir John McNeill, G. C. B. and of His Second Wife, Elizabeth Wilson, By Their Grand-daughter*, John Murray, London, 1910.

MSH —— *A Medical and Surgical History of the British Army which Served in Turkey and the Crimea During the War Against Russia in the Years 1854–55–56*, Harrison & Sons, London, 1858.

NAM —— National Army Museum.

NoM —— Nightingale, Florence, *Notes on Matters Affecting the Health, Effi ciency, and Hospital Administration of the British Army founded chiefl y on the Experience of the Late War*, Harrison & Sons, London, 1858.

NoN —— Nightingale, Florence, *Notes on Nursing: What It Is and What It Is Not*, Harrison & Sons, London, 1860.

Observations of a Non-Commissioner —— [Hall, Sir John et al.], n. d. [1858].

O'Malley —— O'Malley, I. B., *Florence Nightingale*, Thornton Butterworth,
London, 1931.

Panmure —— Douglas, Sir George and Sir George Ramsey, *The Panmure Papers*, 2 vols, Hodder & Stoughton, London, 1908.

RA —— Royal Archives, Windsor.

Reason Why —— Woodham-Smith, Cecil, *The Reason Why*. Constable, London, 1987.

Ridley —— Ridley, Jasper, *Lord Palmerston*. Constable, London, 1970.

Robins —— *The Murder of a Regiment, by an Officer of the 46th Foot*, ed. Colin Robins, Withycut House, Bowdon, 1994.

RSC —— *Report of the Commissioners Appointed to Inquire into the Regulations affecting the Sanitary Condition of the Army, the Organization of Military Hospitals, and the Treatment of the Sick and Wounded*, Eyre & Spottiswoode, London, 1858.

Russell —— Russell, W. H., The *War from the Landing at Gallipoli to the Death of Lord Raglan*, Routledge, London, 1855.

St Aubyn —— St Aubyn, Giles, *Queen Victoria, A Portrait*, Sceptre, London, 1992.

Sheard —— Sheard, S. and L. Donaldson, *The Nation's Doctor: The Role of the Chief Medical Officer 1855–1998*, Radcliffe Publishing, Oxford, 2005.

Shepherd —— Shepherd, John, *The Crimean Doctors*, Liverpool University Press, Liverpool, 1991.

Simon —— Simon, Sir John, *English Sanitary Institutions*. Cassell, London, 1890.

Small —— Small, Hugh, *The Crimean War*, Tempus, Stroud, 2007.

Smith —— Smith, F. B., *Florence Nightingale: Reputation and Power*, Croom Helm, London, 1982.

SNFN —— Nightingale, Florence, *Subsidiary Notes on Female Nursing*, Harrison & Sons, London, 1858.

SRO —— Scottish Record Office.

Shepherd —— Shepherd, John, *The Crimean Doctors*. Liverpool University Press, 1991.

Smith —— Smith, F. B., *Florence Nightingale: Reputation and Power*. Croom Helm, London, 1982.

ST —— Nightingale, Florence, *Suggestions for Thought to Searchers After Religious Truth*, 3 vols, Eyre & Spottiswoode, London, 1860（privately printed; see also British Library Cup 1247 for the 1852 version）.

Stanmore —— Stanmore, Lord Sidney Herbert, *Lord Herbert of Lea*, 2 vols, John Murray, London, 1906.

Strachey —— Strachey, Lytton, *Eminent Victorians*, Chatto & Windus, London, 1924.

Sweetman —— Sweetman, John, *War and Administration*, Scottish Academic Press, Edinburgh, 1984.

Terrot —— Richardson, Robert（ed.）, *Nurse Sarah Anne*, John Murray, London, 1977.

Tulloch —— Tulloch, Alexander, *The Crimean Commission and the Chelsea Board*, Harrison & Sons, London, 1857.

UBC —— University of British Columbia.

Vicinus —— Vicinus, Martha and Bea Nergaard, *Ever Yours, Florence Nightingale*, Virago, London, 1989.

Victoria Letters —— Benson, A. C. and Viscount Esher, *The Letters of Queen Victoria*, John Murray, London, 1907.

Wellcome —— Wellcome Institute for the History of Medicine, London.

Woodham Smith —— Woodham Smith, Cecil, *Florence Nightingale*, Constable, Edinburgh, 1950.

Wyatt —— Wyatt, John, *The History of the First Battalion, Coldstream Guards*, S. Straker's, London, 1858.

邦文文献

ナイチンゲールの著作

フローレンス・ナイチンゲール『ナイチンゲール著作集』全3巻，湯槇ます監修・薄井担子・小玉香津子・田村真・小南吉彦編訳，現代社，（1）1975，1983（2）1974（3）1977

フロレンス・ナイチンゲール『看護覚え書——看護であること看護でない

こと』湯槇ます・薄井担子・小玉香津子・田村真・小南吉彦訳，現代社，2011
フロレンス・ナイチンゲール『［新訳］看護覚え書——看護の真髄を学ぶために』久間圭子訳，アセナ国際学術研究所，2010
フローレンス・ナイチンゲール『ナイチンゲールの統計グラフ——英国陸軍の衛生改革資料としての』多尾清子編，小林印刷出版部，1991
フローレンス・ナイチンゲール『新訳・ナイチンゲール書簡集——看護婦と見習生への書簡』湯槇ます・小玉香津子・薄井坦子・鳥海美恵子・小南吉彦編訳，現代社，1977

その他の関連書物

ザカリイ・コープ『ナイチンゲールと六人の弟子』三輪卓爾訳，医学書院，1972
ザカリイ・コープ『ナイチンゲールと医師たち』小池明子・田村真訳，日本看護協会出版会，1979
エドワード・クック『ナイティンゲール——その生涯と思想』1，2，3，中村妙子訳，時空出版，1993
モニカ・ベイリー編『ナイティンゲールのことば——その光と影』助川尚子訳，医学書院，1994
セシル・ウーダム＝スミス『フロレンス・ナイチンゲールの生涯』上，下，武山満智子・小南吉彦訳，現代社，1981
モニカ・ベイリー，マリアン・J・ブルック，ロイス・モンティロ他著『ナイチンゲールとその時代』小林章夫監訳，平尾真智子・小澤道子・坪井良子・助川尚子・菱沼裕子・竹内喜他訳，うぶすな書院，2000
リットン・ストレイチー『ヴィクトリア朝偉人伝』中野康司訳，みすず書房，2008
リン・マクドナルド『実像のナイチンゲール』金井一薫監訳，島田将夫・小南吉彦訳，現代社，2015
日野秀逸『フロレンス・ナイチンゲール』上・下，労働旬報社，1990
多尾清子『統計学者としてのナイチンゲール』医学書院，1991
小玉香津子『ナイチンゲール』《CenturyBooks—人と思想》清水書院，2015

原　註

文献の略号については，「参考文献」を参照のこと．

第 1 章　野　心

1　Vicinus, p. 46
2　Vicinus, p. 40
3　「「宗教組織」は嫌いです．ですから，それをひとつ設立する「はめ」に陥らなくてすんで，本当によかったと思っています」— Vicinus, p. 219
4　Bishop & Goldie, p. 105
5　Vicinus, p. 41–2, p. 50
6　Woodham-Smith, p. 124〔セシル・ウーダム＝スミス『フロレンス・ナイチンゲールの生涯』武山満智子，小南吉彦訳，現代社〕
7　Cook, vol. 1, p. 117〔エドワード・クック『ナイティンゲール——その生涯と思想』1・2・3，中村妙子訳，時空出版〕
8　Artizans, p. 13
9　たとえば，1847 年オックスフォードで開催された英国学術協会の会報に掲載されている F. G. P. Neison 著の論文を参照．この会にはフローレンスも姉も出席した．
10　GCal, August 1854, no. 797
11　Goldie Crimea, p. 18

第 2 章　クリミア戦争

1　Asa Briggs, *The Age of Improvement*, p. 377, 384. London, Longmans, 1955
2　RSC, p. 362
3　Goldie Crimea, p. 71, 107
4　Cook, p. 277〔『ナイティンゲール——その生涯と思想』〕
5　Goldie Crimea, p. 37
6　Shepherd, pp. 281–2. ナイチンゲールがこのように批判されたことを知っていたかどうかは誰も知らない．この若い外科医自身もスクタリで死亡し，ナイチンゲールがその最期を看取っている．
7　Goldie Crimea, p. 37. この「外科手術に関した」手紙は，「ナイチンゲールが手紙の相手に応じて文面を変えたことの好例である．これは外科医に宛てて書かれた．

8 National Army Museum. 6807-293-8, Burgoyne to Raglan 27 March 1855
9 Terrot, p. 100
10 Terrot, p. 85, 118
11 Terrot, p. 109
12 Goodman, p. 140, pp. 165-6
13 Terrot p. 156
14 Goldie Crimea, p. 113
15 Davis, vol. 2, p. 117
16 Mary Shore Smith に宛てた手紙．日付なし．［1888?］．筆者の所蔵．
17 Vicinus, p. 110
18 Sweetman, pp. 84-96
19 貴族は呼び名がよく変わる．この当時アシュレー卿と呼ばれていた人物は後にシャフツベリー卿となり，リンカーンはニューカースル，パンミュアはダルハウジー，コクランはダンドンルドとなった．本書では，もうその名が使われていない場合も含めて，一番良く知られている呼び名を一貫して使用している．
20 Lambert, pp. 226-7
21 Simon, p. 230
22 Panmure, vol.1, p. 63
23 Hospital Reports, p. 1, 11
24 Hospital Reports, p. 20
25 Goldie Crimea, pp. 168-9
26 Hospital Reports, p. 1
27 Stanmore, vol. 2, p. 137
28 Hopkirk, p. 180
29 Vicinus, p. 189
30 Smith, p. 53
31 Goldie Crimea, p. 126
32 Goldie Crimea, p. 174
33 Goldie Crimea, p. 218
34 Goldie Crimea, p. 244
35 Panmure, vol. ii, p. 356
36 Goldie Crimea, pp. 103-4
37 Baly, p. 8
38 Cook, vol. 1, p. 237〔『ナイティンゲール――その生涯と思想』〕
39 Cook, vol. 1, pp. 269-70〔同上〕
40 Vicinus, p. 136
41 Longmore, p. 17

第 3 章　戦後検証

1 Panmure, pp. 105–6
2 Victoria Letters, vol. iii, pp. 221–2
3 St. Aubyn, p. 220
4 Panmure, p. 107
5 Panmure, vol. ii, p. 108 ; 鍛えあげられたヴィクトリア朝時代の廷臣でさえも複雑な尊称の言い方で間違えることもあるのがわかってホッとする．パンミュアは 'Your Majesty's' と言うべきところに 'your' を使っている．
6 Chelsea, pp. 112–3
7 Chelsea, p. 190
8 Shepherd, p. 307
9 SRO/GD 371/255/2
10 BLAM 43402 f161/2
11 BLAM 43401 f300
12 BLAM 45796 f94
13 BLAM 45768 f26
14 LSE Farr Collection, vol. ix, item 5
15 Tulloch, p. 3
16 SRO/GD 371/253/8
17 Wellcome Western MSS 8994 f110
18 BLAM 43402 f164
19 McNeill, p. 387
20 SRO/GD 371/255/2
21 Vicinus, pp. 173–4
22 McNeill, p. 391
23 Panmure, vol ii, p. 494
24 McNeill, p. 292
25 Greville, vol. v, p. 109
26 BLAM 50134 f2
27 GLRO NC3 SU 94 16/1/57
28 GLRO NC3 SU 81
29 NoM に掲載されているタロックの表の改良版によると，10 月から 4 月にかけて，クリミアに残った患者 41, 395 人中 5, 341 人が死亡（死亡率 13 パーセント），スクタリに送られた患者 12, 518 人中 4, 522 人が死亡（死亡率 36 パーセント）したことがわかる．*Contribution* に掲載されている 11 月から 3 月にかけてスクタリで受け入れた人数および RSC p. 363 に掲載されている 11 月 1 日から 4 月 1 日にかけてスクタリで受け入れた人数によると，スクタリには 5 カ月間で 12,360 人移

送されたことになる．スクタリの死亡記録と，*Contribution* に掲載されたクラリの軍医からの報告から判断すると 4, 513 人が死亡したようだ．（死亡率 37 パーセント）

30 Cope, p. 103〔ザカリイ・コープ『ナイチンゲールと医師たち』小池明子，田村真訳，日本看護協会出版会〕

31 University of British Columbia collection, item B2, Wellcome, 9084 f4 に写しがある．

32 Wellcome, 8997 f32

33 BLAM 45768 f33

34 Wellcome, 8997 f42

35 Wellcome RAMC 271/23

36 この問題にふれている数少ない伝記作者のひとりであるウーダム＝スミスは補遺に気づかなかったようだ．というのは，彼女は序文を引用しただけで，表については何も述べていない．それは Section IX についている Appendix II で，XXIII から XXVII というページ番号がつけられており，332 ページと 333 ページの間にある．

37 クリミアで入院した患者で，そこで死亡しておらず，スクタリにも送られなかった者は生存しているということになるからだ．

38 しかしながら 1858 年末に出版され，サー・ジョン・ホールが書いたとされている匿名の小冊子 *Observations of a non-Commissioner* は，塹壕任務をどれだけしたかが死亡率を決定する要因であったことがこの数字からわかるとしている．

第 4 章　隠　蔽

1 Vicinus, p. 184

2 BLAM 43394 f116

3 BLAM 45759 f18

4 Shepherd, p. 584 ; MSH pp. 269–72 ; on 10/12/54．ナイチンゲールはクロロホルム用の装具一式をスクタリ病院用に手に入れようとしていた（個人的な情報）．

5 Lummis File, National Army Museum

6 Adkin, p. 207

7 Grey to FN, 29/6/57 Durham University

8 BLAM 45796 f224

9 RSC, p. 5

10 Stanmore, p. 14

11 Stanmore, p. 11

12 Greville, 28/1/45 Second Part, vol. II, pp. 267–8

13 Delane to Herbert 6/2/58 Woodham-Smith, p. 319 に引用．〔『フロレンス・ナイチンゲールの生涯』〕

14 Vicinus, p. 178

15 Clough, p. 529
16 Smith, p. 85
17 Woodham-Smith, p. 315〔『フロレンス・ナイチンゲールの生涯』〕
18 BLAM 43394 f95, BLAM 45768 f57
19 Clough Poems, p. 24
20 Pembroke Papers, 2057, F8/IV/C33
21 Hurd, フローレンス・ナイチンゲールによって設立された最初の看護婦養成学校の創立50周年記念式典．カーネギーホールにて．NY 18/5/10. Cook I. 345に引用．〔『ナイティンゲール――その生涯と思想』〕
22 Countway Library, Harvard University, BMS c 11. 2
23 Goldie Crimea, pp. 97, 272-3, 278も参照．
24 Tulloch, p. xii
25 Tulloch, p. 150
26 Reason Why, p. 265
27 Claydon, bundle 308
28 Woodham-Smith, p. 107〔『フロレンス・ナイチンゲールの生涯』〕
29 AMNS, p. 61〔モニカ・ベイリー編『ナイティンゲールのことば　その光と影』助川尚子訳，医学書院〕
30 Baly, p. 113
31 Vicinus, pp. 177-82 ; 内的証拠から，これを書いたのは，彼女が虚脱状態に陥ったときか，その直後と思われる．
32 National Army Museum. 6807-293-8 Burgoyne to Raglan, 27 March 1855
33 Claydon, bundle 71

第5章　復　讐

1 1850年代のイギリス都市の状況を描写したものとしてはLambertを参照．
2 Lambert, p. 522
3 ナイチンゲールとチャドウィックとの往復書簡BL Add MSS 45770と45771にある．
4 *Builder*, 30 October 1858, p. 723．チャドウィックに宛てた1858年11月3日の手紙はGoldieがGCalにつけた註を参照．Builderにおける議論では，フローレンス・ナイチンゲールは接触感染を信じていなかったとしている．しかし，忘れてはならないのは，彼女が反対していた「接触感染」説は，猩紅熱にかかるのはすでにその症状が出ている人と接触した場合だけだとしていた．
5 Lambert, p. 48
6 GBH p. vii
7 *Builder*, 26 February 1859と13 October 1860; GCal 6/187, 9 March 1859.
8 *Builder*, 23 October-20 November 1858．フローレンス・ナイチンゲールとチャドウ

ィックとの書簡については BL 45770, ff. 9–91 と LMA H1/ST/NC1/58/6 を参照.

9 GBH, p. vii. サイモンは「これらの病気に感染しやすい」と言ったが，それは天然痘以外の病気という意味だ．予防接種によって天然痘に罹らないですむことは彼も認めていた.

10 Observations of a non-Commissioner を参照.

11 もう一冊の覚え書は *Subsidiary Notes on Female Nursin*〔『女性による陸軍病院の看護』〕

12 *The Times*, 13 November 1862, p. 5

13 この判断を Adolphe Quetelet も認めていた．Diamond and Stone, pp. 185, 205. を参照.

14 Bostridge, p. 364 および Baly, pp. 30–1

15 Strachey, p. 173〔リットン・ストレイチー『ヴィクトリア朝偉人伝』中野康司訳，みすず書房〕

16 NoN, p. 6

17 Quain, p. 1045 後の例については Lynn McDonald の次の記事を参照．*Women's History Review*, vol. 19, no. 5, November 2010, pp. 721–40 Quain の『内科学辞典』にナイチンゲールが記述した部分で，彼女がとくに細菌について触れていたことを McDonald ははっきりさせていない.

18 C. Athena Aktipis と C. Carlo Maley と Stephen Neuberg による 'Psychological barriers to evolutionary thinking in medicine', *Evolution and Medicine Review*, 24 February 2010 を参照.

19 D. A. Young,'Florence Nightingale's fever', *British Medical Journal*, vol. 311, no. 7021, 23–30 December 1995, pp. 1697–700

20 Woodham Smith, p. 357〔『フロレンス・ナイチンゲールの生涯』〕．BL Add MSS 43396, f. 306 も参照.

21 Panmure, vol. 1, p. 197. Jenkins, pp. 143, 159 も参照.

22 BL Add MSS 43397, ff. 34–71. ナイチンゲールによるこの草稿は，1862 年に発表された頌徳の言葉と同じものではない．発表されたほうの草稿は BL Add MSS 43395, f. 321 に所収．この発表されたほうではパンミュア卿への讃辞は減っている.

23 Smith, p. 106

24 Wellcome 9021, f. 8

25 BL 45751, f. 44

26 Stansfeld に宛てたチャドウィックとナイチンゲールの文書は University College, London にあるチャドウィックの文書の中に含まれていない．そして Stansfeld の文書の所在は不明.

27 McDonald, vol. 6, p. 550

28 GCal 1871, no. 470 と 1872, no. 528 およびナイチンゲールから Verney 宛て書簡．Claydon House Archives 所蔵．そのコピーは Wellcome にある．彼女の条項（nos 37 and 40）がついた公衆衛生法は Bill 48 of 16 February1872 だ．王立委員会が提案し

た，より緩やかな法案は Bill 269 of 1871.

29 Lambert, p. 523

30 Small, p. 101

31 サイモンの失墜の話は Sheard から援用.「追い込まれてしまった」はサイモンの言葉.

32 PHR を参照. スノーの説に関する削除は p. 443 に連続した四つの点で示されている. 元の論文については GBH を参照.

33 人口千人あたりの死亡率は戸籍本署長官の報告書 1894, 1900 から. 平均寿命（男性のみ）は Chester Beattie tables と English Life Tables（Office of National Statistics, 13 September 2010, Ref CCC204701）より.

34 Diamond, pp. 105, 435

35 Contribution, p. 7

36 Wellcome Western MSS 5478, ff. 8/4-8「ときにはミルクを沸騰させるようにと言われることがあります. 沸騰するところまでいって，そこで止めればミルクはあまり変質しません……沸騰したミルクの味がいやな場合は，ぴったりとふたをした容器に入れ，それをお湯の入った鍋に立てて，1 時間ほど湯煎し続けてもいいでしょう」. Amy Hughes, *Practical Hints on District Nursing*, Scientific Press Limited, London, 1897, pp. 53-4

37 Lambert, pp. 460n, 461n

第 6 章　名声と神話

1 S. Szreter, 'The Importance of Social Intervention in Britain's Mortality Decline c.1850-1914 および A Re-interpretation of the Role of Public Health', *Social History of Medicine*, no. 1（1988）, pp. 1-37

2 Lambert, pp. 521-3

3 Cope, p. 103

4 UBC, item C30. ハーバート夫人の孫娘からの手紙.

5 BL Add MSS 43397, f. 238

6 Calabria, p. xxxviii

7 ST, vol. 3, p. 71

8 Diamond and Stone, p. 73

9 ST, vol. 3, p. 68

10 ST, vol. 3, p. 71

11 McDonald, vol. 11, p. 176

12 ST, vol. 1, p. 155

13 ST, vol. 1, p. 148

14 McDonald, vol. 11, p. 129

15 ST, vol. 1, p. 95

16 ST, vol. 3, p. 71

17 ST, vol. 2, p. 127

18 ST, vol. 3, p. 164

19 BL Add MSS 45844, f. 7. これらの覚え書きは他人が見ることを想定して書かれたものではない．「一八六五年七月二十八日，十字架にかけられよと．これまで以上に苦しむために」は，推測では，ベンジャミン・ジョウェットからの結婚申し込みのことかと思われる．Bostridge, pp. 393-4 を参照.

20 ST, vol. 3, p. 119

21 Davis, vol. 2, p. 247

22 BL 45788, f. 17

23 ES, pp. 192, 199

24 ハーバートがマーティノーに宛てた手紙．July 1859. 筆者所蔵.

25 ES, p. 257

26 Ridley, pp. 479-80

著者略歴

（Hugh Small, 1943-）

社会歴史学者，政治経済学者．イングランドのオクスフォードに生まれる．ダーラム大学で物理学と心理学を修め，卒業後は通信業界の経営コンサルタントとして長く勤め，1998年より研究・執筆活動に入る．実務を通じて培った分析方法を歴史研究に適用した本書の初版 *Florence Nightingale, Avenging Angel*（Constable, 1998），その改訂版 *A Brief History of Florence Nightingale*（Robinson, 2017）のほか，*The Crimean War*（Tempus Publishing, 2007）の著作がある．

訳者略歴

田中京子〈たなか・きょうこ〉1948年，東京に生まれる．津田塾大学学芸学部英文学科卒業．訳書　ボティックハイマー『グリム童話の悪い少女と勇敢な少年』（共訳，紀伊國屋書店，1990）ポーター『健康売ります』（みすず書房，1993）ハーン『美女と野獣』（新曜社，1995）クイン『マリー・キュリー』1，2（みすず書房，1999）スモール『ナイチンゲール 神話と真実』（みすず書房，2003）ヒッチングズ『ジョンソン博士の『英語辞典』』『世界文学を読めば何が変わる？』『英語化する世界、世界化する英語』（以上みすず書房，2007，2010，2014）．

解説者略歴

川島みどり〈かわしま・みどり〉1931年京城（現在のソウル）に生まれる．日本赤十字社女子専門学校卒業．日本赤十字社中央病院勤務を経て，看護教育に携わる．日本赤十字看護大学名誉教授．健和会臨床看護学研究所所長．著書に『ともに考える看護論』（医学書院，1973）『看護の自立――現代医療と看護婦』（勁草書房，1977）『キラリ看護』（医学書院，1993，2008）『歩きつづけて看護』（医学書院，2000）『看護の力』（岩波新書，2012）『いのちをつなぐ――移りし刻を生きた人とともに』（看護の科学社，2017）『ヘンダーソンからの贈り物――響き合い拡がる看護をめざして』（看護の科学社，2018）ほか．

ヒュー・スモール
ナイチンゲール 神話と真実
新 版
田中京子訳

2018年12月3日 第1刷発行

発行所 株式会社 みすず書房
〒113-0033 東京都文京区本郷2丁目20-7
電話 03-3814-0131(営業) 03-3815-9181(編集)
www.msz.co.jp

本文組版 キャップス
本文印刷所 理想社
扉・表紙・カバー印刷所 リヒトプランニング
製本所 松岳社

Printed in Japan
ISBN 978-4-622-08758-8
[ナイチンゲールしんわとしんじつ]